《解剖组织胚胎学》编委会

主　编：刘伟聪　姚前尹

副主编：廖顺顺　毛立新　黄灵钏　林伟贞

编　委：董　炘　刘伟聪　姚前尹　林伟贞　毛立新
　　　　黄佑铭　程亚涛　梁　军　许穗平　胡日明
　　　　黄灵钏　姚明媛　陈文苑　钟翠芬　赵雁玲
　　　　涂秀菊　黄永存　戴国雄　谢有能　廖顺顺
　　　　黄红明　李根源　洪雪梅　林泽湘　邓健全

主　审：董　炘

绘　图：董　炘

护理专业解剖学系列教材总主编：董　炘

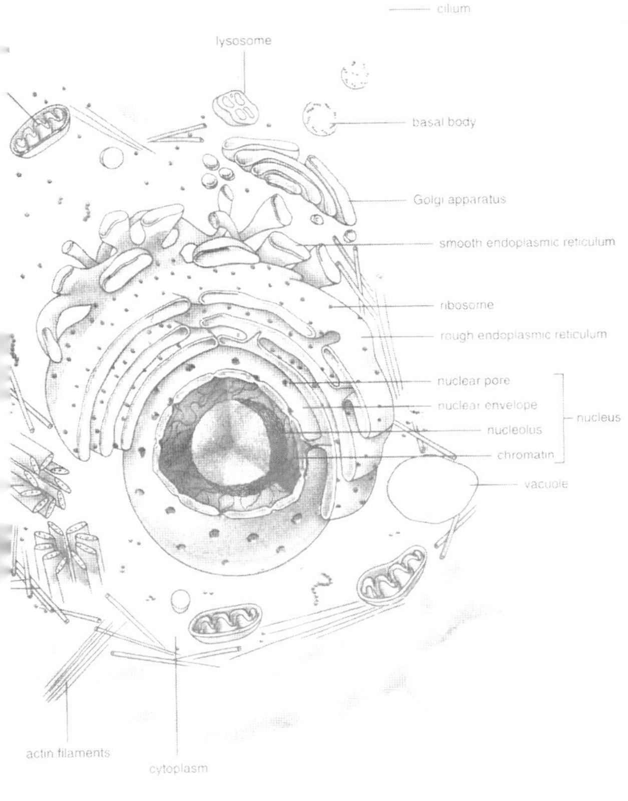

解剖组织胚胎学

刘伟聪　姚前尹◎主编

U ZUZHI PEITAIXUE

暨南大學出版社
JINAN UNIVERSITY PRESS
中国·广州

图书在版编目（CIP）数据

解剖组织胚胎学/刘伟聪，姚前尹主编. —广州：暨南大学出版社，2007.8（2014.8重印）
ISBN 978－7－81079－888－4

Ⅰ. 解…　Ⅱ. ①刘…②姚…　Ⅲ. ①人体解剖学②人体组织学③人体胚胎学
Ⅳ. R32

中国版本图书馆 CIP 数据核字（2007）第 104866 号

出版发行：暨南大学出版社

地　址：中国广州暨南大学
电　话：总编室（8620）85221601
营销部（8620）85225284　85228291　85228292（邮购）
传　真：（8620）85221583（办公室）　85223774（营销部）
邮　编：510630
网　址：http：//www.jnupress.com　http：//press.jnu.edu.cn

排　版：暨南大学出版社照排中心
印　刷：佛山市浩文彩色印刷有限公司

开　本：787mm×1092mm　1/16
印　张：11
字　数：257 千
版　次：2007 年 8 月第 1 版
印　次：2014 年 8 月第 4 次
印　数：11001—12000 册

定　价：20.00 元

前　言

人体解剖学教学受学时不断削减的压迫，教材内容基本上只剩下结构，只是机械地罗列名词，就像一本电话号码簿，学生必须都背熟，以备将来之用。这样，一门学科弄成了名词的堆集，只能死记，不能推理，人们不禁怀疑：这到底还是不是一门学科？同学们充满了好奇心，怀着期盼的心情进入解剖学课堂，枯燥无味的教学内容却败了他们的胃口。

这绝非解剖学本身的过错。人体结构是在环境通过机能的作用下不断进化而形成的，蕴涵着众多的发生发展理论。人体是最精致、最复杂的生物体，处处体现矛盾统一的辩证规律。运用发展规律去梳理、表述那些看似杂乱无章的结构，就能使其各就其位，秩序井然，便于了解和记忆。贯彻矛盾统一的辩证观点，提炼出组织器官的构成和配布规律，就能用以指导临床，设计出种种治疗和护理的措施。

早在20世纪50年代，有关部门就对教材内容提出过要包括“三基”，即基本理论、基本知识和基本技能等三个方面。当时曾一度得到贯彻，对教学质量的提高也起过积极作用。然而纵观我们今天的人体解剖教材，竟然难以找到理论规律的踪影，连概念也寥寥可数。学生除了强记形态内容以回答一些知识复述性问题之外，在教材中几乎找不到让思维驰骋的空间。这不但造成解剖知识不可理解、无法提高教学质量的尴尬局面，更让培养创造性思维能力成了一句空话。我们有充分的理由认为，现在是还解剖学教材基本理论的时候了。

加强基本理论不但为培养理论研究型人才所必须，对培养实用型职业技术人才也同样需要。职业教育的教材同样应强调基本理论。实用型人才不能等同于技工。没有基本理论素养，培养出来的只能是没有发展后劲的低级工匠。

基于上述思路，我们组织编写并出版了一套护理专业，包括本科、大专、中专的解剖组织胚胎学教材和一本教辅——《解剖学导学》。内容上着重加强基本理论和结构的配布规律。加强的方法并非增加篇幅，大谈进化论，而是在阐述形态结构内容时贯彻环境—机能—结构辩证关系这条思考主线，从发展和机能的角度去组织、驾驭形态知识，揭示它们的相关和内在联系，让学生意会出各种结构在发展序列中所居的位置，明白它们构造、配布的合理性和必然性，让杂乱的形态学名词变得井然有序，可以理解。典型的例子是对细胞器和神经系统的阐述。

关于结构和配布规律，有人总结可达40多条，我们只阐述了对临床有直接指导意义的15个方面。例如：①骨小梁按重力和张力方向配布。此规律是确定骨折病人何时可开始活动，为什么要尽早离床活动的理论依据。②肌组按矛盾对立统一规律在关节的相对两侧作拮抗性配布。此规律是对某肌组神经受损病人护理时，所涉及关节必须维持于功能位的理论依据……

除加强基本理论之外，我们还针对专业要求取舍有关内容；对形态内容作黑体字处理；改进插图，加强形象思维训练；思考题着重于知识运用的思考训练；注意行文的可读性和联系生活实际增加趣味性等。

教材是重要的，但不是唯一的。多种媒体组合进行教学的教学法，在教材确定后就是提高教学质量的关键环节。这方面我们在《解剖学导学》中作了论述并具体贯彻。

总主编　董　炘

2007 **年** 7 **月于暨南园**

电子邮箱：Dongxin104@sohu.com

目　录

学习说明

本教材配有《解剖学导学》一书，该辅导书为本教材提供了：

1. 学习思路与临床应用要点；
2. 实验课标本观察要求；
3. 名词解释与填图作业；
4. 知识运用型思考题。

知识运用是各课程的学习重点和目的。学生往往会误解，以为学解剖知识就只是背诵、记忆形态结构的名称。当然，基本器官结构的名称是必须记忆的，但不应死记硬背，而应从实际的临床情景思考题中体会这些知识是怎样被运用的。同时通过思考题的引导，自己去学习该如何运用这些知识，从而在运用中深化记忆，巩固所学知识。

学生应在课前先阅读《解剖学导学》中的学习思路和临床应用要点，在课后不能只背诵教材，而应该做到如下几点：

1. 到陈列室观察标本、模型、图片；
2. 弄清《解剖学导学》所列名词的概念；
3. 做《解剖学导学》所列作业；
4. 对《解剖学导学》所列思考题先独立思考，然后可相互讨论，有了自己的答案后再去阅读《解剖学导学》所附的参考答案，从而学会理论知识在实践中的综合运用。

刘伟聪　姚前尹
嘉应医学院解剖学教研室
广东　梅州市

绪 论

一、解剖学和组织胚胎学的定义和学习目的

医药院校开设有关人体形态结构知识的课程包括三门：解剖学、组织学和胚胎学。这三门学科共同研究正常人体的形态结构及其发生。西方在教学中常把它们合为一课，总名人体解剖学。解剖学用刀剪剖割，用肉眼观察形态结构。组织学用显微镜观察细微结构。胚胎学两者兼用，追踪观察人体的发生。本教材以中专护理、助产专业的培养目标为依据，把三门学科合为一科，重点讲授有关基本知识。检验、药学等其他专业也可在适当取舍后使用。

本教材的解剖学基本知识有两类：一是按人体九大系统分别描述器官的形态结构知识，属系统解剖学；二是讲述人体内某些局部器官的层次毗邻关系知识，属局部解剖学。前一类是本课的主体，后一类则按专业要求取舍。

和学习其他课程一样，学习本课程的目的包括获得知识和培养能力两大方面：人体知识是专业课程的基础，也是医学基础课程的基础，因此学好本课是学医的前提；能力包括描述能力、观察能力、形象思维能力和运用解剖知识解决专业问题的能力等。

二、本课程的学习方法

本课程属形态学科，学习时要求建立起重要器官的立体形象，在活体上摸认或投影它们的位置，有的还要求说出它们的毗邻和通连关系。但学生往往只是背诵名词术语，抱怨太多记不住，自己只知看书，还要求老师多讲。这样，学习目的和学习方法都错了。有道是“百闻不如一见”，学解剖强调多看标本、模型、图片等直观教具，强调在活体上定位、摸辨。通过形象思维，在脑子里构建起立体图像。你房间里的摆设，你闭着眼睛都能说出什么东西摆在什么位置，想想这是什么道理?

解剖知识是否不可理解，只能死背？答案是否定的，这里涉及观点问题。形态结构不是上帝创造的，而是生物体适应环境变化而演变出来的。环境对生物体提出新的机能要求，在新机能需求的刺激下，生物体经过漫长的适应岁月，从渐变到突变，进化发展出新的结构。例如，生物从水生适应陆生，鳃演化为肺，鳍演化成腿。因此，进化发展的观点、形态结构与机能相关联的观点，是理解人体知识的两把钥匙，如从上皮组织所在的位置，你可推论出它应担负的机能，从对它的机能要求可以很容易理解它的结构特征；又如眼、耳、鼻、舌等感觉器官为何都长在头上而不是长在屁股上?对这类问题你会感到问得深富哲理而不是在搞笑。

三、人体的组成

人体结构和功能的基本单位是**细胞**。许多形态结构相似、功能相近的细胞，由细胞间质结合在一起，称为**组织**。人体的组织有上皮组织、结缔组织、肌组织和神经组

织四大类。几种不同的组织构成具有一定形态、完成特定功能的**器官**，如心、肺、脑、肝、肾、胃等。许多共同完成某一方面功能的器官组成**系统**。人体有运动系统、消化系统、呼吸系统、泌尿系统、生殖系统、脉管系统、感觉器、神经系统和内分泌系统。消化系统、呼吸系统、泌尿系统和生殖系统的大部分器官都位于胸腔、腹腔和盆腔内，并通过孔道与外界相通，总称为**内脏**。人体各器官、系统在神经系统和内分泌系统的调节下，紧密联系在一起，使人体成为一个统一的有机整体。

人体在外形上，可分为头、颈、躯干和四肢。头的前部称为面。躯干又分为背、胸、腹、盆部和会阴。背的下部称为腰区。四肢分上肢和下肢。上肢又分为肩、上臂、前臂和手等部分，下肢分髋、股、小腿和足等部分。

四、解剖学常用描述术语

为了描述人体各器官的位置及其相互关系，国际上规定了解剖学姿势，以此姿势为标准，确定方位术语的含义。

（一）解剖学姿势

人体直立，两眼平视前方，上肢自然下垂于躯干两侧，掌心向前，两足并拢，足趾向前。无论是尸体还是活体，是仰卧、俯卧、侧卧还是坐位，标本、模型等的放置，均以解剖学姿势来定方位。

（二）方位

1. 上和下　接近头顶的为上，或称头侧。接近足底的为下，或称尾侧。

2. 前和后　接近身体腹面的为前，接近身体背面为后。

3. 内侧和外侧　无论在左还是在右，接近身体中轴的为内侧，远离身体中轴的为外侧。

4. 内和外　常用于描述某结构与空腔或实体的位置关系。例如，在腔内或实体内为内，反之为外。内面、外面则指腔壁的面。

5. 浅和深　接近皮肤或器官表面的为浅，远离皮肤或器官表面的为深。

6. 近侧和远侧　多用于四肢。接近肢体附着部的为近侧，远离肢体附着部的为远侧。若描述消化管，可用头侧和尾侧。

（三）面

器官的外表面按其方位可有上面、下面、前面、后面、内侧面、外侧面等基本面和前外侧面等综合面。空腔器官还有内面。要注意面和方的区别。

若将器官剖开观察，可作三个相互垂直的剖面（图0－1），也可切出各种斜面。

1. 矢状面　沿前后方向将人体或器官垂直纵切为左右两部所形成的面称矢状面。其中，通过正中线的矢状面称正中矢状面。

2. 冠状面　沿左右方向将人体或器官垂直纵切为前后两部所形成的面称冠状面，它与矢状面互相垂直。

3. 水平面　沿水平方向将人体或器官横切为上下两部所形成的面称水平面或横断面，它与矢状面和冠状面都互相垂直。

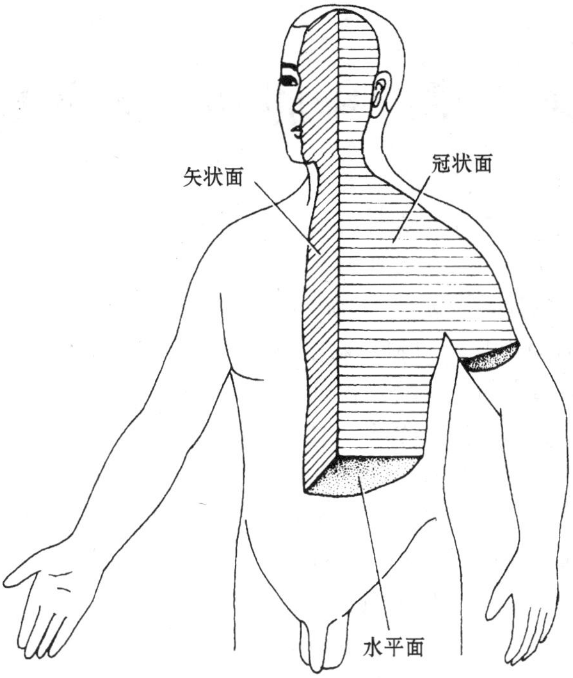

图0－1　人体的面

（四）轴

主要为描述关节运动而设。关节运动可看成动骨绕定骨旋转，旋转必有一圆心，通过圆心可作三条互相垂直的轴：

1. 冠状轴　贴冠状面，左右走向。绕冠状轴的运动名屈、伸。
2. 矢状轴　贴矢状面，前后走向。绕矢状轴的运动名收、展。
3. 垂直轴　与水平面垂直，上下走向。绕垂直轴的运动名旋（旋内、旋外）。

［复习与思考］

1. 名词解释：

细胞　组织　器官　系统

2. 解剖学姿势和立正姿势有何区别？
3. 用怎样的学习方法才能使解剖学知识容易记住？
4. 请说出眼、耳、鼻、唇、切（门）牙的位置。

（本章编者：董炘　刘伟聪）

第一章　细胞和细胞间质

细胞是生物体结构和功能的基本单位。除病毒外，一切生物都由细胞构成。最低等的个体就只有一个细胞，如植物中的细菌、动物中的变形虫。生物越高等其细胞分工越细，种类越多。人体细胞就多达200多种。

细胞的结构分为细胞膜、细胞质和细胞核三部分，构成三者的物质统称**原生质**。原生质的基本成分有蛋白质、核酸、脂类和糖类等有机物，以及水、无机盐等无机物。细胞间质由细胞产生，起支持、连结作用。

近30亿年前出现的古细胞只有细胞膜和细胞质，称**原核细胞**，实为无核细胞。细胞借以繁殖进化的核酸成分是RNA，和细胞质混在一起。RNA和蛋白质共同组成一种颗粒状物质名**核糖体**，是细胞质中唯一的有形成分。核糖体能按RNA的编码翻译制造蛋白质，是蛋白质的“生产工厂”。随着生物进化，RNA和氨基酸之间有序地相互作用，出现了脱氧核糖核酸即DNA，它取代了RNA成为遗传密码，现在的细菌、衣原体等就是以DNA为遗传物质的原核生物。细胞中的RNA依然存在于细胞质中，但再也不是源自自身的复制，而是源自DNA分子的转录。其功能依旧是作为模板，提供密码去翻译制造各种蛋白质。

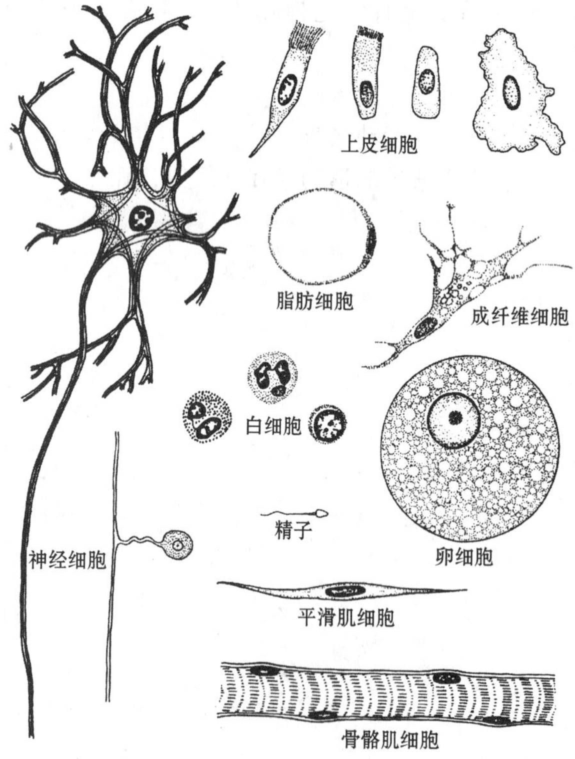

图1－1　细胞的形态

第一节　细胞的形态结构

人体的细胞大小各异，如卵细胞较大，直径约120 μm（0.12 mm），而红细胞的直径仅6～9 μm。细胞的形态也有很大区别，均与所处的位置和功能相适应，如游离在血液中的血细胞呈圆盘状或球状，有收缩功能的肌细胞呈纤维状，具有传导功能的神经细胞有很长的突起，可超过1 m（图1－1）。

一、细胞膜

细胞膜是细胞表面的一层界膜，它的出现是细胞形成的前提，否则细胞就不会产生。但细胞膜不只起界限作用，它还具有吸纳营养、排出产物废物和感受信息的功能。

细胞膜的化学成分是类脂和蛋白质。类脂分子排列成双层，分子的疏水端互相吸引构成膜的内部，分子的亲水端构成膜的两面（图1－2）。疏水的脂性膜乃构成分隔细胞内外水性环境的屏障，不允许水溶性分子、离子和大多数生物分子通过，维持了细胞内物质的稳定。脂质是黏滞的流体，其分子和膜上的蛋白质可作侧向流动，在水中可自动成为双层膜或球形，其断裂口可自动封闭，膜的外凸或内陷均可形成囊泡，其缺口即自动闭合，从而丰富了膜的生理功能。囊泡运输是细胞运输的主要方式。细胞膜的另一成分是蛋白质，它随机地附着在类脂双分子膜上。附着方式有两种，一种贴附在膜的外面或外侧，称膜外在蛋白，约占蛋白质总量1/3不到；另一种蛋白分子全部或部分插入膜内，直接与疏水层起作用，称膜内在蛋白或跨膜蛋白，这种方式占多数，利于物质的跨膜运输。从分子总量看，类脂分子比蛋白质分子多得多，但完成膜的特定功能主要靠这些膜蛋白。它们具有转运膜内、外物质，选择性地进行物质跨膜运输，接收、传递化学信息，调节细胞的代谢活动，催化细胞内的化学反应等功能。

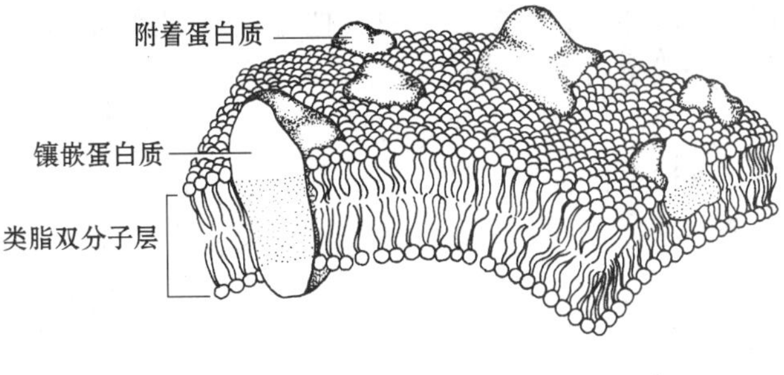

图1－2　细胞膜的超微结构

二、细胞质

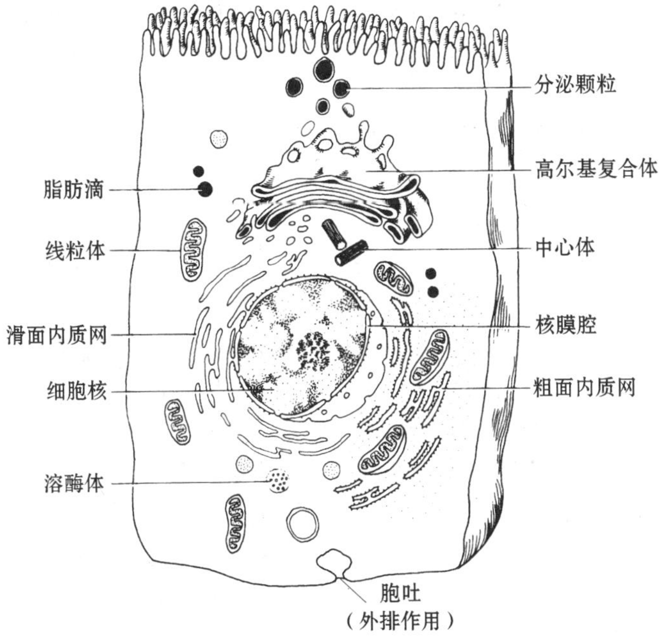

图1－3　细胞的结构

细胞质是细胞膜与细胞核之间的全部物质。细胞质包括不定形的细胞质基质、有形的细胞器和内涵物（图1－3）。

（一）细胞质基质

细胞质基质是透明、黏稠、半流动的胶状物质，称为**细胞溶胶**。细胞溶胶构成了细胞生理活动的内环境。

（二）细胞器

原核细胞唯一的细胞器是颗粒状的核糖体，它是蛋白质的制造厂。经一亿多年的进化，原核细胞发展为真核细胞，形成了细胞核。细胞质中除核糖体外，构建了两大类新的细胞器：一类名膜性细胞器，是蛋白质和类脂质的生产、加工、分选和运输系统；另一类名细胞骨架，是细胞的支撑、运输和运动系统。

膜性细胞器发展的原因在于原生质品种的复杂化及其制造工序的细化和精密化。机能上要求有限的细胞容积内有更大的场地让化学反应能高速高效地进行；要求分隔出更多的封闭性空间让各工序能够专一地、互不干扰地完成。这类似于当年原生质进化成细胞那样，需要有一种膜把原生质和周围环境分隔开来。有证据表明，细胞内这种分隔膜是由细胞膜内陷构成的（图 1－4）。内陷的膜构成相互通连的管、隙、囊、泡，有的则断开形成独立的膜性单位。这种与细胞膜结构相同的膜因而取名为**单位膜**。这些膜性单位各有名称，各司其职，它们是：内质网、高尔基复合体、运输囊泡和线粒体。

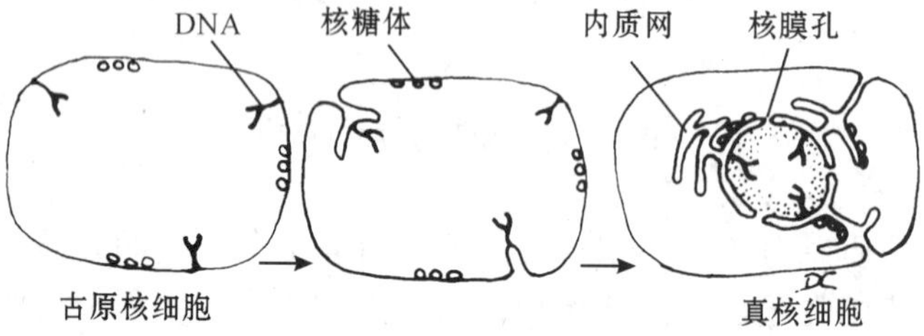

图 1－4　膜性细胞器的形成

细胞骨架的发展原因在于细胞体积的极大增加，有的真核细胞的直径可比原核细胞的直径增长 1 000 倍。在机能的要求下，细胞发展了一套由微管和微丝等构建的支撑系统，保持细胞的外形和强度，保持各细胞器相对稳定的位置，还提供便捷的运输线路，让细胞器能像坐地铁、坐火车那样在管、线上高速运行。某些细胞内的微丝呈分节配布，节间可作重叠位移滑行，从而让细胞具备了运动功能。

1. **内质网**　这种网管数量最多，占整个膜细胞器量的一半以上，遍布细胞各处，其壁由一层单位膜围成。大部分内质网的外表面贴附着大量核糖体颗粒，故名**粗面内质网**。核糖体制造的蛋白质和类脂质存入网管内作进一步加工。某些特化的细胞如肌细胞、肝细胞等，其部分内质网没有核糖体贴附，管腔内容物的成分也与粗面内质网不同，称**滑面内质网**，其功能与肌的收缩、肝的解毒有关。

2. **高尔基复合体**　这是一套相对独立的扁囊状结构。多层互通的扁囊叠在一起，囊壁由一层单位膜围成，位于细胞核的附近。近细胞核的一面不断有来自内质网的圆泡融入，泡内容物灌入高尔基囊腔内，泡壁成高尔基囊壁。近细胞膜的一面则不断有圆泡冒出来，有的泡将内容物散入细胞质内；有的泡直达细胞膜，将内容物分泌到细胞外，而泡壁即融入细胞膜。显然高尔基器是一个在不断变动更新的囊泡复合体（图 1－5）。从而可推知它的功能是加工内质网传来的产物，然后再作定向的分选和运送。

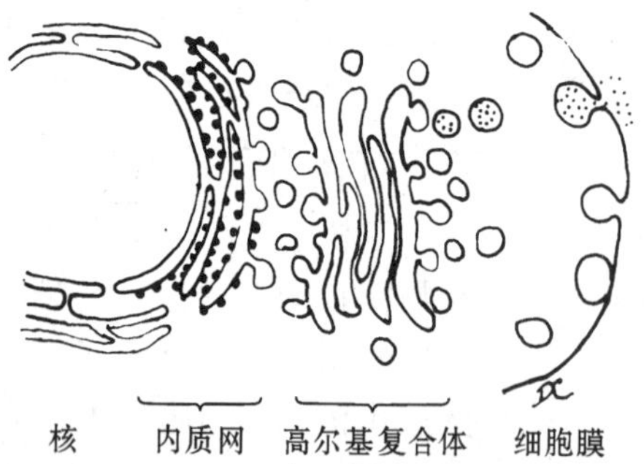

图 1－5　高尔基复合体

3. 多种运输囊泡　从上面的描述我们可以想象，在细胞骨架的轨道上繁忙地行驶着众多的运输囊泡，它们有来自内质网的，有来自高尔基复合体的，还有来自细胞膜的。后者源自某些大分子的固体或液体不能通过细胞膜，细胞膜乃内陷成泡将它们吞噬入细胞内，形成胞吞囊泡和胞饮囊泡。

运输囊泡中有一种储有多种酸性水解酶的囊泡值得特别注意，它叫**溶酶体**，由一层单位膜围成，源自高尔基复合体。它可分解各种内源性和外源性物质，被称为细胞内的消化器官和细胞卫士。它遇到衰老的细胞成分或吞入的异物即行包裹并消化分解，可溶性分解物进入胞质被利用，残余物带到细胞膜排出细胞外，这个过程为**胞吐作用**。

4. 线粒体　线粒体是由两层单位膜围成的小颗粒，常排列成线状，光镜下可见。电镜下的结构如图 1-6 所示。线粒体是细胞的“动力工厂”，它能将营养物在其内部完成有氧代谢，通过三羧酸循环，把营养物中的化学能转变为可被细胞直接利用的能源即 ATP 分子。细胞生命活动所需能量有 95% 来自线粒体。细胞生命活动包括肌细胞收缩，神经冲动传导，物质的吸收、合成、分泌和产热以维持体温等。

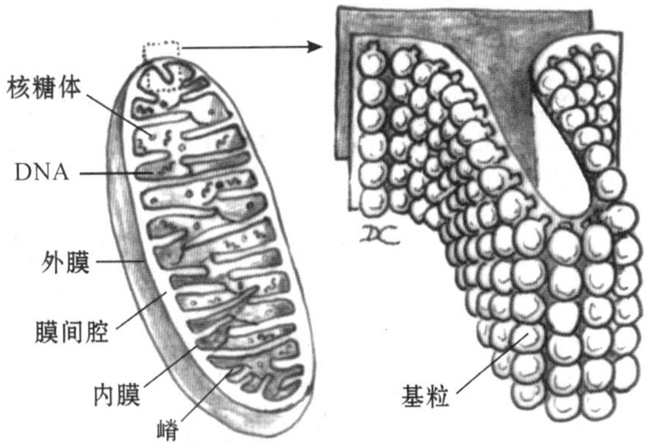

图 1-6　线粒体的结构

5. 细胞骨架　由微管和微丝组成。**中心体**是微管的组织中心。**微管**自中心体向四周放射状长出，构成细胞的支架和物质运输的管道。线粒体、分泌颗粒可在管内快速运行，神经细胞分泌的蛋白质可沿微管直达神经末梢。细胞分裂期，中心体复制为二，分赴两极，由微管构成纺锤丝，拉动染色体，协助完成细胞分裂活动。

微丝又名肌动蛋白纤维，它在细胞内形成网络样架构，外端附着于细胞膜，维持细胞外形并赋予一定的韧性。在肌细胞中，微丝构成细肌丝，是肌收缩的物质基础。巨噬细胞和有粒白细胞的变形运动也靠微丝参与。细胞分裂后期，细胞膜内陷，将细胞一分为二，也是微丝形成收缩环，收缩环不断收缩切割的结果。

（三）内涵物

内涵物是在细胞质内贮存的营养物质和细胞的代谢产物，如糖元、脂褐质及色素颗粒等，这些物质常以不溶解的状态存在于细胞质中，是细胞器以外的有形成分。

三、细胞核

大多数细胞内有一个细胞核，常位于细胞中央，是 DNA、RNA 的合成场所。成熟的红细胞没有细胞核，而有的细胞（如骨骼肌细胞）有多个细胞核。细胞核的形态多种多样，大多与细胞的形态一致。在电镜下观察，细胞核包括核膜、核质、核仁和染色质四部分。

1. 核膜　是细胞核表面的界膜。在电镜下，可见核膜由双层单位膜构成，两单位膜间名核膜腔。膜上的小孔称**核孔**，是大分子物质出入细胞核的通道，孔与核膜腔并不相通。

2. 核质　是以纤维蛋白为主要成分的网架系统，又名核骨架。

3. 核仁　呈圆形，无膜包围，为海绵状结构，一般位于细胞核中央。核仁是核糖体 RNA 基因（rDNA）所在地，因而是核糖体 RNA 合成的中心。多种核糖体蛋白质在细胞质中合成后都须转移到核仁，在核仁内添加核糖体 RNA，组装成核糖体亚基，然后再转运到细胞质执行蛋白质合成功能，因此核仁也是核糖体亚基的组装工厂。

4. 染色质　是细胞核中一种容易被碱性染料着色的物质，光镜下呈颗粒状、团块状或网状，主要化学成分是脱氧核糖核酸（DNA）。DNA 是遗传物质即**基因**的载体。在细胞的分裂期，染色质构型发生变化，染色质丝变粗变短，呈棒状或杆状，改称为染色体。

人类的体细胞内共有 23 对（46 条）染色体，其中 22 对是常染色体，1 对为性染色体。性染色体分为 X 染色体和 Y 染色体，男性为 XY 染色体，女性为 XX 染色体。

第二节　细胞分裂

机体成长需要细胞增殖，机体维持需要新生细胞替代衰老死亡的细胞。人们观察到一个细胞分裂为两个细胞的过程，揭示了细胞新生的秘密。

细胞分裂有两种方式，即**有丝分裂**和无丝分裂。前者是主要方式，后者只见于植物和某些动物。有丝分裂的特征在于细胞核内的染色质变成染色体，并增殖复制成双份，然后中心粒分赴两极，出现纺锤丝，将染色体对半分开，分别拉向两极，基因物质均分给两个新细胞。

细胞从上一次有丝分裂结束起，至下一次分裂完成止所经历的全过程称**细胞周期**。这一周期可分为分裂间期和分裂期。分裂期有光镜下可见的变化，从中心粒移动、纺锤丝出现起，到分裂成两个子细胞止（图 1 – 7）。在光镜下分裂间期似乎没变化，但分裂的实质性工作，即染色质变成染色体并复制增殖正是在间期进行的。人们现在还不清楚是什么因素操纵染色质开始变化。人体有的细胞如上皮基底层细胞、精母细胞一辈子都在分裂，没有分裂间期；有的细胞如肝细胞、肾小管上皮细胞在受损后才出现分裂补充；有的细胞如高度分化的神经细胞、肌细胞、红细胞等永远处于分裂间期直至衰老死亡。

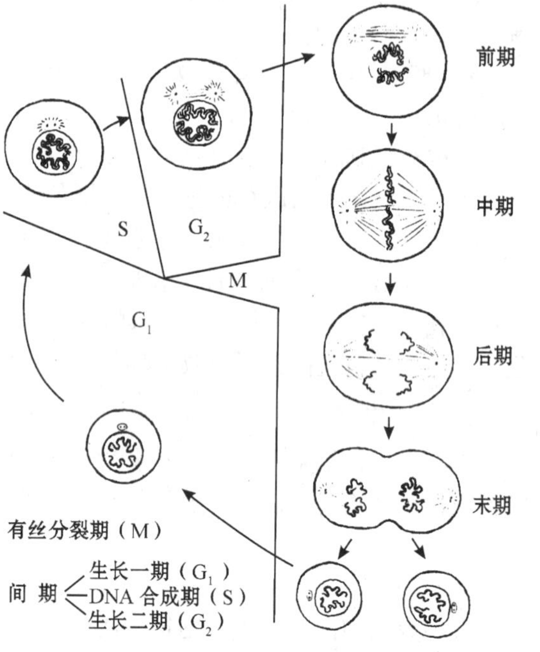

图 1 – 7　细胞周期（示意图）

第三节　细胞间质

细胞间质位于细胞之间，起支持、连结作用，也充当细胞新陈代谢的媒介。细胞间质的成分包括**基质**和**纤维**。基质可以是液体（血液内）、胶状（疏松结缔组织内）、固体（骨和软骨内），其性状和量随组织的机能而异。纤维的成分和量亦随组织的机能而变化。神经组织的间质只有液态基质，没有纤维。血液中的纤维只在凝血后才出现。

[复习与思考]

1. 名词解释：

单位膜　基质—核质—间质　细胞周期　染色体—基因

2. 简述细胞膜和细胞核的结构和功能。
3. 写出各细胞器的名称和它们各自的功能。

（本章编者：戴国雄　谢有能　董炘）

第二章 基本组织

组织由细胞和细胞间质构成。人体的组织有多种类型，它们因在身体所处的位置不同而执行不同的机能，从而具有相应的结构特征。一般归纳为四种基本组织，即上皮组织、结缔组织、肌组织和神经组织。

第一节 上皮组织

上皮组织简称上皮，大部分位于身体的外表面和各管、腔的内表面，执行保护、吸收、分泌、感觉等机能。其结构特点是细胞多，且排列紧密，细胞间质很少。上皮组织按其分布和功能，可分为被覆上皮、腺上皮和感觉上皮。来源于上皮组织的恶性肿瘤总称为癌。本节仅介绍前两种上皮。

一、被覆上皮

被覆上皮呈膜状，广泛覆盖于体表和某些器官的表面以及衬贴在腔、囊、管壁的内面。上皮组织的细胞有明显的极性，朝向人体表面或管腔的一面，称游离面；与游离面相对，朝向深部结缔组织的一面，附着于基膜上，称基底面。基膜是一层薄膜，上皮细胞通过此膜与结缔组织相连。被覆上皮一般不含血管，所需营养物质靠深层结缔组织内的血管透过基膜渗透供给。被覆上皮的主要功能是保护和吸收等。有些上皮细胞的游离面具有特征结构，如**微绒毛**扩大表面积利于吸收，**纤毛**摆动利于清除异物。

根据细胞排列层数和形态的不同，被覆上皮的分类如下（图2－1）：

- 被覆上皮
  - 单层上皮
    - 单层扁平上皮
    - 单层立方上皮
    - 单层柱状上皮
    - 假复层纤毛柱状上皮
  - 复层上皮
    - 复层扁平上皮
    - 变移上皮

图2－1 被覆上皮的分类

（一）单层上皮

1. **单层扁平上皮** 又称单层鳞状上皮，由一层不规则形的扁平细胞组成，细胞核呈扁圆形，位于细胞中央。从游离面看，细胞形态不规则或呈多边形；由垂直切面看，细胞扁薄似梭形（图2－2）。

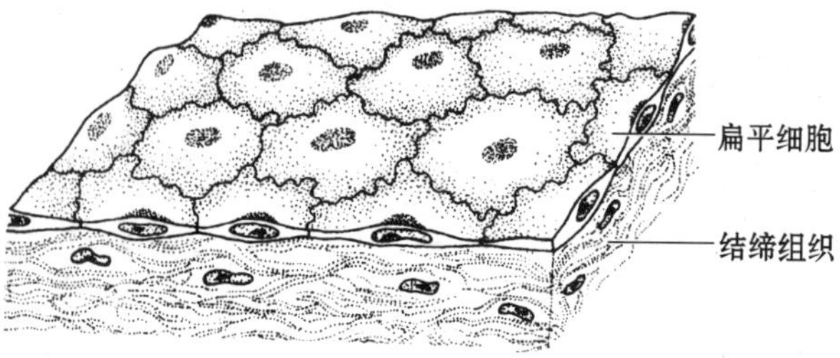

图2－2 单层扁平上皮

衬贴于心、血管、淋巴管等内面的单层扁平上皮称**内皮**。内皮很薄，游离面光滑，既便于物质交换，又利于血液和淋巴的流动。分布于胸膜、腹膜和心包膜等内表面的单层扁平上皮称**间皮**。间皮能分泌浆液，其游离面湿润光滑，可减小器官活动时相互之间的摩擦。

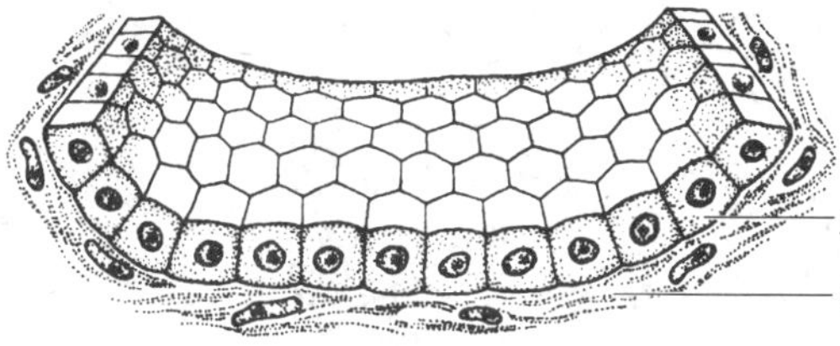

图2－3　单层立方上皮

2. 单层立方上皮　由一层立方细胞组成，细胞核呈圆形，位于细胞中央。从游离面看，细胞常呈六边形；在垂直切面上，细胞呈立方形（图2－3）。此种上皮分布于肾小管等处。

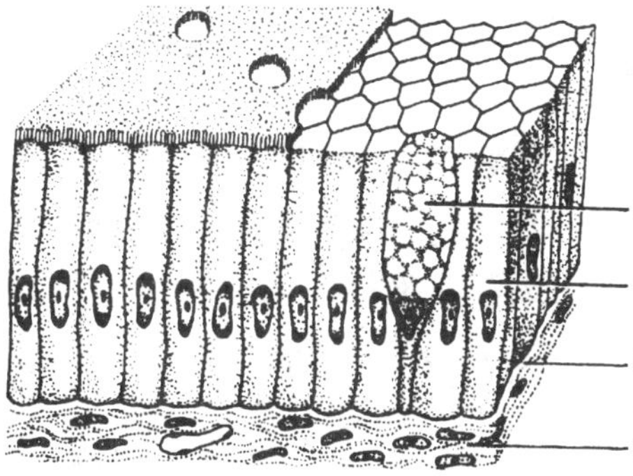

图2－4　单层柱状上皮

3. 单层柱状上皮　由一层柱状细胞组成，细胞核呈椭圆形，多靠近细胞的基底部。从游离面看，细胞多呈六边形；从垂直切面看，细胞呈柱状（图2－4）。此种上皮分布于胃、肠、子宫等器官的内面，大多具有吸收或分泌的功能。在大、小肠单层柱状上皮的柱状细胞间，有散在的高脚酒杯状的细胞，称**杯形细胞**。杯形细胞为单细胞腺，能分泌黏液，对上皮有润滑、保护作用。

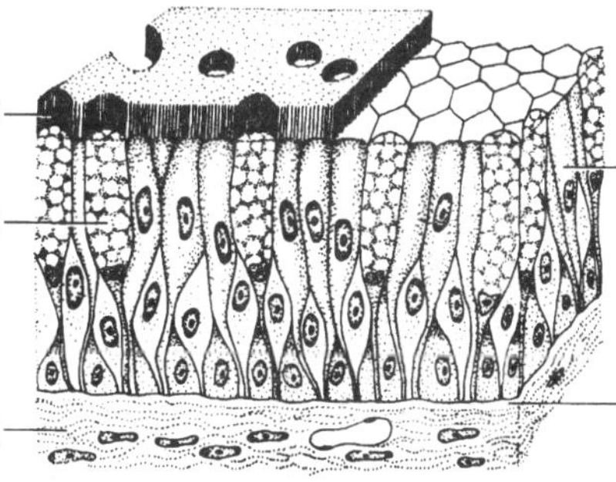

图2－5　假复层纤毛柱状上皮

4. 假复层纤毛柱状上皮　细胞高低不等，形态不一，高的呈柱状，有较多的杯形细胞。从垂直切面观察，细胞核不在一个平面上，形似复层，其实每个上皮细胞的基底面都附着在基膜上。柱状细胞的游离面有纤毛（图2－5）。此种上皮主要分布于呼吸道的内面。

（二）复层上皮

1. 复层扁平上皮　又称复层鳞状上皮，由多层细胞组成。从垂直切面看，此种上皮的浅部为数层扁平细胞，中间部为数层多边形细胞，深部为一层立方形或矮柱状细胞（图2－6）。最表

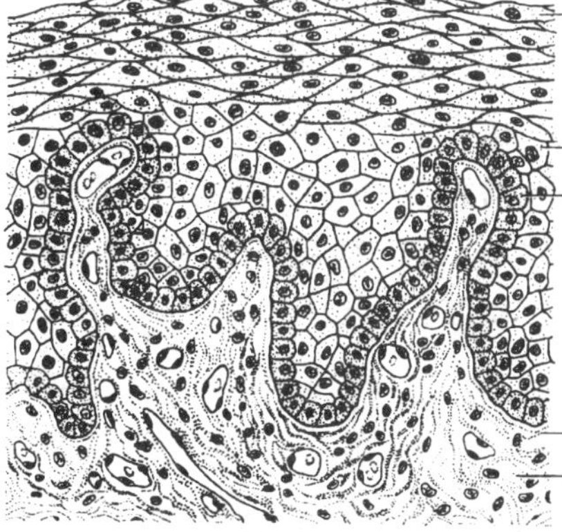

图2－6　复层扁平上皮

层的扁平细胞已衰老退化，不断脱落。深部的细胞具有很强的分裂能力，新生的细胞逐渐向浅部推移，使表层细胞不断得到补充。

复层扁平上皮有很强的保护作用，分布于口腔、食管、阴道等的内面和皮肤的表皮。

2. **变移上皮** 又称移行上皮，分布于肾盂、输尿管和膀胱等处，其细胞的层数和形态可随器官的扩张或收缩而改变。当器官收缩时，上皮细胞的层数增多，表层细胞呈大立方形，中间数层细胞为多边形，深层细胞为矮柱状或立方形。当器官扩张时，上皮细胞仅2～3层，细胞变扁（图2－7）。

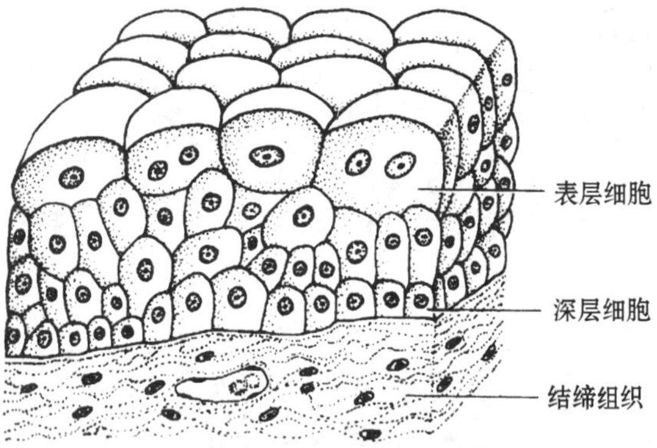

膀胱收缩

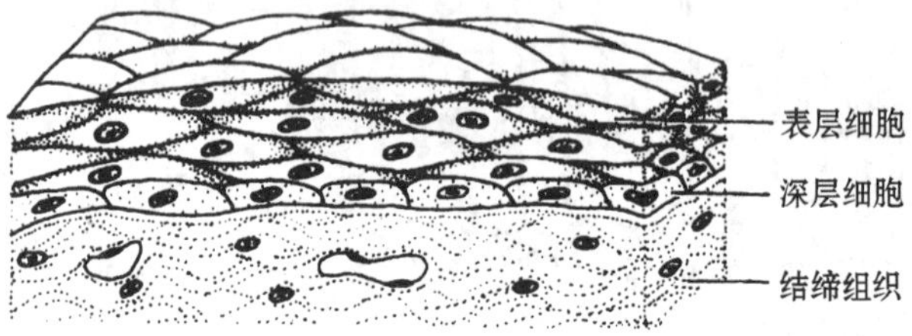

膀胱扩张

图2－7 变移上皮

二、腺上皮和腺

腺上皮是专门执行分泌功能的上皮。以腺上皮为主要成分构成的器官称**腺**。

胚胎时期，一些上皮细胞向深层结缔组织下陷、分化形成了腺。根据分泌物排出的方式，腺可分为外分泌腺和内分泌腺两类。外分泌腺有导管与原部位的上皮及管腔相连，又称有管腺，其分泌物经导管排到器官的内腔或身体表面。**外分泌腺**又分为单细胞腺和多细胞腺，单细胞腺如杯形细胞，多细胞腺如大唾液腺、肝等。**内分泌腺**与原部位上皮脱离，没有导管，又称无管腺，其分泌物称激素，直接进入周围的毛细血管或毛细淋巴管，如甲状腺、肾上腺等。

第二节 结缔组织

结缔组织填充于人体内部，主要功能是连结、支持、运输、保护和修复等。与上皮组织相比，结缔组织具有细胞少、细胞间质多的特点。细胞间质含有基质和纤维两种成分。结缔组织的类型甚多，包括半固态的固有结缔组织、固态的软骨组织和骨组织以及液态的血液和淋巴。

一、固有结缔组织

固有结缔组织在人体内分布广泛，通常所说的结缔组织，就是指固有结缔组织。固有结缔组织可分为疏松结缔组织、致密结缔组织、脂肪组织和网状组织。

（一）疏松结缔组织

疏松结缔组织广泛分布于器官之间、组织之间以及细胞之间，具有连结、营养、防御、保护和修复等功能。

疏松结缔组织的结构特点是细胞数量少而种类多，细胞间质中基质多、纤维少，排列疏松且不规则，形似蜂窝（图2－8），故又称蜂窝组织。蜂窝的空间名**组织间隙**。间隙的壁由纤维和凝胶状的基质构成，间隙内充满**组织液**，组织液中穿行着毛细血管和毛细淋巴管，游走着各种细胞。组织液和血液、淋巴液之间，透过毛细血管和毛细淋巴管壁，进行着繁忙的物质交换。体内这些液体总称为细胞外液，构成**人体内环境**，因而疏松结缔组织又名内环境组织。医护工作的目标是维持或恢复人体内环境的稳定，皮下注射、肌肉注射的药液均注入组织液内，血管注射的药液则直接注入血液，但最终还是进入组织液内。组织液增多称水肿，组织液减少称脱水。

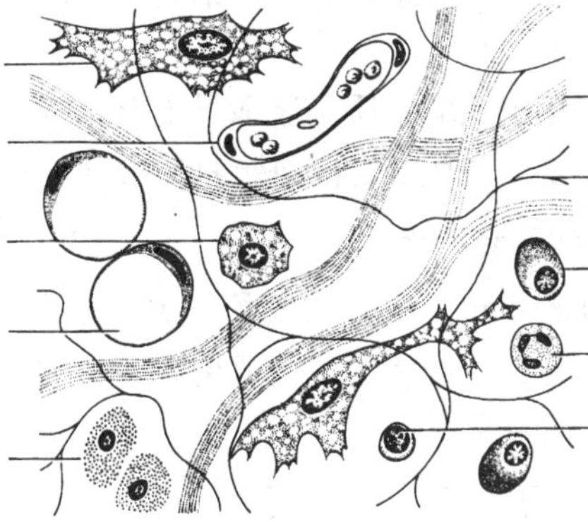

图2－8　疏松结缔组织铺片

1. 纤维

（1）**胶原纤维**：是结缔组织中的主要纤维，新鲜时呈白色，故又称白纤维。胶原纤维较粗，呈波浪状，常有分支，互相交织。这种纤维韧性大，抗拉力强。

（2）**弹性纤维**：新鲜时呈黄色，故又称黄纤维。弹性纤维较细，有分支，富有弹性。

（3）**网状纤维**：网状纤维很细，分支多，并互相连结成网。这种纤维在疏松结缔组织中较少，主要分布在结缔组织与上皮组织的交界处，构成上皮组织的基膜，也构成造血器官和内分泌腺等的支架。

2. 细胞

（1）成纤维细胞：是疏松结缔组织中数量最多的细胞。细胞呈扁平星形或梭形，细胞核呈椭圆形，着色淡。细胞质弱嗜碱性。成纤维细胞具有合成纤维和基质的功能，在创伤的修复过程中起重要作用。

（2）巨噬细胞：数量较多，形态多样，常呈圆形、椭圆形或有突起的不规则形。细胞核较小，着色较深。细胞质丰富，嗜酸性，常含有被吞噬的异物。巨噬细胞能吞噬异物和死亡的细胞，并具有参与免疫应答及分泌多种生物活性物质的功能。

（3）浆细胞：呈卵圆形。细胞质嗜碱性。细胞核较小色深，偏居细胞一侧，染色质聚成块状，在细胞核的周边呈辐射状排列，故细胞核形似车轮状。浆细胞能合成和分泌免疫球蛋白（抗体），参与体液免疫。

（4）肥大细胞：呈圆形或椭圆形。细胞核较小，位于细胞的中央。细胞质内充满粗大的异染性颗粒（其中含有肝素、组织胺）和慢反应物质。肝素有抗凝血作用，组织胺和慢反应物质与过敏反应有关。

（5）脂肪细胞：呈球形或卵圆形，体积较大。细胞质内含有巨大的脂肪滴，它将细胞核和细胞质的其余成分挤到细胞的一侧。脂肪细胞具有合成和贮存脂肪的功能。

3. 基质

疏松结缔组织的基质是凝胶状物质，它和纤维一起构成组织的支架，支架间隙内的组织液是细胞与血液之间进行物质交换的媒介。

（二）致密结缔组织

致密结缔组织的成分与疏松结缔组织基本相同，但纤维多、排列致密，基质和细胞成分很少。致密结缔组织主要构成腱、韧带和皮肤的真皮等，具有连结、传导肌力、支持和保护等功能。

（三）脂肪组织

脂肪组织由大量脂肪细胞聚集于疏松结缔组织内而成，并被纤维分隔成许多脂肪小叶。脂肪组织主要分布于皮下、肠系膜、大网膜和肾的周围等处，具有贮存脂肪、保持体温、缓冲压力以及参与能量代谢等功能。

（四）网状组织

网状组织由网状细胞、网状纤维和基质构成。**网状细胞**为多突起的星形细胞，相邻网状细胞的突起彼此接触，连成网状。网状纤维沿网状细胞分布，并互相交织。网状组织主要分布于骨髓、淋巴结和脾等处，参与构成这些器官的支架。

二、软骨组织和骨组织

（一）软骨组织

软骨组织由软骨细胞和细胞间质构成，基质为固体凝胶，纤维包括胶原纤维和弹力纤维两类。成熟的软骨细胞三五成群，位于间质围成的软骨陷窝内。

作为器官的**软骨**外表面包有软骨膜，含成软骨细胞。软骨随所处位置不同，执行不同机能，其纤维成分不一样，因而有不同的名称。

1. 透明软骨　位于关节面、喉、肋等活动之处，基质多，纤维少，较硬耐磨。

2. 弹性软骨　位于易变形受压之处，具丰富的弹力纤维。如耳郭和会厌的软骨。

3. 纤维软骨　位于承受强大的压力和张力之处，基质中胶原纤维丰富。存在于椎间盘、关节盘、耻骨联合等处。

（二）骨组织

骨组织由骨细胞和细胞间质组成。细胞间质由胶原纤维和富含钙盐的基质构成。细胞间质呈板层状，称为骨板。骨细胞位于骨板内或骨板间，骨细胞是有突起的细胞，胞体较小，呈扁椭圆形，位于骨陷窝，突起伸入骨小管。相邻骨小管彼此连通。骨质可分为骨密质和骨松质。

骨密质可分为环骨板、骨单位和间骨板（图2－9）。

（1）环骨板：分布于骨的外侧面及近骨髓腔的内侧面，分别称为外环骨板及内环骨板。外环骨板较厚，内环骨板较薄。

（2）骨单位：位于内、外环骨板之间，呈筒状，由10～20层同心圆排列的骨板围成。骨单位的中轴有一中央管，内有血管、神经通过。

（3）间骨板：是位于骨单位之间的不规则的骨板。它是骨单位改建后的残留骨板。

骨髓腔壁的骨质在破骨细胞的修理侵蚀下只留下与力传导方向一致的骨小梁，构成骨松质。

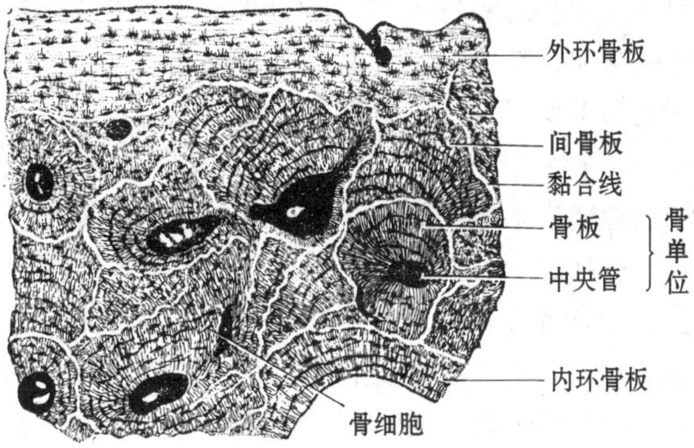

图 2-9　长骨骨干结构（骨磨片）

三、血液

血液在心血管内流动，约占体重的 6% ~8%，成人循环血容量为 4 ~5 L。血液由血浆和血细胞组成，血浆相当于细胞间质，血细胞悬浮于血浆之中。

（一）血浆

血浆为淡黄色的液体，约占血液容积的 55%。血浆中水分约占 90%，其余为血浆蛋白（白蛋白、球蛋白、纤维蛋白原）、糖、脂类、酶、激素、维生素、无机盐和代谢产物等。血液流出血管后，凝固成血块，并析出淡黄色透明液体，称**血清**。血清是除去纤维蛋白原的血浆。

（二）血细胞

血细胞约占血液容积的 45%，包括红细胞、白细胞和血小板。通常采用瑞氏（Wright）染色的血涂片标本，在光镜下观察各种血细胞的形态（封 2 彩图）。

血细胞的种类及正常值如下（图 2-10）。

- 血细胞
  - 红细胞
    - 男　400 万 ~550 万/mm^3
    - 女　350 万 ~550 万/mm^3
  - 白细胞　4 000 ~10 000/mm^3
    - 有粒白细胞
      - 中性粒细胞　50% ~70%
      - 嗜酸性粒细胞　0.5% ~5%
      - 嗜碱性粒细胞　0 ~1%
    - 无粒白细胞
      - 淋巴细胞　20% ~40%
      - 单核细胞　3% ~8%
  - 血小板　10 万 ~30 万/mm^3

图 2-10　血细胞的种类及正常值

1. **红细胞**　成熟的红细胞呈双面微凹的圆盘状，中央薄，边缘厚，直径约 6 ~9 μm，无细胞核和细胞器，细胞质内充满血红蛋白。血红蛋白具有携带 O_2 和 CO_2 的功能。血红蛋白的正常含量，男性为 120 ~160 g/L，女性为 110 ~150 g/L。红细胞的数量和血红蛋白的含量可随生理或病理变化而改变。红细胞少于 300 万/mm^3 或血红蛋白低于 100 g/L 称为贫血。红细胞膜破裂，血红蛋白逸出称溶血。

正常人的血液中还有少量未完全成熟的红细胞，称**网织红细胞**。成人的网织红细胞占红细胞总数的0.5%～1.5%；儿童的较高，可达3%～6%。网织红细胞较成熟红细胞略大，在常规染色血涂片中不能与成熟红细胞区分，特殊染色则可区分。网织红细胞的多少可反映出骨髓造血机能的强弱。

2. **白细胞**　白细胞为无色有核的球形细胞，体积较大，可做变形运动，能穿过毛细血管壁进入结缔组织。婴幼儿的白细胞略多于成人。

白细胞可分为有粒白细胞和无粒白细胞两类。**有粒白细胞**（简称粒细胞）的细胞质内含有特殊颗粒，根据颗粒对瑞氏染料的不同着色反应，有粒白细胞又可分为中性粒细胞、嗜酸性粒细胞和嗜碱性粒细胞。**无粒白细胞**又可分为淋巴细胞和单核细胞。

（1）**中性粒细胞**：是白细胞中数量最多的一种，直径10～12 μm。细胞核呈杆状或分2～5叶，以3叶居多，叶间有细丝相连。核的分叶越多，细胞越接近衰老。细胞质中有大量细小颗粒，分布均匀，染成淡紫红色。这些颗粒能消化细胞所吞噬的异物，具有杀菌作用。当细菌感染时，中性粒细胞增多。

（2）**嗜酸性粒细胞**：直径10～15 μm，细胞核大多分为两叶。细胞质内有粗大而均匀的嗜酸性颗粒，染成橘红色，内含酸性磷酸酶和组胺酶等，具有抗过敏和抗寄生虫作用。

（3）**嗜碱性粒细胞**：直径10～12 μm，细胞核呈S形或不规则形，着色浅。细胞质内有嗜碱性颗粒，大小不等，分布不均，染成紫蓝色。颗粒中含有肝素、组织胺和慢反应物质。嗜碱性粒细胞的功能与肥大细胞相似。

（4）**淋巴细胞**：呈圆形或椭圆形，大小不一，直径6～16 μm。小淋巴细胞的直径为6～8 μm，在循环血液中数量最多，细胞核呈圆形或椭圆形，染色质呈致密的块状，着色较深，细胞质很少，呈天蓝色。大、中淋巴细胞的细胞核中染色质较疏松，着色较浅，细胞质较多。

根据淋巴细胞的发生部位、细胞膜特性和免疫功能等的不同，淋巴细胞可分为源自胸腺Thymus的淋巴细胞（T细胞）和源自骨髓Bone mellow的淋巴细胞（B细胞）。T细胞约占血液中淋巴细胞总数的75%，它能直接杀灭异体（细胞免疫）；B细胞约占血液中淋巴细胞总数的10%～15%，它能转化为浆细胞，产生抗体（体液免疫）。

（5）**单核细胞**：是血细胞中体积最大的细胞，直径14～20 μm，呈圆形或椭圆形。细胞核呈肾形或不规则形，着色浅，细胞质较多，呈浅灰蓝色。单核细胞具有活跃的吞噬功能，穿过毛细血管壁进入结缔组织后，分化为巨噬细胞。

3. **血小板**　由骨髓内的巨核细胞的细胞质脱落而成。血小板呈双凸扁盘状，直径2～4 μm。在血涂片标本中，血小板常呈多角形，且聚集成群。血小板无细胞核，中央部分有染成紫蓝色的颗粒，周围部分染成浅蓝色。血小板参与凝血，对止血起重要作用。

4. 血细胞产生的规律　各种血细胞都具有一定的寿命，经历原始、幼稚、成熟到衰老、死亡的过程，同时新的血细胞不断补充，使外周血液中血细胞的数量和质量保持动态平衡。

血细胞生成于造血器官。胚胎时期，首先由卵黄囊血岛造血，以后陆续由肝、脾、骨髓造血。胎儿出生后，骨髓成为主要的造血器官。红细胞、有粒白细胞、单核细胞及血小板等由红骨髓生成；淋巴器官和淋巴组织是淋巴细胞生成和成熟的场所。

各种血细胞均起源于**造血干细胞**。在一定的环境和某些因素的调节下，造血干细胞可分化为各种**定向造血干细胞**，继而向一种或几种血细胞系分化。

血细胞的分化发育规律是：①胞体由大变小。②胞核由大变小，红细胞核消失、粒细胞核分叶。③胞质嗜碱性逐渐减弱，胞质的特殊产物、血红蛋白、特殊颗粒从无到有，逐渐增多。④细胞分裂能力从有到无，仅淋巴细胞保持分裂能力。

第三节　肌组织

肌组织主要由肌细胞构成，肌组织的间质即疏松结缔组织。肌细胞细而长，呈纤维状，故又称**肌纤维**。肌细胞的细胞膜称**肌膜**，细胞质称**肌浆**。肌浆内含有大量与细胞长轴平行的肌原纤维，肌原纤维又由肌丝构成。肌丝是肌纤维舒缩功能的物质基础。

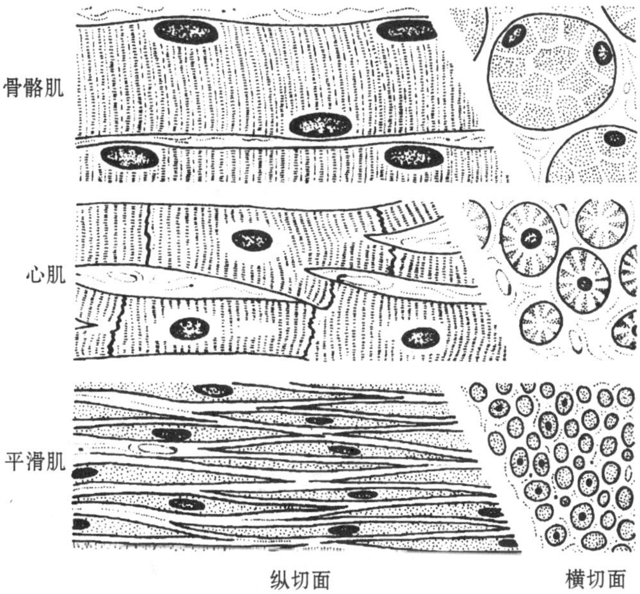

图 2－11　三种肌组织

根据结构和功能特点，肌组织分为骨骼肌、心肌和平滑肌三种（图 2－11）。**骨骼肌**多附着于骨的表面，其收缩迅速而有力，受意志控制，称随意肌。**心肌**分布于心，其收缩自动而持久。**平滑肌**主要分布于内脏和血管，其收缩缓慢而持久。后两种肌组织均不受意志控制，称不随意肌。

一、骨骼肌纤维

（一）骨骼肌纤维的结构

骨骼肌纤维呈细长圆柱状，长短不一，长约 1～40 mm。细胞核呈扁椭圆形，数量多，紧贴肌膜。细胞质内有许多纤细的、与细胞长轴平行的**肌原纤维**。每条肌原纤维都有许多相间排列的明带和暗带，明带染色较浅，暗带染色较深。由于一条肌纤维内全部肌原纤维的明带和暗带都相互对齐，故骨骼肌纤维呈现出明暗相间的横纹。在暗带中部有一较浅淡的窄带叫 **H 带**，**H 带**中央有一条着色较深的中线，称 **M 盘**。在明带中央有一条着色较深的细线，称 **Z 盘**。

肌原纤维由肌丝规则地排列组成。肌丝有两种：

1. 粗肌丝　成分为肌球蛋白，整齐地排列在暗带内，构成暗带。M 盘为粗肌丝的支撑物，每条粗丝通过 M 盘，丝的中点即固着于该处，丝的两头向四周长出侧芽，名横桥。

2. 细肌丝　又名肌动蛋白丝，排列在明带内，其支撑物为 Z 盘，但并非整条穿过 Z 盘而是错开分别固着于 Z 盘的两面。细肌丝并非与明带等长，而是伸入暗带内的粗肌丝之间，当肌纤维收缩时与横桥接触。

肌纤维收缩是耗能过程，神经冲动激发肌动蛋白的化学变化，在横桥的拉动下细肌丝从两侧滑向M盘，直至细肌丝接触M盘为止，这时肌就缩短了（图2－12下部）。这个过程中粗、细肌丝并不缩短，而是两种肌丝重叠的部分加宽，明带变窄。人们把两个Z盘之间这段肌原纤维称为**肌节**，即一个收缩单位。

（二）肌的结构

每一块肌由骨骼肌纤维、疏松结缔组织和神经血管构成。每条肌纤维均有疏松结缔组织包绕，毛细血管丰富，名**肌内衣**。肌纤维成束排列，外包稍致密的结缔组织名**肌束衣**，束间充填疏松结缔组织。许多肌束外包一层较致密的结缔组织膜名**肌外衣**，构成肌肉。药液注入肌肉，实际上是注入了疏松结缔组织内。这里的血管比皮下浅筋膜内更加丰富，且肌肉收缩的挤压效应让药液扩散速度比皮下注射快，所承受的药量也较多。

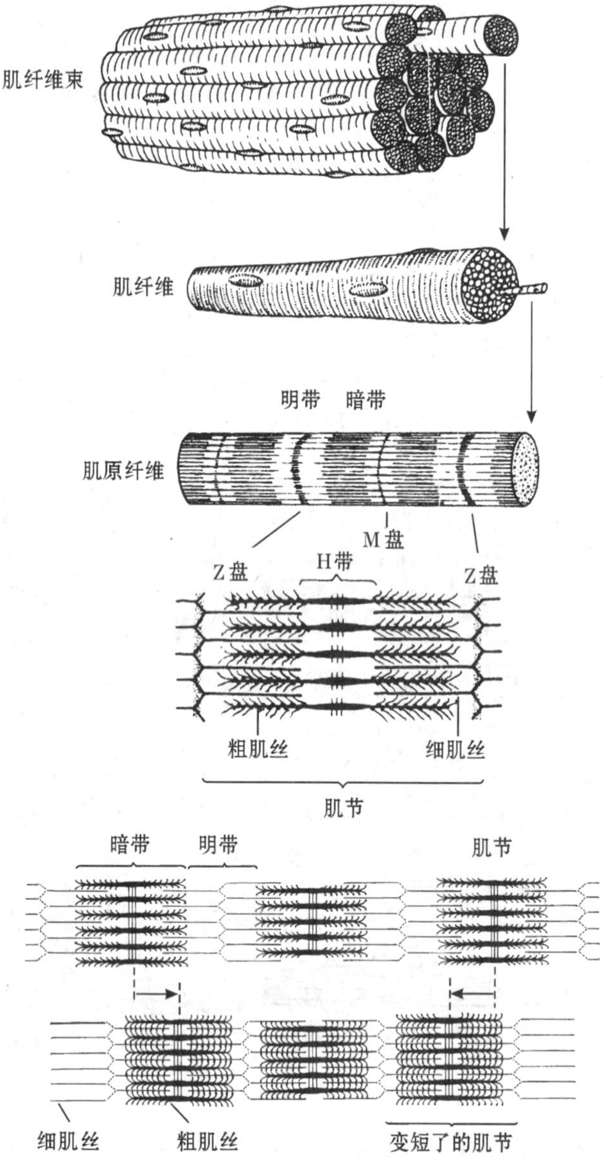

图2－12　骨骼肌逐级放大及肌原纤维缩短

二、心肌纤维

心肌纤维呈短柱状，有分支，并相互连结成网。细胞核呈椭圆形，位于肌纤维的中央，有的心肌纤维有两个核。心肌纤维也有横纹，但不如骨骼肌纤维明显（图2－11）。相邻心肌纤维连结处着色较深，称为闰盘。闰盘是心肌的特殊结构，相邻心肌纤维借此传递兴奋，使许多心肌纤维的收缩保持同步。

三、平滑肌纤维

平滑肌纤维呈长梭形，长短不一，无横纹。细胞核呈椭圆形，位于肌纤维的中央，肌浆内只见肌丝而不形成肌原纤维（图2－11）。平滑肌纤维常聚集成层，同一层内的平滑肌纤维平行排列，相互嵌合。平滑肌有较大的伸展性，适应于器官的扩张和收缩。

第四节　神经组织

神经组织由神经细胞和间质组成。神经细胞又称神经元，它是神经系统的结构和功能单位，能接受刺激、传导神经冲动。间质包括神经胶质细胞和基质。神经胶质细胞又称神经胶质，对神经元起支持、保护和营养等作用。基质为液体，实为组织液，细胞和毛细血管浸泡在液体中。

一、神经元

（一）神经元的形态结构

神经元的形态多样，但都可分为胞体和突起两部分（图2－13）。

1. 胞体　**胞体**形态不一，有圆形、多角形、锥体形等。细胞核大，呈圆形，位于细胞中央，染色淡，核仁明显。细胞质内有许多染色较深的嗜碱性颗粒或小块，称尼氏体，它由粗面内质网及游离核糖体组成，具有合成蛋白质的功能。此外，细胞质中还有神经原纤维、线粒体及高尔基复合体等。

2. 突起　分树突和轴突两种。

（1）**树突**：每个神经元有一个或多个树突。树突的分支呈树枝状。树突的内部结构与胞体相似，其功能主要是接受刺激并将神经冲动传向胞体。

（2）**轴突**：每个神经元只有一个轴突，其长短因神经元类型不同而有很大差异，短的仅数微米，长的可达1米以上。轴突的功能是将神经冲动由胞体传向另一个神经元或肌细胞和腺细胞。

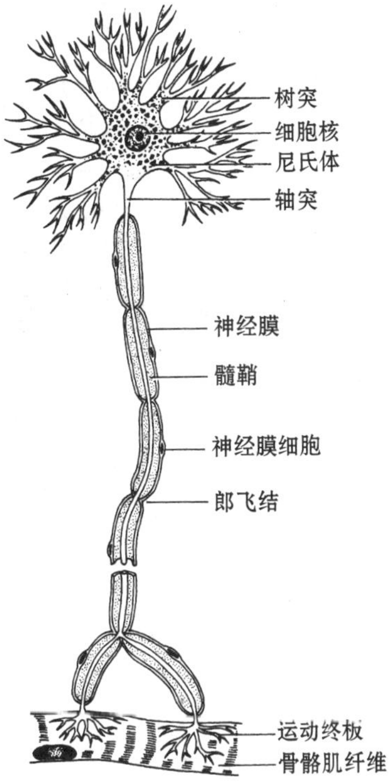

图2－13　运动神经元的结构

（二）神经元的分类

根据突起的多少，神经元可分为三类（图2－14）：①**多极神经元**，有一个轴突、多个树突；②**双极神经元**，有一个轴突、一个树突；③**假单极神经元**，从胞体伸出一个突起，随后又分为两支，一支进入脊髓或脑，称中枢突，另一支连结其他器官或组织，称周围突。

根据功能的不同，可将神经元分为三类（图2－15）：①**感觉神经元**，又称传入神经元，能将感受器的刺激转化为神经冲动，传向脊髓和脑；②**运动神经元**，又称传出神经元，能将脊髓或脑产生的神经冲动传至肌或腺；③**中间神经元**，又称联络神经元，介于感觉神经元与运动神经元之间，起传递信息的作用。

二、突触

神经元之间的细胞连结称**突触**，它是传递神经冲动的重要结构。突触有多种类型，

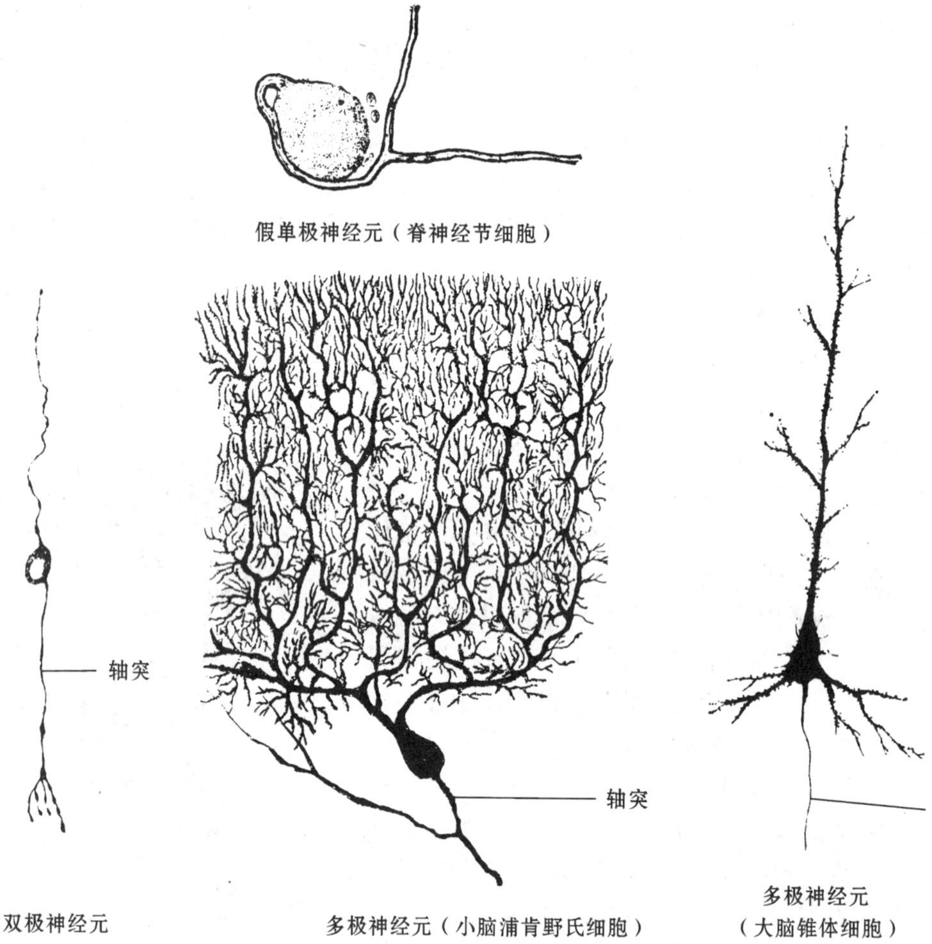

图 2－14　神经元的分类

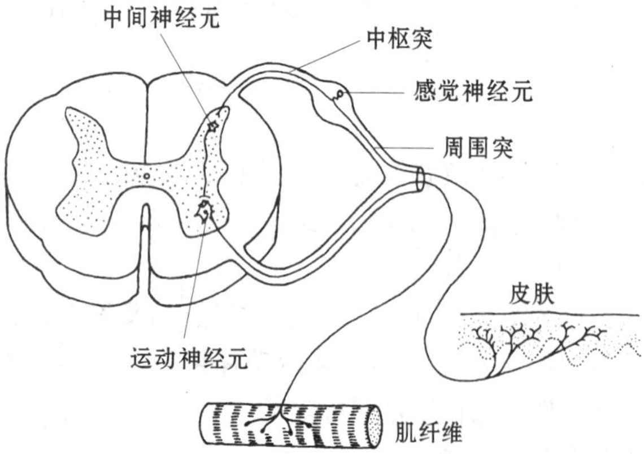

图 2－15　不同功能的神经元

最常见的是一个神经元的轴突末端与另一个神经元的树突或胞体接触，这种连结形式分别称轴—树突触和轴—体突触。在电镜下观察，突触由突触前膜、突触间隙和突触后膜构成（图 2－16）。①突触前膜：为轴突末端的细胞膜。在靠近突触前膜的细胞质中，含有大量小泡，称突触泡。泡内所含的化学物质即神经递质。②突触间隙：指突触前膜与突触后膜之间的缝隙，宽约 15～30 nm。③突触后膜：为与突触前膜相对应的另一个神经元的树突或胞体上的细胞膜，膜上有受体。当神经冲动传至突触前膜时，突触泡即向突触间隙释放神经递质，并与突触后膜上的受体结合，引起突触后的神经元或细胞的兴奋或抑制。

由于递质只在突触前膜释放，所以神经冲动在突触处的传递是单向的，不能逆转。

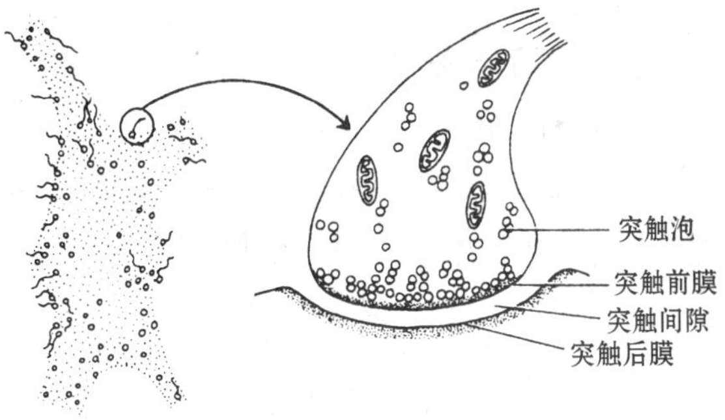

图 2－16　突触的超微结构

三、神经胶质

神经胶质对神经细胞起支持、保护和营养作用。中枢内的神经胶质细胞包括**星形胶质细胞**、**少突胶质细胞**、**小胶质细胞**。周围神经的胶质细胞名**神经膜细胞**（施万细胞），它包绕于神经元长突起的外周，起营养、保护和绝缘作用。

四、神经纤维和神经

神经纤维由神经元的长突起和包在外面的神经膜细胞构成。神经纤维根据有无髓鞘可分为有髓神经纤维和无髓神经纤维两类。

（一）有髓神经纤维

其神经膜细胞质内含髓磷脂，构成髓鞘。髓鞘起绝缘作用。

（二）无髓神经纤维

无髓神经纤维较细，在神经元突起周围仅有一层神经膜，无髓鞘。

神经纤维的功能是传导神经冲动，有髓神经纤维的传导速度比无髓神经纤维快而精确。

每条神经纤维的表面都包着一层结缔组织，纤维集合成束，不同数目的神经纤维束再由结缔组织膜包裹成为大小不一的**神经**。每条神经都有它专有的名称，分支分布于一定的区域。

五、神经末梢

神经末梢是周围神经纤维终止于其他组织或器官的终末部分，根据功能的不同，可分为感觉神经末梢和运动神经末梢两类。感觉神经末梢又名**感受器**，运动神经末梢又名**效应器**。

（一）感觉神经末梢

感觉神经末梢是感觉神经元周围突的终末部分，可分为游离神经末梢和有被囊神经末梢两类。**游离神经末梢**多分布于上皮组织和结缔组织内，感受冷、热、痛的刺激。**有被囊神经末梢**种类很多，如感受触觉的**触觉小体**，感受压觉的**环层小体**，及分布在骨骼肌内能感受肌纤维伸缩、肌张力变化的**肌梭**等。

（二）运动神经末梢

运动神经末梢是运动神经元轴突的终末部分，终止于肌组织和腺，可引起肌纤维的收缩和腺的分泌。运动神经末梢在骨骼肌内形成的结构，称**运动终板**。

［复习与思考］

1. 名词解释：

外环境—内环境　血液—血浆—血清　间质—基质—组织间隙—组织液　内皮—间皮—腺上皮—腺　神经元—神经胶质　突触—递质—受体　神经纤维—神经—神经末梢

2. 列表比较：（1）四大基本组织的位置、机能和相应结构特征；

（2）血细胞的机能、结构特征和正常值（或百分比）；

（3）三种肌纤维的机能特征和结构特征。

3. 对下列概念作组织学的解释：贫血　溶血　凝血　白血病　发胖—变瘦　水肿—失水（脱水）　疤痕　植皮　“头皮”（头屑）

4. 皮下、皮内、肌肉、静脉（动脉）注射，液体分别注入了何处？请用组织学术语回答。

（本章编者：姚明媛　谢有能　戴国雄）

第三章　运动系统

运动系统由骨、骨连结和骨骼肌组成。全身各骨由骨连结连成人体支架，名**骨骼**（图3－1）。骨骼肌附着于骨的表面，跨越关节，收缩时牵动骨产生运动。运动系统具有支持、保护、运动、产热和造血等功能。

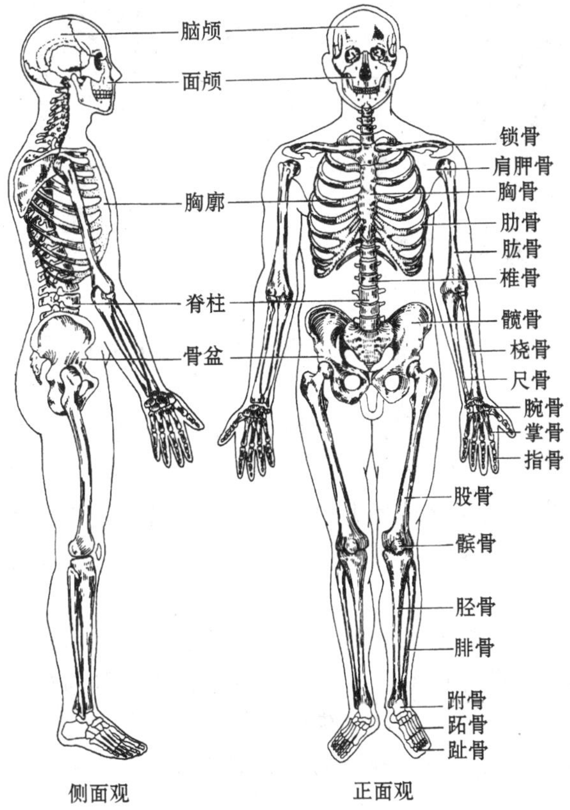

图3－1　骨骼

第一节　骨及骨连结

一、概述

（一）骨

成人的骨有206块。按分布部位可分为颅骨、躯干骨和四肢骨。每一块骨都有一定的形态结构，并有血管、神经分布，故每块骨都是一个器官。

1. 骨的形态　全身各骨的形态多样，通常分为长骨、短骨、扁骨和不规则骨4类。长骨为长管状，中间部分称**骨干**，其内的空腔称**髓腔**，内有骨髓。长骨的两端稍膨大，有光滑的关节面。长骨主要分布于四肢，如肱骨和掌骨等。短骨较短小，近似立方形，如腕骨和跗骨等。扁骨多呈板状，主要参与构成颅腔、胸腔和骨盆腔的壁，如顶骨和胸骨等。不规则骨形态不规则，如椎骨和颞骨等。

2. 骨的结构　骨由骨质、骨膜和骨髓构成（图3－2），并有丰富的血管和神经。

（1）**骨质**：是构成骨的主要成分，分为骨密质和骨松质两种。**骨密质**致密而坚硬，能承受较大的外力，位于骨的表层。长骨的骨干处骨密质特别厚。**骨松质**结构疏松，由片状的**骨小梁**交织排列成海绵状，分布于骨的内部。但长骨的骨干处较少，甚至没有骨松质。骨小梁间的空隙亦称髓腔。骨小梁的排列方向与骨所承受的压力和相应的张力方向一致。

（2）**骨膜**：是一层薄而坚韧的致密结缔组织膜，覆盖于除关节面以外的骨的表面。骨膜含有造骨细胞、丰富的血管、淋巴管和神经，对骨的营养、生长和损伤后的修复有非常重要的作用。

（3）**骨髓**：充填在骨髓腔内，分红骨髓和黄骨髓两种。**红骨髓**主要由网状组织以及充满于其中的不同发育阶段的血细胞构成，呈深红色，是人体重要的造血场所。胎儿和婴幼儿的骨髓都是红骨髓。大约从6岁开始，长骨内的红骨髓逐渐被脂肪组织代替，变成**黄骨髓**，从而失去造血功能，但短骨、扁骨和不规则骨内的红骨髓终身存在。急性失血和患贫血症时，黄骨髓可转变为红骨髓，恢复造血功能。

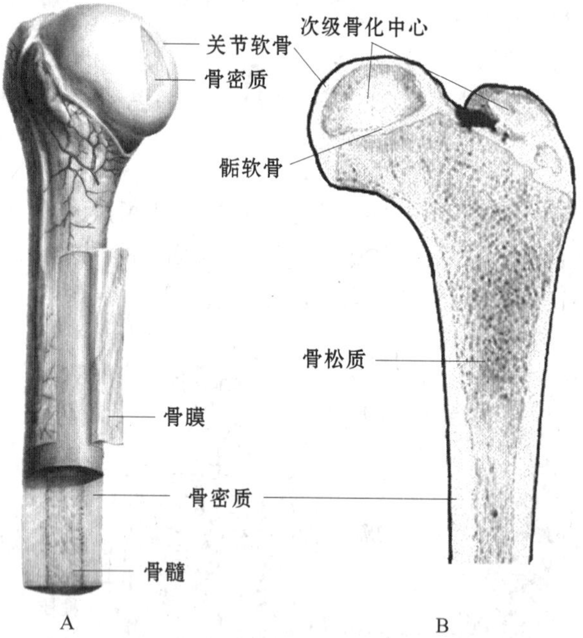

图3－2　长骨的结构

3. 骨的物理特性和化学成分　成人的骨十分坚硬而又有一定的弹性和韧性，这取决于它的化学成分。骨的无机成分主要是钙盐，如磷酸钙、碳酸钙等，使骨具有硬度但性脆；有机物主要是骨胶原纤维，使骨具有韧性和弹性。骨的化学成分随着人的年龄变化而有所不同。青、壮年的骨，有机物约占骨重的1/3，无机物约占2/3。幼、少儿的骨，有机物的含量相对较多，故韧性较大，不易骨折，但会因钙盐摄入过少或受不良的坐、立姿势影响而导致骨弯曲变形。老年人的骨，无机物的含量较多，故骨的脆性较大，受外力撞击或跌倒时容易骨折。

4. 骨的发生和生长　骨组织和其他结缔组织一样，源自中胚层细胞，该细胞转变为**成骨细胞**而造出骨质。在骨出现之前，胎儿体内已先由造软骨细胞造出一副与成体骨的位置、外形相似的软骨雏形，成骨细胞再陆续把这些雏形转变为骨，这种方式称**软骨内成骨**。但有极少数骨如颅盖骨不经软骨阶段，直接由成骨细胞造出，这种方式称**膜内成骨**。

到婴儿出生时，多数软骨雏形的主干部分或主要部分都已变成骨组织，这部分骨质由**初级骨化中心**产生。位于软骨两端或边缘的**次级骨化中心**多数在出生后才陆续出现，有的每端不止一个。次级骨化中心形成的骨称**骨骺**。长骨骨骺的端面终身保留一层软骨，即关节软骨。骨干与骨骺之间的软骨称**骺软骨**，它不断增宽变厚，而在它的干、骺两侧面不断进行骨化，骨就不断变长变宽。骺软骨到一定年龄即完全骨化而消失，人就不能再长高了。骨的增粗则靠骨膜的膜内成骨。

骨在成长期和成年期中，成骨和破骨两个过程总是相伴进行的。破骨由破骨细胞执行，使骨髓腔随着骨的增粗而增宽，使方向杂乱的骨小梁按作用力的方向调整，排列成压力线和张力线，以适应机能的需要。

骨折的愈合过程是骨发生过程的重现。两折端间的血痂内先出现软骨，再重现软骨内成骨，形成骨松质。两折端的骨膜增生，覆盖于血痂表面，重现膜内成骨，形成骨密质。当血痂转变为疏松的骨痂后，就应该在骨痂不会受到扭折应力的前提下尽早进行其两侧的关节活动，进而逐渐负重，以促进骨小梁按机能需要重建压力线和张力线，否则卧床时形成的骨小梁不能适应离床后的活动，可能再次发生骨折。

（二）骨连结

骨与骨之间连结的结构称**骨连结**，分直接连结和间接连结两类。前者执行稳固支持和保护的机能，后者执行灵活运动的机能。

1. 直接连结　为相邻的骨与骨之间借致密结缔组织、软骨或骨直接相连，其间没有腔隙。直接连结活动度小或不能活动，如颅骨之间的**缝**、椎骨之间的椎间盘等。

2. 间接连结　又称滑膜关节或简称**关节**。相邻的骨与骨之间借致密结缔组织构成的关节囊相连，相对的骨面之间具有腔隙，腔内含少量滑液。间接连结的活动度较大。

（1）关节的基本结构：包括关节面、关节囊和关节腔三部分（图 3－3）。

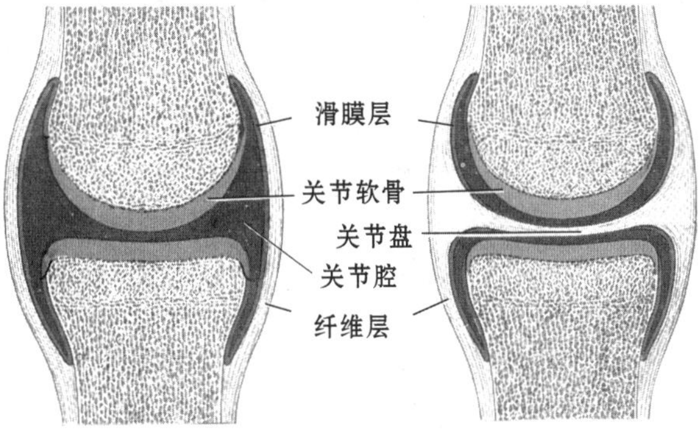

图 3－3　滑膜关节的基本结构

关节面是构成关节的各骨之间的邻接面，凸面称关节头，凹面称关节窝，面上覆盖一层**关节软骨**。关节软骨具有弹性，表面光滑，运动时可减轻关节面之间的摩擦和冲击。

关节囊为膜性囊状结构，分内、外两层。外层为**纤维层**，由致密结缔组织构成，厚而坚韧，附着于关节面附近的骨面上，并与骨膜相延续。内层为**滑膜层**，薄而柔软，能分泌滑液，润滑关节。

关节腔是关节囊与关节软骨共同围成的潜在性密闭腔隙。腔内为负压，有少量滑液，使关节面之间接触密切，增加关节的稳固性。

（2）关节的辅助结构：关节除基本结构以外，还有**韧带**、**关节盘**和**关节半月板**等辅助结构。韧带是位于关节囊周围或关节囊内的致密结缔组织束，可增强关节的稳固性。关节盘和关节半月板由软骨构成，位于两关节面之间，使相邻关节面的曲度更相适应，可增强关节的稳固性和灵活性。

（3）关节的运动：在骨骼肌的牵引下，关节主要可做下列几种形式的运动：①屈与伸：围绕冠状轴，两骨之间角度减小的动作为屈，反之为伸。②内收与外展：围绕矢状轴，骨向正中矢状面靠拢的动作为内收，反之为外展。③旋内与旋外：围绕垂直轴，骨的前面转向内侧的动作为旋内，反之为旋外。④环转：骨的近侧端在原位转动，远侧端做圆周运动。

二、躯干骨及其连结

躯干骨包括椎骨、骶骨、尾骨、胸骨和肋骨，并由骨连结连成脊柱和胸廓。

（一）脊柱

脊柱位于颈后区和背的正中，由 24 块**椎骨**（**颈椎** 7 块、**胸椎** 12 块、**腰椎** 5

块）、1 块**骶骨**和 1 块**尾骨**连结而成。大多数椎骨的前部呈扁圆柱状称**椎体**，其后方连结半环形的**椎弓**。自椎弓向上、下、左、右及后方共伸出 7 个突起，伸向后方的突起称**棘突**，向两侧的名横突，向上、下的名**上、下关节突**。椎体与椎弓围成**椎孔**，全部椎孔相连即成**椎管**，管内容纳脊髓。在椎管两侧壁，各有一列由上、下相邻椎骨的椎弓根部围成的**椎间孔**，是脊神经和血管的通路。

1. 椎骨的特征（图 3－4） 颈椎横突有动脉穿过故有孔，名横突孔。因头部运动，第 1、2 颈椎特化为**环椎**及**枢椎**（图 3－5）。胸椎与肋骨相连，其椎体的侧面和横突尖端均有关节面。骶骨（图 3－6）由 5 个骶椎连成，第 1 骶椎体上面前缘突出名**骶岬**，各棘突融合总名**骶中嵴**，第 5 骶椎下关节突名**骶角**。后两者为褥疮好发部位。

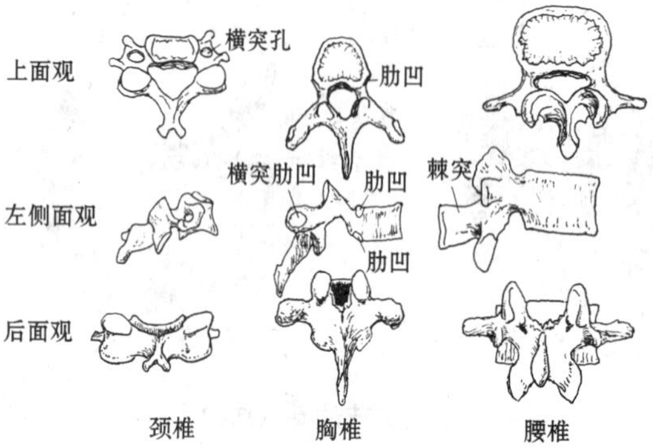

图 3－4 椎骨特征

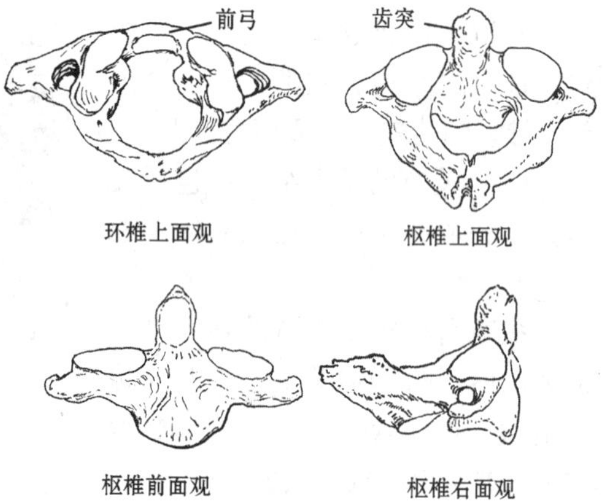

图 3－5 环椎和枢椎

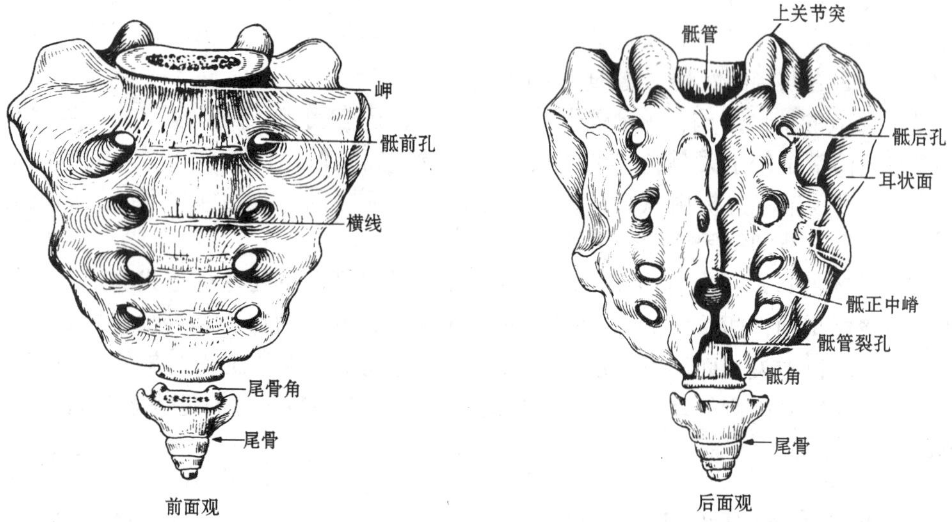

图 3－6 骶骨和尾骨

2. 脊柱的连结（图 3－7） 包括椎间盘、关节和韧带。**椎间盘**是连结两椎体的纤维软骨板，共24块，由**纤维环**和**髓核**构成。若纤维环劳损破裂，髓核向椎管或椎间孔突出时可压迫脊髓或神经根。关节包括24对**椎间关节**和位于环椎与颅骨间的**环枕关节**。韧带有长、短两种，长韧带有连结脊柱前面的**前纵韧带**、椎体后面的**后纵韧带**。短韧带有连结椎弓的**黄韧带**等。

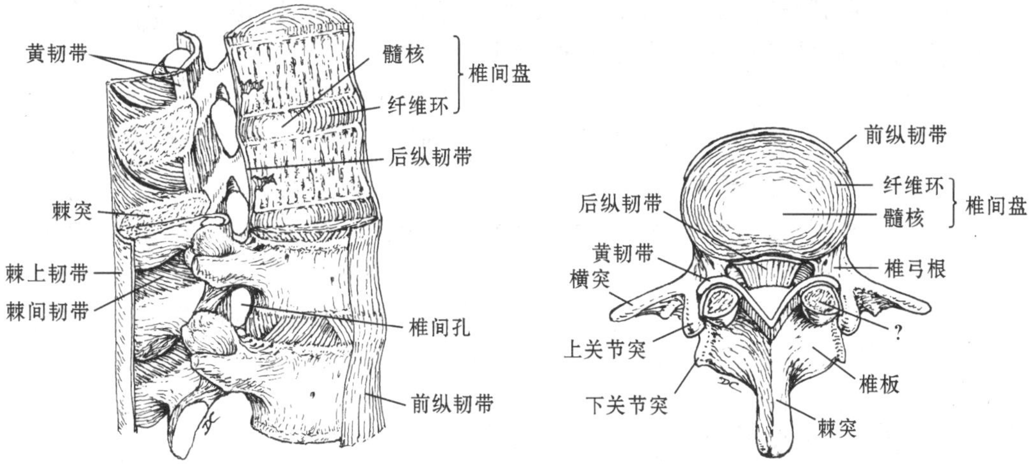

脊柱（$L_2 \sim L_5$ 右侧面观，$L_2 \sim L_3$ 正中矢切，经 L_3 椎间盘和棘突作水平切）

第4腰椎（上后面观，经 L_3 椎间盘水平切）

图3－7　脊柱连结

3. 脊柱的弯曲　从前面观察脊柱，可见椎体自颈椎向腰椎逐渐增大，骶骨的下部和尾骨又显著变小，这与脊柱所承受的重力变化有关。从侧面观察脊柱，可见自上而下有4个生理性弯曲：颈曲、胸曲、腰曲和骶曲。颈曲和腰曲凸向前，胸曲和骶曲凸向后。这些弯曲增加了脊柱的弹性，在行走、跑、跳时，可减轻对脑和其他器官的震荡。

4. 脊柱的运动　脊柱能做前屈、后伸、侧屈和旋转运动。脊柱参与构成胸腔、腹腔和骨盆腔的后壁，所以，脊柱还有支持人体重量、保护体内器官等功能。

（二）胸廓

胸廓（图3－8）由12块胸椎、12对肋和1块胸骨连结而成。胸廓近似鸟笼，前后扁，上窄下宽。

胸骨位于胸廓前部正中，为长形扁骨，自上而下分为**胸骨柄**、**胸骨体**和**剑突**三部分。胸骨柄的上缘微凹，称**颈静脉切迹**。胸骨柄与胸骨体连结处向前微突，称**胸骨角**，

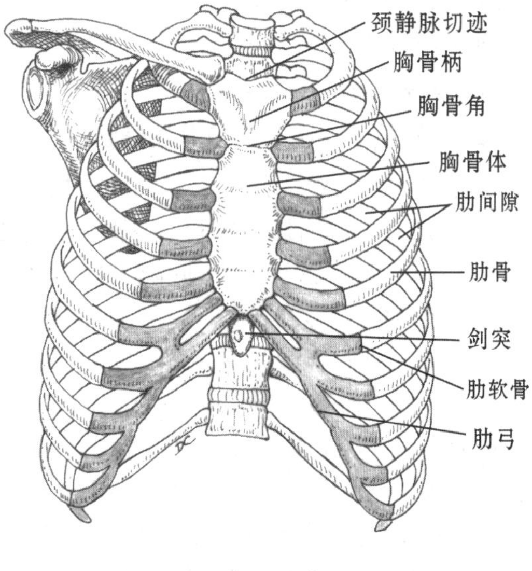

图3－8　胸廓

其两侧连于第 2 肋，是计数肋与肋间隙序数的重要标志。

肋呈弓形，包括**肋骨**和其前端的**肋软骨**两部分。第 1 ~ 7 肋的肋软骨前端分别与胸骨相连结；第 8 ~ 10 肋的肋软骨前端依次与上位肋软骨相连结，共同构成一条连续的软骨弓，称**肋弓**。肋弓是触诊肝、胆、脾是否肿大的依据标志。第 11、12 肋的前端游离于腹肌内。肋的后端与胸椎相连结。上、下相邻两肋之间的空隙称**肋间隙**，被肋间内肌、肋间外肌等封闭。胸膜腔积液时，可经肋间隙进行穿刺。

胸廓有上、下口。上口较小，有气管、食管和大血管等通过。下口较大，被膈肌封闭。胸廓具有支持和保护胸腔内和腹腔上部重要器官以及参与呼吸运动等功能。

（三）躯干主要的体表标志

1. 后面　第 7 颈椎棘突（为项部第一个高起的骨突，向下可陆续触摸计数各椎棘突）、骶中嵴及骶角。

2. 前面　颈静脉切迹、胸骨角、肋弓、第 6 颈椎横突。第 6 颈椎横突位于环状软骨平面，其前方有颈总动脉上行，可作压迫止血点。

三、颅骨及其连结

颅骨共有 23 块（不包括 3 对听小骨），互相连结成颅（图 3 - 9）。

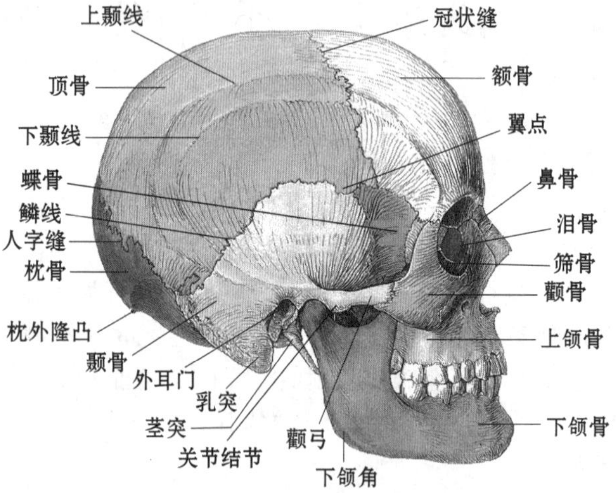

图 3 - 9　颅（侧面观）

（一）颅的构成

颅可分为脑颅和面颅，脑颅占据颅的后上部，由 8 块颅骨构成，有**额骨、筛骨、蝶骨、枕骨**各 1 块，**顶骨**和**颞骨**各 2 块。它们围成**颅腔**，容纳脑。面颅占据颅的前下部，由 15 块颅骨构成，重要的有**下颌骨**和**舌骨**各 1 块，**上颌骨、鼻骨**和**颧骨**各 2 块。它们构成面部的支架。

（二）颅盖、颅底、眶和骨性鼻腔

1. 颅盖　为颅腔的顶，呈穹隆状。构成颅盖的骨由前向后依次为额骨、顶骨、枕骨以及两侧下部的颞骨，各骨由颅缝紧密连结。新生儿的颅盖骨化尚未完全，骨与骨之间有被结缔组织膜所封闭的间隙，称为**颅囟**。其中最大的一个颅囟位于额骨与顶骨之间，称为**前囟**（图 3 - 10），呈菱形，约 1 岁半左右闭合（骨化）。

2. 颅底　颅底内外面（图 3 - 11）高低不平，其前部为额骨和筛骨；中部为蝶骨和颞骨；后部为枕骨，其中央有**枕骨大孔**，颅腔经此孔与椎管相通。颅底内面从前向后分别为依次加深的**颅前窝**、**颅中窝**和**颅后窝**，窝中部凹陷称**垂体窝**，容纳垂体。颅底有许多沟、裂、管、孔，为血管、神经出入颅腔的通路。

3. 眶　**眶**为面颅上部一对四棱锥形的腔，容纳视器。眶尖朝向后内方，有视神经孔通入，眶口朝向前外方（图 3 - 12）。

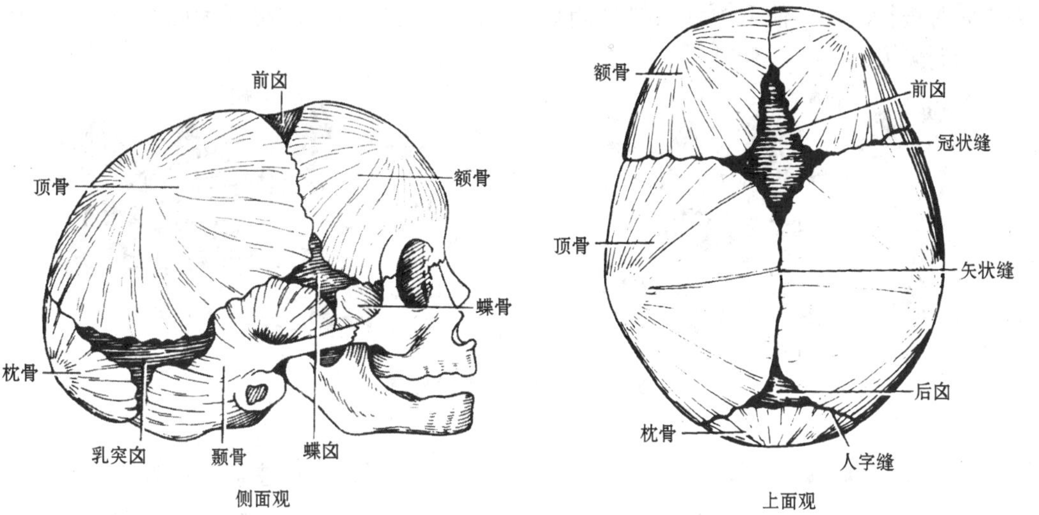

图 3－10　新生儿颅

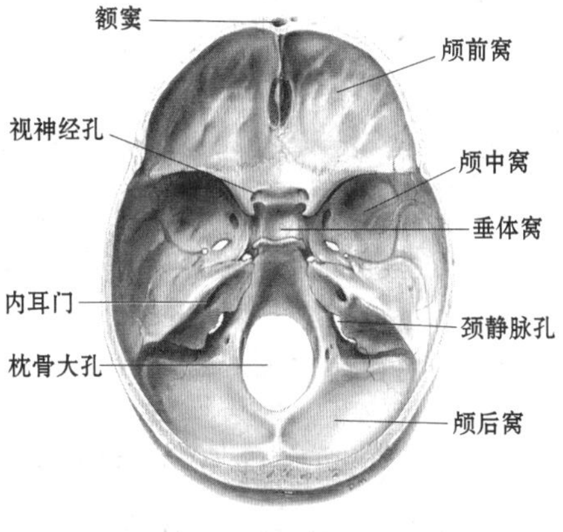

图 3－11　颅底（内面观）

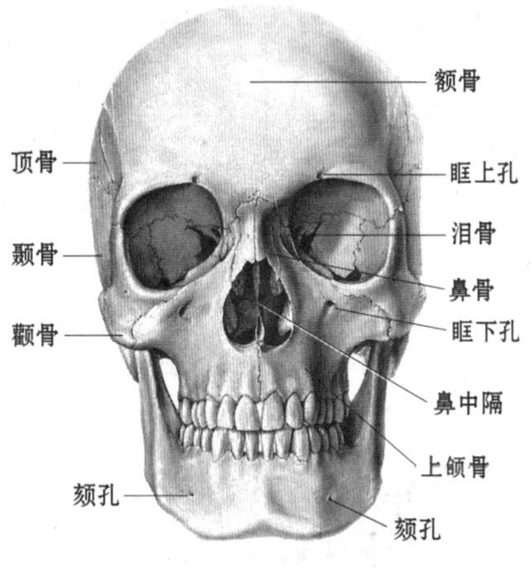

图 3－12　颅（前面观）

4. 骨性鼻腔　**骨性鼻腔**位于面颅中央，上与颅腔相邻，下与口腔相隔，两侧邻筛窦和上颌窦，后方有鼻后孔通咽。骨性鼻腔中间有一矢状位的**骨鼻中隔**将其分为左、右两半。骨性鼻腔外侧壁上有 3 片向下弯曲的骨片，分别称**上鼻甲**、**中鼻甲**和**下鼻甲**。各鼻甲与侧壁之间的沟道，相应地称为**上鼻道**、**中鼻道**和**下鼻道**。在鼻腔周围的颅骨内有一些与鼻腔相通的含气空腔，总称为鼻旁窦。鼻旁窦共有 4 对，它们是**额窦**、**上颌窦**、**筛窦**和**蝶窦**。额窦和筛窦开口向下，蝶窦开口向前，上颌窦开口向内。窦内积脓需要引流或需向窦内注入药液时应取不同的头位（图 3－13，图 3－14）。

（三）颅骨的连结

颅骨之间多数以薄层结缔组织相连，名颅缝，额骨与顶骨间名冠状缝，顶骨之间名矢状缝。颅底个别地方以软骨直接相连，仅颞骨与下颌骨间为关节，名**颞下颌关节**

（图 3－15）。关节窝在矢状位切面上呈“S”形，关节囊内有关节盘。两侧颞下颌关节必须同时进行运动，使下颌骨上提（闭口）、下降（张口）、前移（大张口时）、后退回位和向侧方移动（一侧前移）。

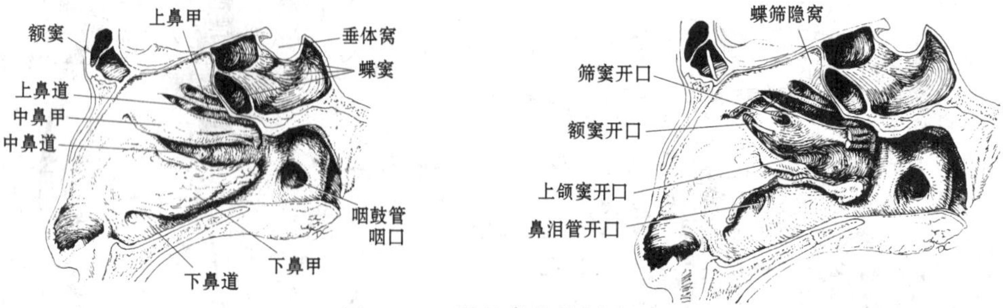

图 3－13　骨性鼻腔外侧壁

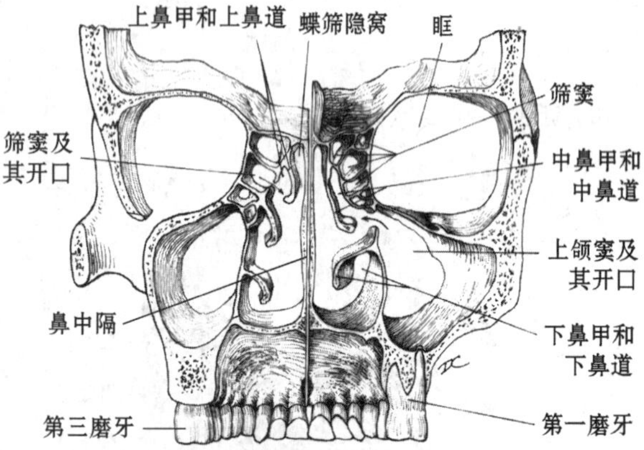

图 3－14　颅（冠状切面观）

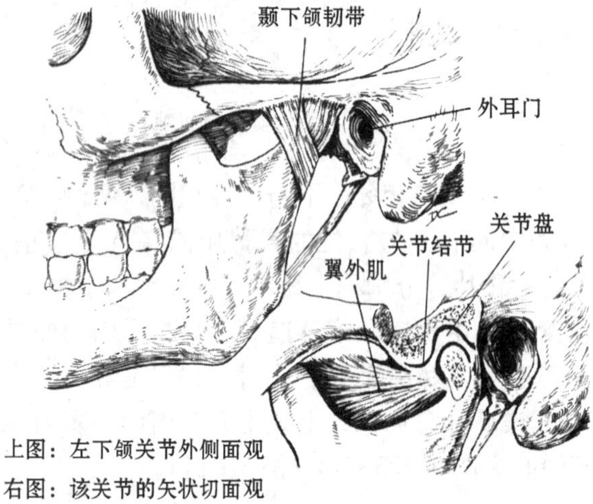

图 3－15　颞下颌关节

（四）颅主要的体表标志

（1）颅前面有：**眶上切迹或眶上孔、眶下孔、颏孔**（图 3－12），三者位置近乎在一条垂线上，均为神经穿过处，可作神经按摩。

（2）颅侧面有：**颧弓、乳突、外耳门、下颌角、翼点**。后者位于额、顶、蝶、颞骨交汇处（图 3－9），骨质薄，有脑膜中动脉分支从内面经过，受打击时易破裂造成颅内血肿。

（3）颅后面有：**枕外隆凸**。

四、四肢骨及其连结

（一）上肢骨及其连结

人的上肢是灵活劳作的器官，所以上肢骨比下肢骨细小，且活动灵活。

1. 上肢骨　每侧各有 32 块。

（1）锁骨和肩胛骨（图 3－16）：**锁骨**：略呈倒置 90°的“S”形，横于颈、胸交界处，在颈根部体表可触及。锁骨的内侧端与胸骨柄构成关节，外侧端与肩胛骨构成关节。**肩胛骨**呈倒三角形，贴近胸廓后面的外上部。肩胛骨外上角有浅窝状的关节面，称**关节盂**；背侧面偏上有一高嵴斜向外上，称**肩胛冈**；冈外侧端扁平，叫**肩峰**。肩胛骨下角平第7肋。

(2) **肱骨**：是位于臂部的长骨，上端有呈半球形的肱骨头，有关节面朝向内上，外侧骨突名**大结节**（图3-17）。肱骨头下变细，称外科颈，此处易骨折。下端有关节面分别与桡骨和尺骨构成关节，内、外侧的骨突分别叫**内、外上髁**。

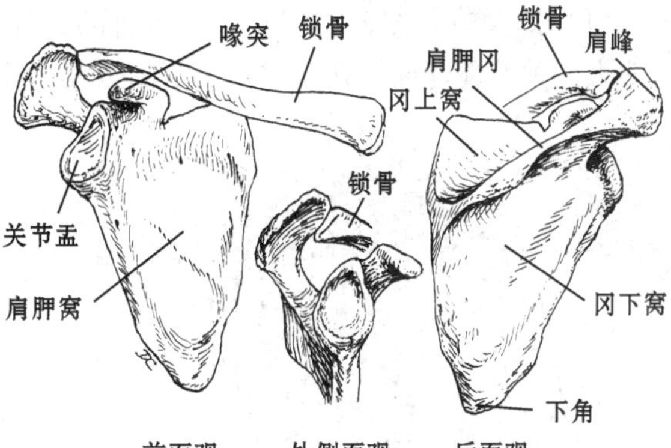

图3-16　锁骨和肩胛骨

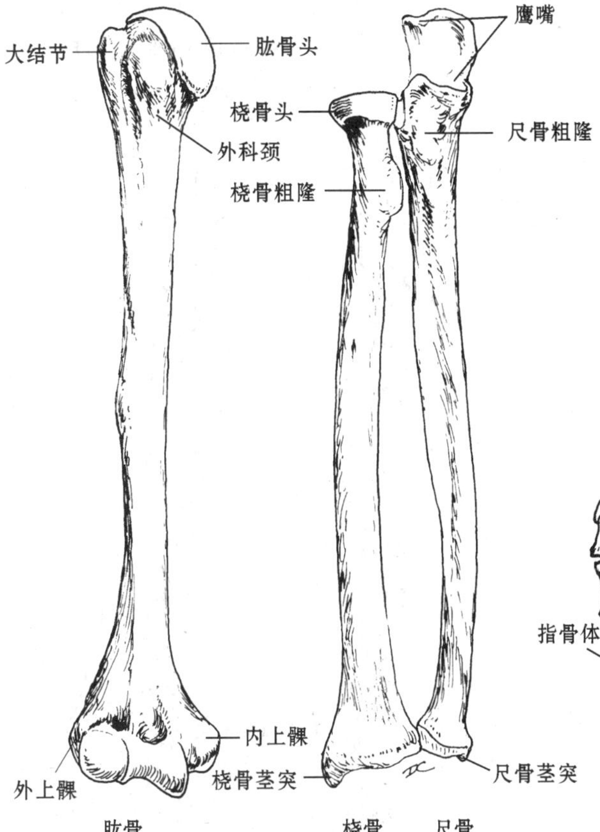

图3-17　肱骨、桡骨和尺骨（前面观）

(3) **尺骨**和**桡骨**：是位于前臂的两块长骨。尺骨位于内侧，桡骨位于外侧。尺骨上端后突名**鹰嘴**，全长于皮下可摸，下端名尺骨头。桡骨上端名桡骨头，下端外侧有**桡骨茎突**。桡骨头和尺骨头均有环状关节面。

(4) 手骨（图3-18）：包括**腕骨**、**掌骨**和**指骨**。腕骨8块，排成近侧、远侧两列。掌骨5块。指骨14块，其中拇指2块，其余4指各有3块，分别名近节、中节、远节。

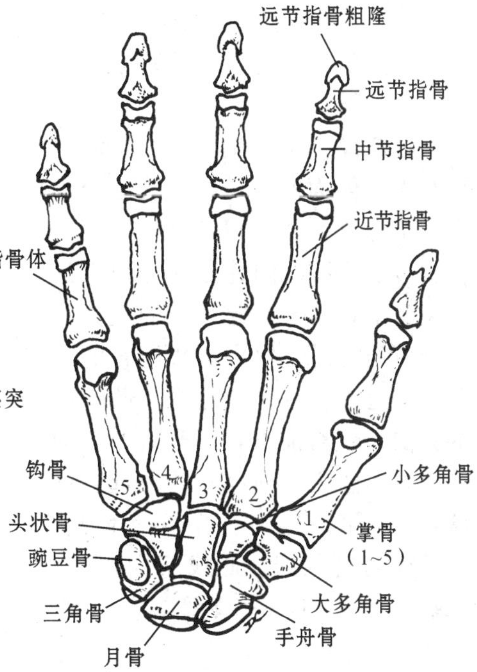

图3-18　手骨（掌面观）

2. 上肢骨的连结　上肢主要的关节有：

（1）**肩关节**（图 3－19）：由肩胛骨的关节盂与肱骨头构成。因关节盂小而浅，肱骨头大，关节囊薄而松弛，故肩关节的运动幅度大，可做屈、伸、内收、外展、旋内、旋外及环转运动。肩关节是全身运动最灵活的关节。

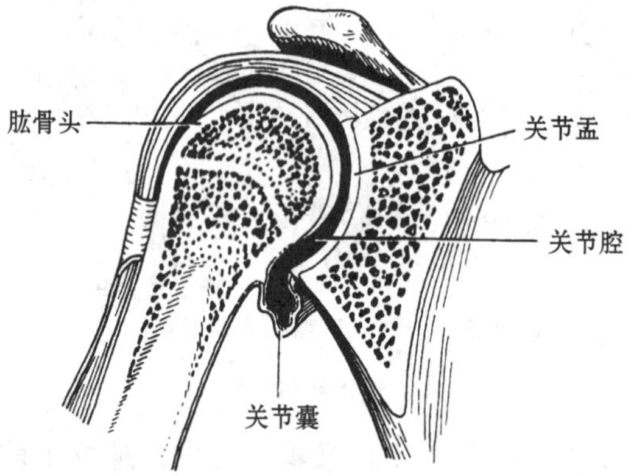

图 3－19　肩关节（冠状切面观）

（2）**肘关节**：由肱骨下端与尺、桡两骨的上端构成，可做屈、伸运动。

（3）前臂骨间连结（图 3－20）：包括桡尺近侧关节、桡尺远侧关节和桡尺骨间膜，可容许桡骨远端围绕尺骨远端旋转。桡骨下段旋至尺骨之前叫**旋前**，反之叫**旋后**。

（4）桡腕关节：又称**腕关节**，由桡骨下端与 3 块近侧列腕骨构成，可做屈、伸、内收、外展及环转运动。

3. 上肢主要的体表标志　肩胛冈、肩峰、肩胛骨下角、锁骨全长、肱骨大结节、肱骨内上髁、肱骨外上髁、尺骨鹰嘴、桡骨茎突。

（二）下肢骨及其连结

人的下肢是支持体重和行走的器官，故下肢骨粗壮，骨连结稳固。

1. 下肢骨　每侧各有 31 块。

（1）**髋骨**（图 3－21）：位于盆部，由**髂骨**、**耻骨**和**坐骨**融合而成。在髋骨外侧面的中份，三骨会合处有一个深窝，称**髋臼**。髋臼前下有卵圆形的**闭孔**。闭孔后外方粗大的骨突名**坐骨结节**。此结节的上方有一棘名**坐骨棘**。髂骨构成髋骨的上部，其上缘肥厚，称**髂嵴**。髂嵴前端突出，称**髂前上棘**。髂前上棘的后上方，髂嵴有一向外的突起，称**髂结节**。髂骨上部内面凹陷名髂窝，窝下缘名弓状线，此线弯向前内，末端连于一个骨突名**耻骨结节**。

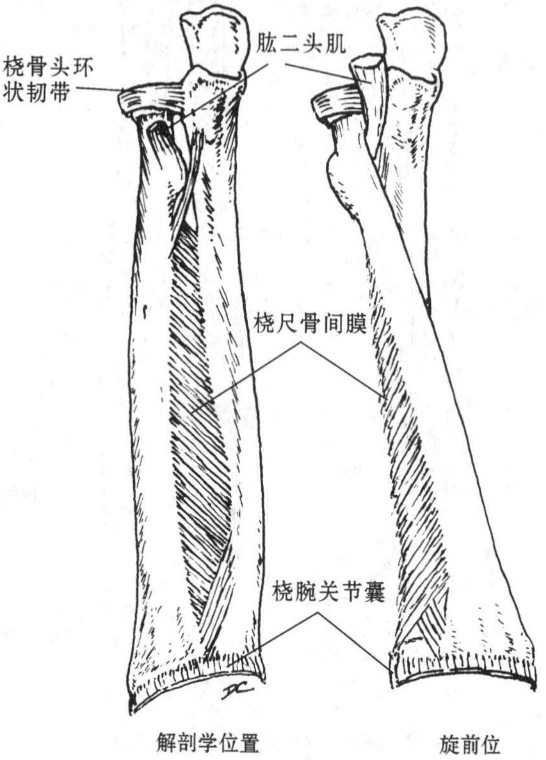

图 3－20　右前臂骨间连结

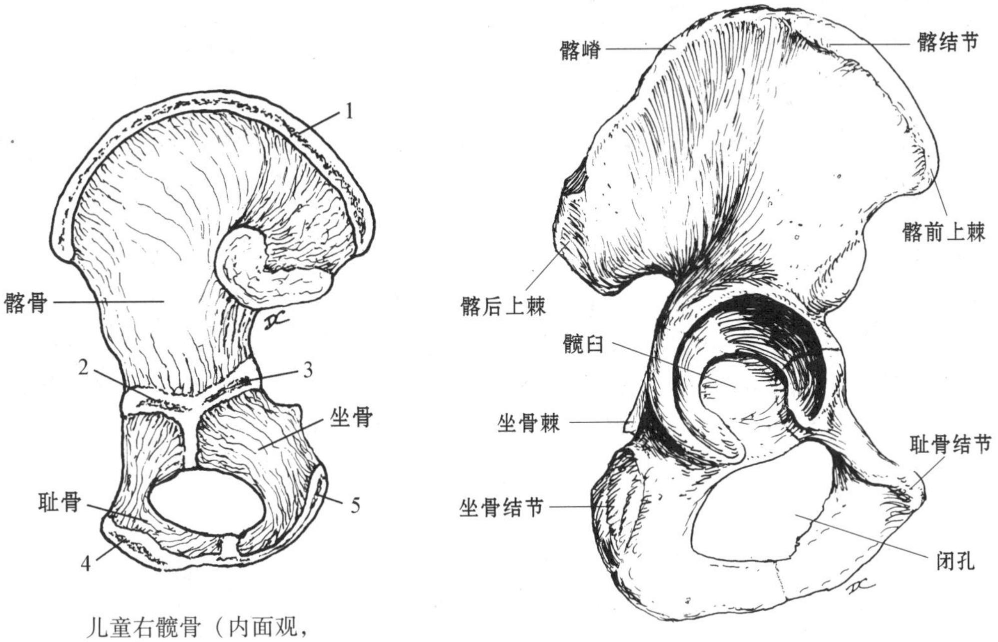

儿童右髋骨（内面观，
自 1 ~5 均为次级骨化中心）

成人右髋骨（外面观）

图 3－21　**右髋骨**

（2）股骨和髌骨（图 3－22）：**股骨**位于股部，是人体最长的骨。股骨上端有球形的**股骨头**，朝向内侧。股骨头下外方较细的部分称**股骨颈**。颈根部外侧的大骨突名**大转子**。股骨干下端膨大带弯曲的关节面，名**内、外侧髁**。**髌骨**位于股骨下端的前方，参与构成膝关节。

（3）胫骨和腓骨（图 3－

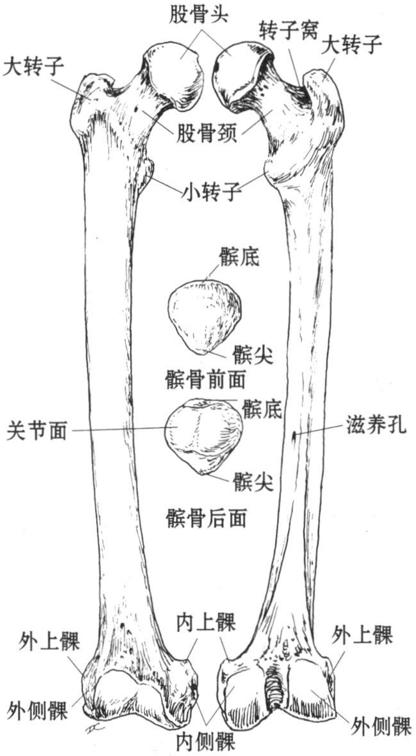

前面观　后面观

图 3－22　**股骨和髌骨**

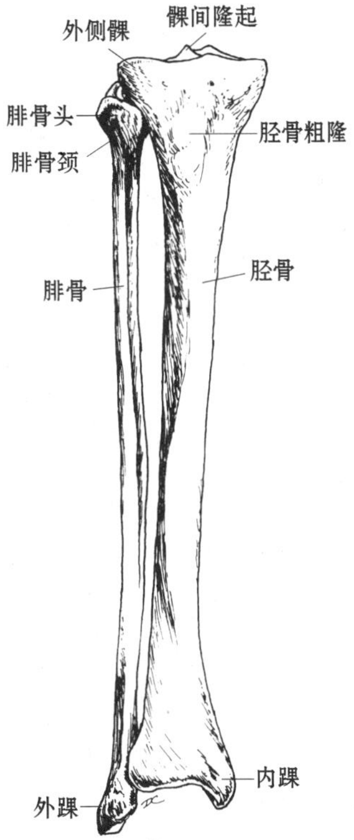

前面观

图 3－23　**胫骨和腓骨**

23)：是位于小腿的两块长骨。**胫骨**位于内侧，较粗，骨干呈三棱柱状。前缘和内侧面均在皮下可摸，前缘上端连至**胫骨粗隆**，下端连至一骨突名**内踝**。**腓骨**位于外侧，较细，上端膨大名**腓骨头**，下端膨大名**外踝**。

（4）足骨（图3－24）：包括跗骨、跖骨和趾骨。**跗骨**7块，其中居后上方的是**距骨**，后下方的是**跟骨**。**跖骨**5块。**趾骨**一般有14块。

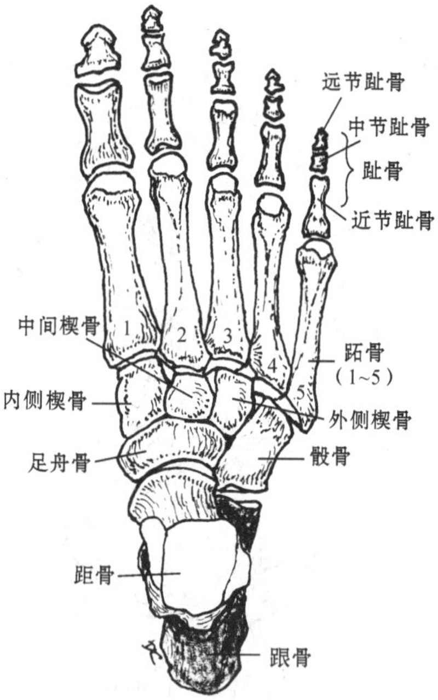

图3－24　足骨（背面观）

2. 下肢骨的连结　下肢主要的骨连结有：

（1）**骨盆**（图3－25）：由骶骨、尾骨与左、右髋骨连结而成，呈环形，具有保护骨盆腔内的器官和传递重力等功能。左、右髋骨与骶骨之间有**骶髂关节**，左、右耻骨之间的软骨连结名**耻骨联合**。骨盆可分为上部较宽阔的大骨盆和下部的小骨盆。小骨盆**上口**由骶岬、弓状线、耻骨联合上缘围成。**下口**由尾骨、**骶结节韧带**、坐骨结节、耻骨和耻骨联合围成。小骨盆的内腔称骨盆腔，容纳消化、泌尿和生殖系统的部分器官，又是胎儿娩出的产道（图3－25，图3－26）。

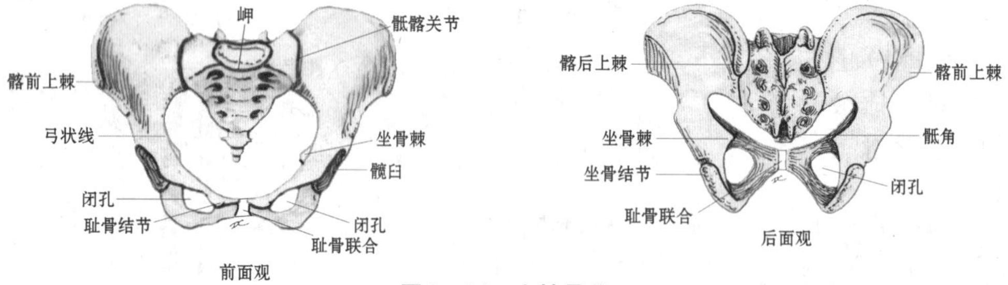

图3－25　女性骨盆

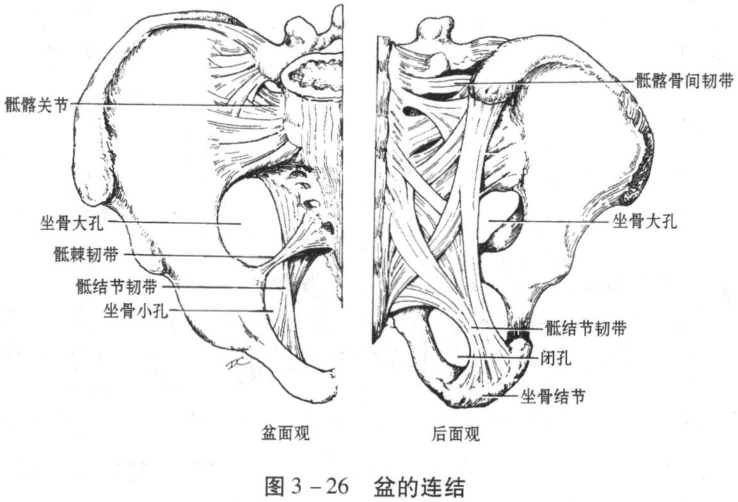

图3－26　盆的连结

（2）**髋关节**（图3－27）：由髋臼和股骨头构成。髋臼较深，股骨头大部分陷入髋臼内。股骨颈大部分被坚厚的关节囊包裹。关节囊内有**股骨头韧带**，是引导血管营养股骨头的纤维束。髋关节可做屈、伸、内收、外展、旋内、旋外及环转运动，但运动幅度比肩关节小。

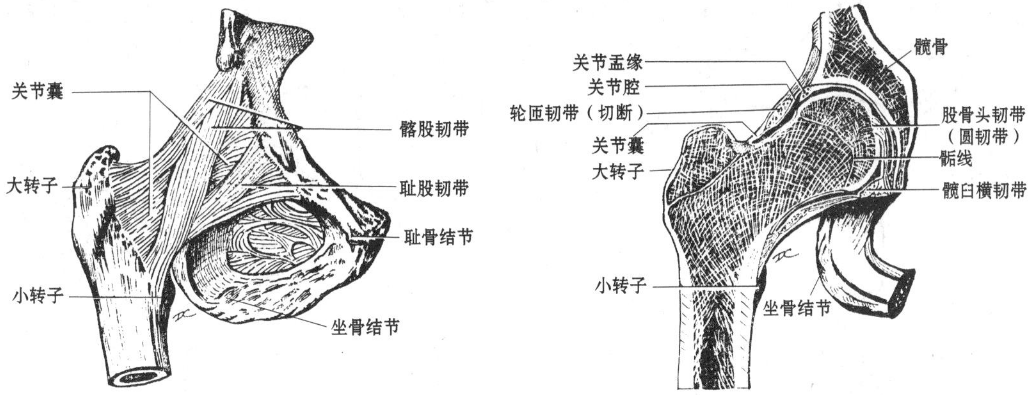

前面观　　冠状切面观

图3－27　髋关节

（3）**膝关节**（图3－28）：由股骨下端、胫骨上端和髌骨构成，是全身最大的关节。关节囊内有**前、后交叉韧带**和**内、外侧半月板**，增强了膝关节的稳固性。膝关节可做屈、伸运动，屈位时可做内、外旋。

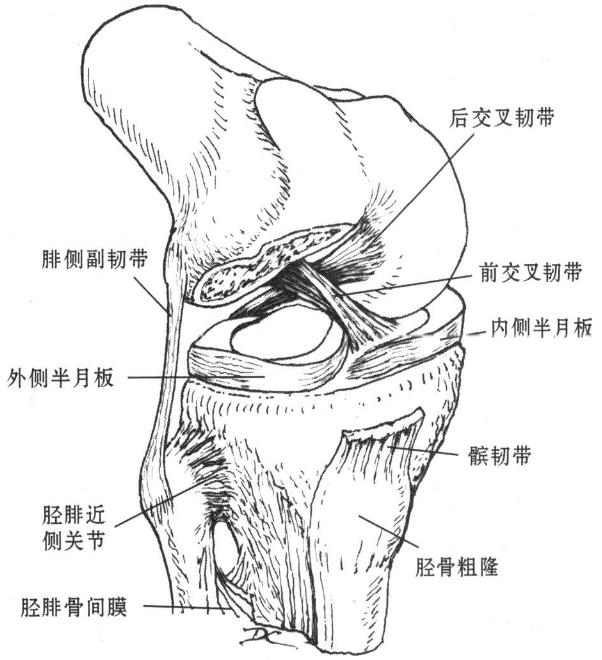

图3－28　右膝关节（前外侧面观，切去股骨外侧髁）

（4）**踝关节**：又名距小腿关节，由胫骨下端、腓骨下端和距骨构成。可做足的背伸和跖屈运动，并参与足的内翻和外翻运动。足内侧缘提起，足底朝内为内翻，反之为外翻（图3－29）。

（5）**足弓**：足骨排列紧密，在纵横方向都形成凸向上的弓形（图3－30），骨间多为平面关节，由韧带和肌腱维持其曲度。足弓是防止足底血管神经受压的弹性装置，跑跳时可缓冲反作用力，保护机体。若过度负重、骨折、韧带劳损，足弓可能塌陷，形成扁平足，压迫神经血管，影响机能。

3. 下肢主要的体表标志　髂前上棘、髂嵴、髂结节、坐骨结节、坐骨棘、耻骨结节、股骨大转子、胫骨粗隆、腓骨头、内踝、外踝。

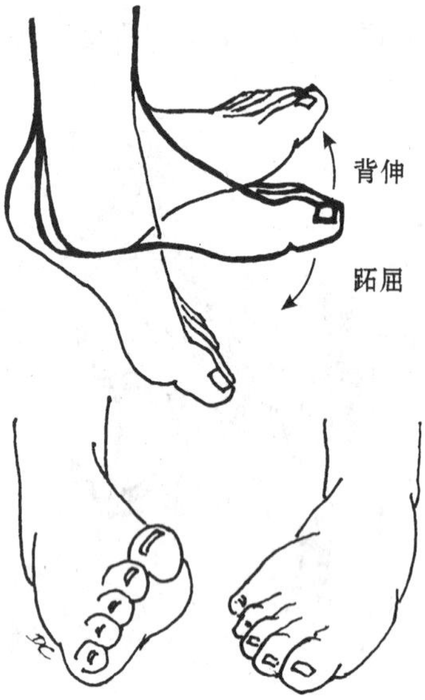

图 3－29　足运动

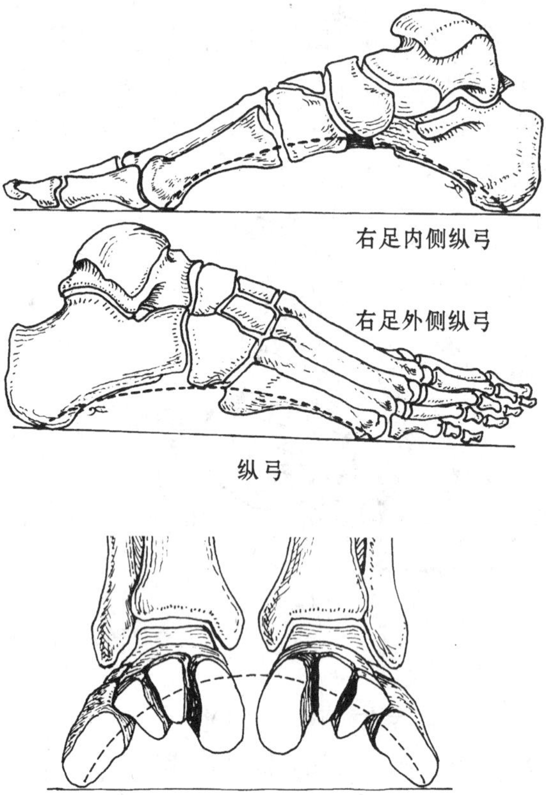

图 3－30　足弓

（本节编者：毛立新　林泽湘　林伟贞）

第二节　骨骼肌

一、概述

骨骼肌（图 3－31，图 3－33）约 600 多块，分布很广。每一块肌都有一定的形态结构，并有血管、神经分布，故每块肌都是一个器官。在神经系统的支配下，总有部分肌纤维在轮流收缩，以保持恒定的**肌张力**。昏迷病人肌张力降低，可表现为大、小便失禁，仰卧时舌根后坠，堵塞呼吸道致窒息死亡。神经损伤后，肌张力完全消失，称软瘫。脑的运动通路受损后，因抑制解除，肌张力升高（痉挛性收缩），表现为硬瘫。所以，肌可作为观察神经系统机能状态的一个窗口。

（一）肌的分类

根据肌的形态，肌通常可分为长肌、短肌、扁肌和轮匝肌四种。**长肌**呈梭形或带状，主要分布于四肢，收缩时能产生较大幅度的运动。**短肌**多位于躯干深部，运动幅度小。**扁肌**薄而阔，多分布于躯干浅部，除运动外，还有保护体内器官的作用。**皮肌**起于骨止于皮或起于皮止于皮，收缩时皮肤被拉动，助成表情，又名表情肌。环形的皮肌名**轮匝肌**，环绕于睑裂和口裂周围，收缩时能关闭睑裂和口裂。深部环形的骨骼肌绕于内脏管道的出、入口，起随意括约作用，名**括约肌**，如肛门外括约肌、尿道膜部括约肌、阴道括约肌等。

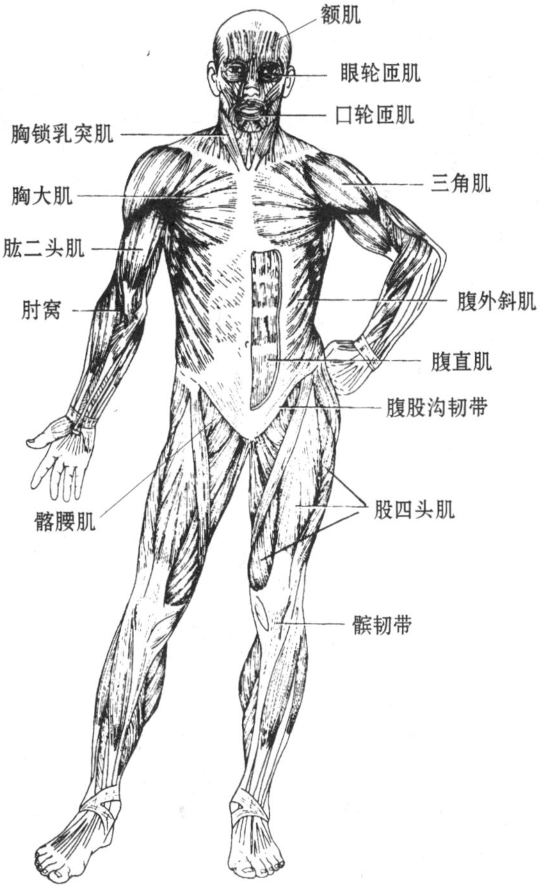

图 3－31　骨骼肌（前面观）

（二）肌的结构

肌由肌腹和腱构成。**肌腹**位于肌的中部，呈红色，质地柔软，由骨骼肌纤维构成。肌腹有收缩功能，是产生力的部分。**腱**位于肌的两端，呈白色，质地坚韧，由致密结缔组织构成，牢固地附着于骨的表面。长肌的腱多呈条索状。扁肌的腱薄而阔，称**腱膜**。腱只起传递力的作用。

（三）肌的起止点和作用

肌附着在两块或两块以上骨的表面，跨越一个或多个关节。肌收缩时牵动它所附着的骨，其中一块骨相对固定，而另一块骨移动。肌在固定骨上的附着点称起点（通常靠近正中矢状面或靠近四肢近侧端），在移动骨上的附着点称止点（通常远离正中矢状面或靠近四肢远侧端）。

（四）肌在关节处的配布

肌以肌组的形式配布在关节运动轴的两侧，两组肌机能上相互拮抗，但也相互协作，体现了矛盾统一的规律。协作表现为两个方面，一是运动时的协作，如伸肘关节时不只伸肌收缩，屈肌也在相应舒张，不过屈肌是在作适度的放松，让肘伸到预想程度，若无屈肌协同，伸就是急骤的、不准确的，临床上称为共济失调，属神经系统病变；二是静止时的协作，两组肌保持均衡的张力，让关节处于正常生理位置，但如果伸肌瘫痪了，屈肌因而失去拮抗，将关节拉向屈位，不久关节将强直，形成屈位畸形，反之亦然，因此对神经受损病人要及早采取预防措施，维持关节于正常位置。

（五）肌的辅助结构

肌的辅助结构包括筋膜、滑膜囊和腱滑膜鞘等。

1. 筋膜　**筋膜**分浅筋膜和深筋膜两种（图 3－32）。

（1）**浅筋膜**：又称皮下组织，位于皮肤深面，由疏松结缔组织构成，内含脂肪、浅静脉、淋巴管和皮神经。浅筋膜有保护深部组织和器官的作用。婴儿血管难找，静脉注射时可将药液滴入大腿内侧的浅筋膜内。

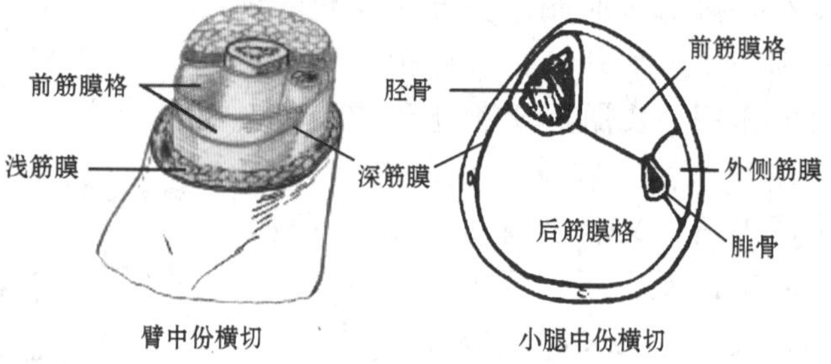

图3－32　筋膜

（2）**深筋膜**：位于浅筋膜的深面，由致密结缔组织构成。深筋膜包裹肌、分隔肌群，除有保护肌的作用外，还可减小收缩时相邻肌的摩擦，便于肌群的活动。

深筋膜包裹肌组和神经血管束，分别形成筋膜鞘。筋膜与肌之间名**筋膜间隙**。化脓感染时脓液可被局限，也可沿间隙或神经血管鞘向远处播散。如果肢体静脉受压，血液回流受阻（包扎过紧、地震时受压等）而动脉继续灌流时，筋膜鞘内组织液将大量渗出，压力升高直至动脉断流，鞘内肌肉神经血管坏死，称筋膜格综合征，应及早处理。

2. **滑膜囊**　为密闭的结缔组织小囊，形扁壁薄，内含滑液。滑膜囊大多位于滑膜关节附近的骨面与肌之间，以减小肌与骨之间的摩擦。

3. **腱滑膜鞘**　为包在长肌腱周围的双层滑膜套管，两层之间含少量滑液。腱滑膜鞘多位于手、足肌长腱与骨面相贴处，在运动时可免除腱与骨面之间的摩擦。

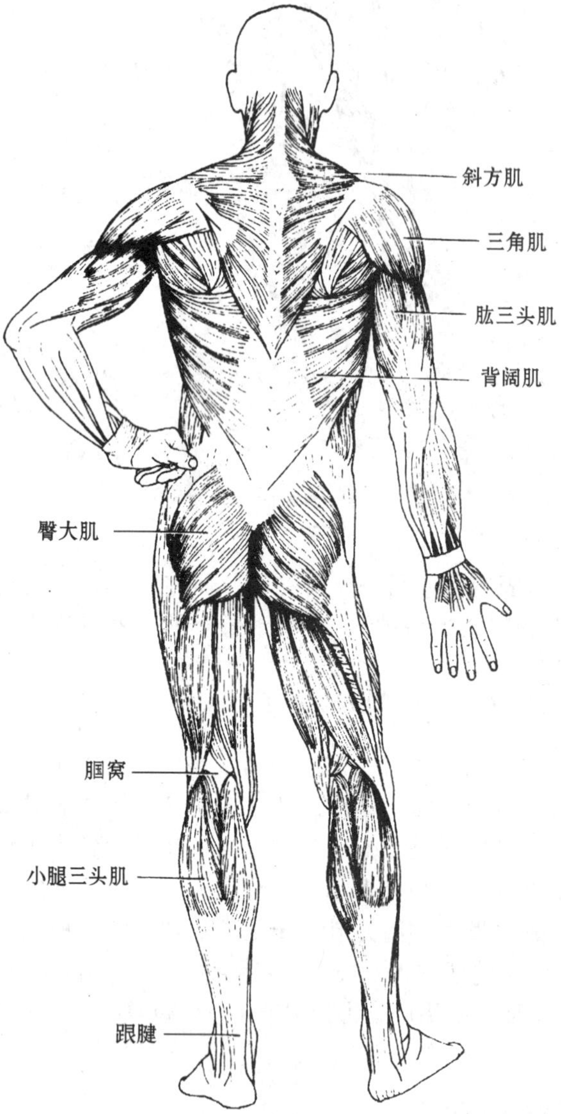

图3－33　骨胳肌（后面观）

二、躯干肌

躯干肌（图3－31，图3－33）分为背肌、颈肌、胸肌、膈、腹肌和会阴肌。

（一）背肌

背肌分浅群和深群。浅群有**斜**

方肌、**背阔肌**等扁肌，深群中最大的是**竖脊肌**。竖脊肌位于棘突两侧，它起自骶骨背侧面和髂嵴后部，向上止于椎骨、肋骨和枕骨。**竖脊肌**收缩，使脊柱后伸和头后仰，对维持人体直立姿势起重要作用。

（二）颈肌

颈肌主要有胸锁乳突肌、舌骨上肌和舌骨下肌。**胸锁乳突肌**呈长带状，斜行于颈部两侧，它起自胸骨柄和锁骨，向后上方止于颞骨的乳突。胸锁乳突肌单侧收缩，使头向同侧倾斜，而面转向对侧；两侧同时收缩，可使头向后仰。

舌骨上肌和舌骨下肌各由数块细小的肌组成，吞咽或歌唱时有使舌骨和喉升降的作用。

（三）胸肌

胸肌主要有胸大肌、肋间肌等。**胸大肌**呈扇形，起自胸廓前壁，止于肱骨。胸大肌可使肩关节内收和旋内；当上肢上举并固定时，可上提躯干。

肋间肌位于各肋间隙内，收缩时可使肋升降，做呼吸运动。

（四）膈（胸腹膈）

膈（图3－34）是呈穹隆形向上隆起的膈肌加上其胸腹两面的深筋膜共同构成，它分隔胸腔和腹腔。膈肌的中央部是腱膜，称**中心腱**；周围部为肌腹，起自胸廓下口。膈有3个裂孔：**主动脉裂孔**、**食管裂孔**和**腔静脉孔**，分别有主动脉、食管和下腔静脉通过。膈肌是重要的呼吸肌，收缩时下降，胸腔扩大，引起吸气；舒张时上升回原位，胸腔缩小，引起呼气。

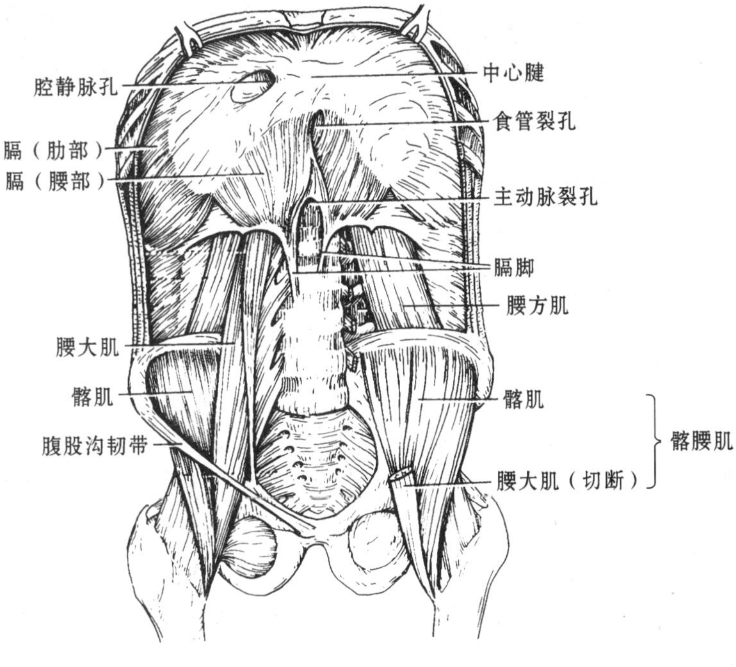

图3－34　膈与腹后壁肌

（五）腹肌

腹肌是构成腹壁的主要成分，包括腹直肌、腹外斜肌、腹内斜肌和腹横肌等。

腹直肌呈带状，位于腹前壁正中线两侧，上部较宽，下部较窄。**腹外斜肌**、**腹内斜肌**和**腹横肌**是位于腹直肌两侧的三层扁肌，由浅入深依次排列。腹外斜肌的前下部是腱膜，腱膜的下缘形成**腹股沟韧带**（图3－34）。**腰方肌**位于腹后壁，起自髂嵴后份，止于第12肋。腹肌具有保护腹腔内器官的作用；它与膈协同收缩，可缩小腹腔，增加腹压，促进排便、呕吐和分娩；还可使脊柱做前屈、侧屈和旋转运动。

（六）会阴肌

会阴肌（图3－35）主要有**肛提肌**和**会阴深横肌**。肛提肌及覆盖其上、下面的筋膜构成**盆膈**；会阴深横肌、尿道括约肌（女性还有阴道括约肌）及覆盖其上、下面的筋膜构成**尿生殖膈**。盆膈封闭骨盆下口的大部分，尿生殖膈位于盆膈的前下方，封闭剩下部分。

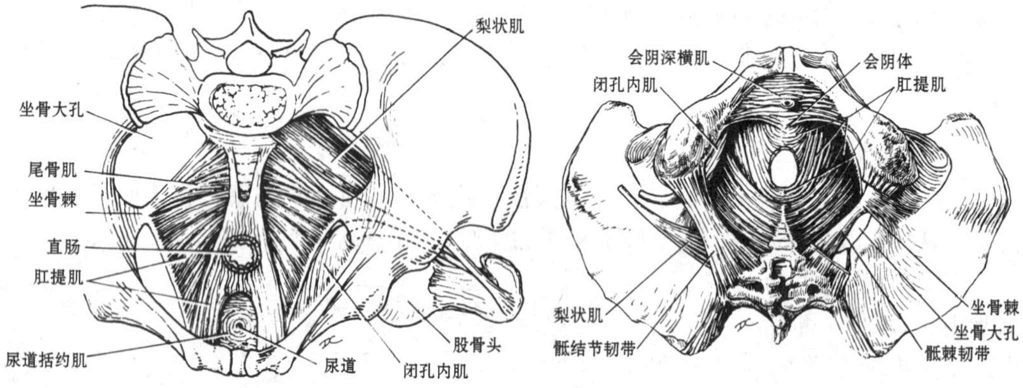

上面观　　下面观

图3－35　会阴肌

三、头肌

头肌（图3－31）包括面肌和咀嚼肌。

（一）面肌

面肌位于面部和颅的皮下，大多起自颅骨，止于皮肤。面肌有**眼轮匝肌**、**口轮匝肌**等，能缩小眼裂、口裂；而放射状排列的口周肌收缩时则扩大口裂。**额肌**收缩使额部皮肤形成皱纹。

（二）咀嚼肌

咀嚼肌包括颞肌和咬肌等，它们均位于颞下颌关节的周围。咀嚼肌的作用是运动颞下颌关节，参与咀嚼运动。

四、上肢肌

上肢肌（图3－31，图3－33）形态比下肢肌细小，与上肢复杂、精细的劳动功能相适应。上肢肌按所在部位分为肩肌、臂肌、前臂肌和手肌。

（一）肩肌

肩肌分布在肩关节周围，主要是**三角肌**。三角肌呈三角形，起于肩胛骨和锁骨，止于肱骨，从前、后、外侧三面包绕肩关节，主要作用是使臂外展。三角肌是肌肉注射的常选部位。

（二）臂肌

臂肌分布在肱骨周围，可分前群和后群。前群肌主要是肱二头肌。**肱二头肌**位于臂前部浅层，跨越肩关节和肘关节的前方，止于桡骨，主要作用是屈肘关节。后群肌主要是**肱三头肌**，止于尺骨鹰嘴，主要作用是伸肘关节。

（三）前臂肌

前臂肌分布在尺骨和桡骨周围，数量较多，起于肱骨或桡尺骨，止于桡尺骨或手骨，可分前群和后群。前群肌的主要作用是屈腕、屈指和使前臂旋前。后群肌的主要作用是伸腕、伸指和使前臂旋后。

（四）手肌

手肌分布在手掌，可分外侧群、中间群和内侧群，能使手指做各种精细灵巧的动作。手肌的外侧群发达，形成丰满的隆起称**鱼际**，此群肌可使拇指做内收、外展、屈和对掌运动。对掌即拇指指腹向其他指相对，这是人类特有的抓握运动。手肌内侧群运动小指，形成的隆起名**小鱼际**。手肌的中间群主要是**骨间肌**，位于各掌骨之间，止于各伸指肌腱，使指收展。

五、下肢肌

下肢肌（图 3－31，图 3－33）较上肢肌粗大，以适应下肢负重和行走的功能。下肢肌按所在部位分为髋肌、股肌、小腿肌和足肌。

（一）髋肌

髋肌大多起自骨盆的内面和外面，向下跨越髋关节止于股骨，可分前群和后群。**髂腰肌**（图 3－31）是前群主要的肌，主要作用是屈髋关节。**臀大肌**（图 3－33）是后群最大的肌，主要作用是伸髋关节，对保持人体直立姿势起重要作用。临床上常选用臀区进行肌肉注射，注入**臀中肌**。臀中肌浅面有一层强厚的深筋膜名臀中肌筋膜，肌肉注射时针穿过时会感到明显阻力。

（二）股肌

股肌分布在股骨周围，起于髋骨或股骨，止于股骨或胫、腓骨，可分前群、后群和内侧群。**股四头肌**是前群主要的肌，其下端的腱包绕髌骨，并向下延续形成**髌韧带**（图 3－31），止于胫骨粗隆。股四头肌的主要作用是伸膝关节，其外侧部无大神经血管，可作婴儿的肌肉注射点。后群肌的主要作用是屈膝关节和伸髋关节。内侧群肌的作用是内收髋关节。

（三）小腿肌

小腿肌分布在胫骨和腓骨周围，起于胫、腓骨，止于足骨，可分前群、后群和外侧群。前群肌的作用是使踝关节背伸、伸趾和足内翻。后群肌的作用是上提跟骨，使踝关节跖屈、屈趾和足内翻。后群肌的浅层是**小腿三头肌**（图 3－33），肌腹膨大，腱粗长称**跟腱**，止于跟骨。外侧群肌的作用是使踝关节跖屈和足外翻。

（四）足肌

足肌大部分位于足底，主要作用是运动各趾并维持足弓。

六、局部结构

（一）腹股沟管

腹股沟管位于腹股沟韧带内侧的上方，是腹肌之间的一条斜行裂隙，长约4～5 cm。男性的腹股沟管内有精索通过，女性的腹股沟管内有子宫圆韧带通过。腹股沟管是腹壁的薄弱区，如腹腔内的肠等经此管突出，即形成腹股沟疝。

（二）腋窝

腋窝是位于胸外侧壁与臂上部之间的皮肤凹陷。皮肤深面是个尖向上的锥体形腔隙名腋腔，腔尖通向颈根部，腔底被筋膜和皮肤封闭，腔壁主要由肌构成，腔内含有血管、神经、淋巴结和脂肪等。

（三）肘窝

肘窝位于肘关节前方（图3－31），是个底向上、尖向下的三角形浅窝，内有血管和神经等。

（四）腘窝

腘窝位于膝关节后方（图3－33），是个呈菱形的深窝，由肌围成，底为股骨远端后面，内有血管、神经、淋巴结和脂肪等。

（本节编者：黄红明　洪雪梅　毛立新）

［复习与思考］

1. 名词解释：

骨小梁　骺　囟　翼点　鼻旁窦　椎间孔　椎管　脊柱　胸廓　骨盆　足弓　筋膜间隙　膈　肌张力　肌拮抗—肌协作

2. 表列骨的构成及各成分的机能。

3. 表列关节的构成及各成分的机能。

4. 表列6大关节的骨性构成、运动名称及其屈伸肌组的位置。

5. 卧位时，骨突浅面的皮肤受硬床压迫，超4小时就可能因缺血而溃烂（褥疮），下图是不同卧位下褥疮的好发部位，请依次写出各骨性标志的名称。

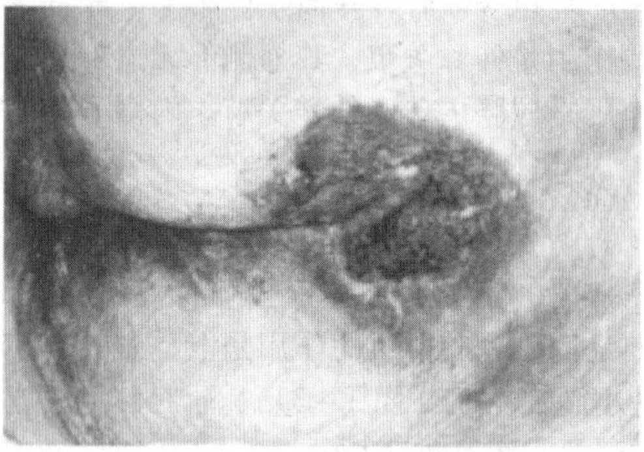

臀部褥疮

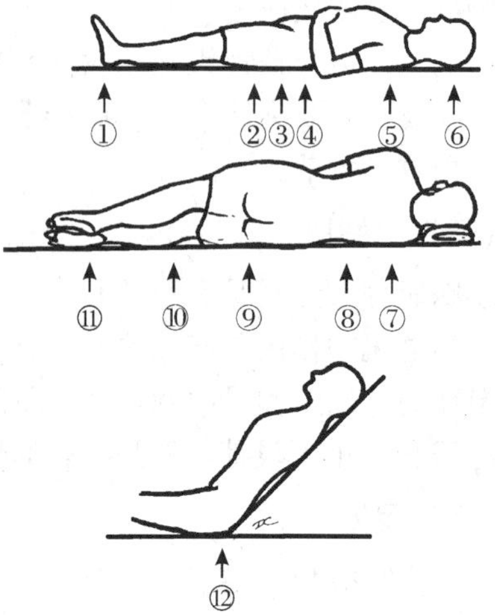

6. 某病人45岁，因患贫血须抽取骨髓检查其造血机能，应在何处穿刺为好？请说明理由。

7. 某病人笑时口角歪向右侧，吹哨时尖唇歪向右侧，左眼睑不能闭合，用力向上睁眼睑，只见右额出现皱纹而左额不出现。请问是何侧何肌瘫痪，并解释尖唇歪向右侧的原因。

第四章　消化系统

消化系统由消化管和消化腺组成（图4－1）。消化管是一条从口腔到肛门的迂曲管道，它对食物进行磨碎、搅拌、输送，并排出残渣，称**物理消化**。消化管包括口腔、咽、食管、胃、小肠（分为十二指肠、空肠和回肠）和大肠（分为盲肠、阑尾、结肠、直肠和肛管）。临床上，常把口腔至十二指肠这部分消化管称**上消化道**；空肠至肛门这部分消化管称下消化道。消化腺分泌消化液，对食物进行**化学消化**。消化腺具体包括大唾液腺、肝、胰以及消化管壁内的许多小腺（如胃腺、肠腺等）。

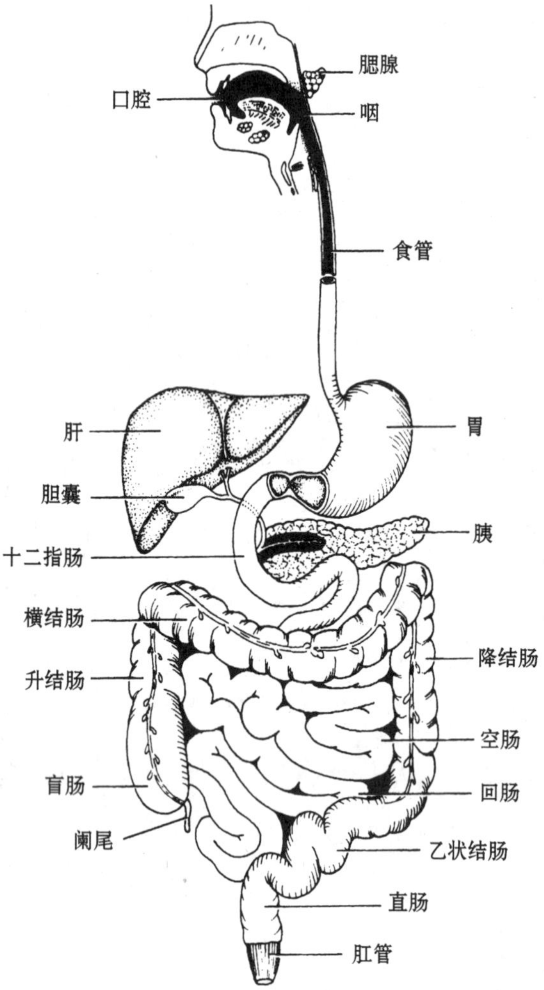

图4－1　消化系统概观

消化系统的主要功能是消化食物、吸收营养物质和排出粪便。

消化系统的器官，多数位于腹腔内，其位置并非恒定不变而是随它的生理状态、体位、相邻器官的状态而变动。其他系统的器官，包括位于胸腔和盆腔内的，同样如此，还可以随年龄、性别、体型不同而变动。为了便于描述它们的位置，常在腹壁画两条横线和两条纵线，将腹部分为九个区（图4－2）。两条横线是通过两侧肋弓最低点的连线和两侧髂结节的连线；两条纵线是通过左、右腹股沟韧带中点的垂直线。由此分成的九个区是：**腹上区**、**左季肋区**、**右季肋区**；**脐区**、**左腹外侧区**、**右腹外侧区**；**耻区**（**腹下区**）、**左腹股沟区**、**右腹股沟区**。

临床上，又常以通过脐的水平线和垂直线，将腹部分为**左上腹**、**右上腹**、**左下腹**和**右下腹**四个区。

在胸壁也可标出一些垂直线作纵坐标，与作为横坐标的肋相交，借以确定胸腹内脏器在体表的投影点，常用的有**锁骨中线**（该线近乎腹股沟韧带中线，在男性也近乎通过乳头的垂线）、**腋中线**（经腋窝中心的垂线）、**肩胛线**（经肩胛骨下角的垂线）。

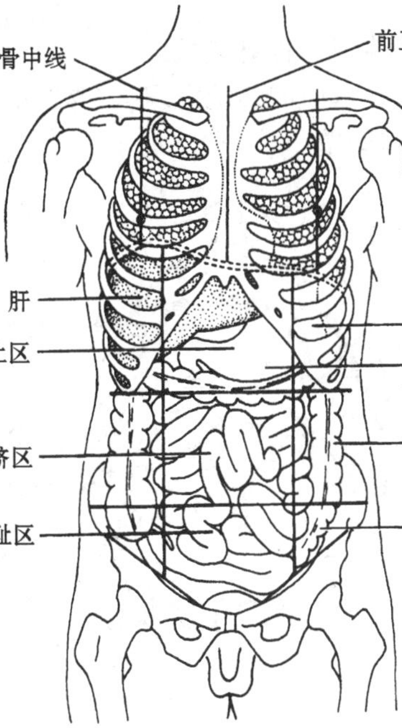

图 4－2　腹部分区

第一节　消化管

一、消化管的一般结构

除口腔以外，消化管各部的管壁均可分为四层，由内向外为黏膜、黏膜下层、肌层和外膜（图 4－3）。其他内脏管道的管壁结构也基本如此。

（一）黏膜

黏膜呈淡红色，由上皮、固有层和黏膜肌层构成，是消化管进行消化、吸收的重要部位。

1. **上皮**　衬于消化管的内面。受粗重摩擦的口腔、咽、食管和肛管下段等处的上皮是复层扁平上皮，以保护功能为主；胃、小肠和大肠（肛管下段除外）的上皮为单层柱状上皮，以消化、吸收功能为主。

2. **固有层**　由疏松结缔组织构成，内含腺、血管、淋巴管、神经和淋巴组织。

3. **黏膜肌层**　为薄层平滑肌。平滑肌纤维的收缩，有助于固有层内腺分泌物的排出，有利于食物的消化。

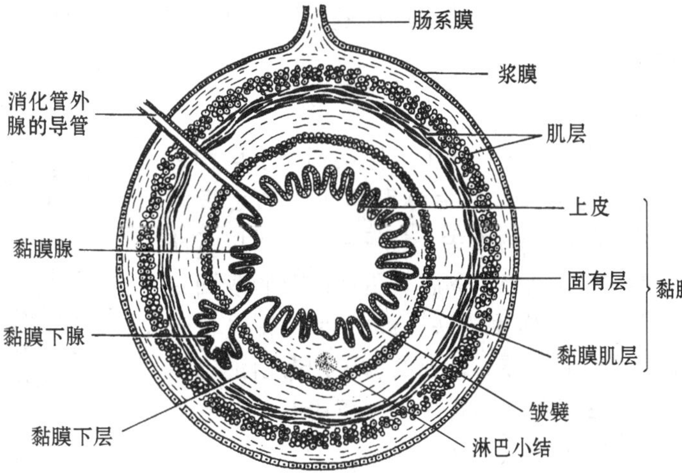

图 4－3　消化管的微细结构

（二）黏膜下层

黏膜下层由疏松结缔组织构成，含有较大的血管、淋巴管和黏膜下神经丛。

黏膜和部分黏膜下层共同突入管腔，形成**皱襞**，加强对食物的研磨活动。

（三）肌层

除口腔、咽、食管上段和肛门的肌层为骨骼肌外，其余各段消化管的肌层为平滑肌。**肌层**一般分为两层，内层环行和外层纵行。两层间有副交感神经节（后述）。肌层的舒张可扩大管腔容量，收缩可引起消化管产生多种运动，促进消化。

（四）外膜

咽、食管和肛管等无位移管道的外膜由结缔组织构成，称**纤维膜**。胃、大部分小肠和部分大肠活动频繁，其外膜称**浆膜**，由间皮覆盖其深面的结缔组织共同构成。浆膜表面光滑，能减少器官之间的摩擦，并分泌浆液润滑管壁。

二、口腔

口腔是消化管的起始部，前经口裂通外界，后经咽峡通咽（图4-4）。

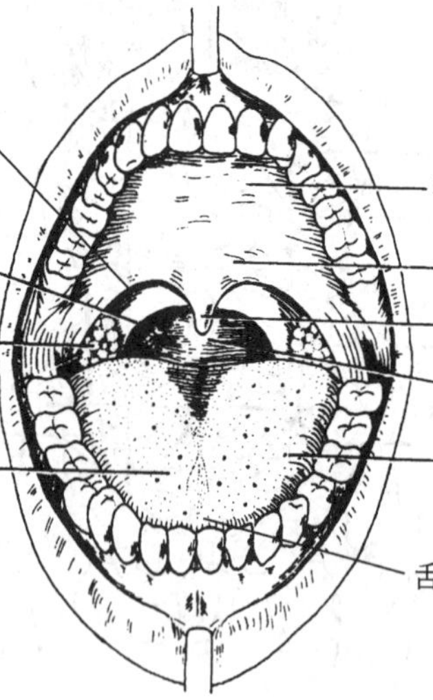

图4-4　口腔及咽峡

（一）口腔各壁

口腔的前壁为**上唇**和**下唇**，上唇正中的浅沟名**人中**，两侧的浅沟名**鼻唇沟**。上、下唇围成的间隙称**口裂**；两侧壁为**颊**，上壁为**腭**，下壁主要由肌构成。口腔黏膜内的小腺，总称小唾液腺。

腭的前2/3为**硬腭**，后1/3为**软腭**。软腭后缘中央的乳头状突起称**腭垂**，其两侧各有两条弓形黏膜皱襞，前方的称**腭舌弓**，后方的称**腭咽弓**。腭垂、两侧腭舌弓和舌根共同围成**咽峡**，咽峡是口腔与咽的分界。

唇颊和牙列之间称**口腔前庭**，第三磨牙的后方有**磨牙后间隙**。牙关紧闭的病人可经此插管注入营养物。

（二）舌

舌位于口腔底，分上、下两面。上面称舌背，可分为前2/3的**舌体**和后1/3的**舌根**两部。舌体的前端为**舌尖**（图4-4）。舌以骨骼肌为基础，表面被以黏膜。舌体的黏膜表面有许多小突起，称**舌乳头**。部分舌乳头内含味蕾，是味觉感受器。舌根的黏膜内有由淋巴组织构成的**舌扁桃体**。舌体下面正中有一皱襞连于口底名**舌系带**（图4-5）。

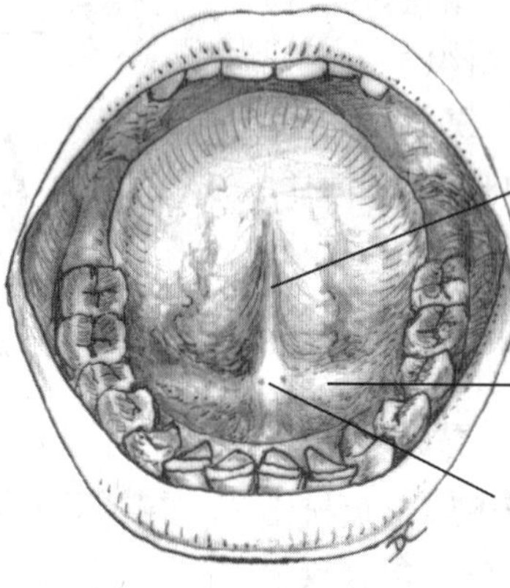

图4-5　口底（内面观）

舌运动灵活，有感受味觉、搅拌食物、协助吞咽和辅助发音等功能。颏舌肌（图4-6）起于下颌骨，向后上止于舌，左右各一。一侧颏舌肌瘫痪，伸舌时舌尖偏向瘫痪侧。

（三）牙

牙嵌于上、下颌骨的牙槽内，具有咬切、磨碎食物和辅助发音的功能。

牙可分为牙冠、牙颈和牙根三部分（图4-7）。**牙冠**是牙暴露于口腔内的部分，**牙根**嵌入牙槽内，牙颈为牙冠与牙根之间的部分，其周围被牙龈包裹。

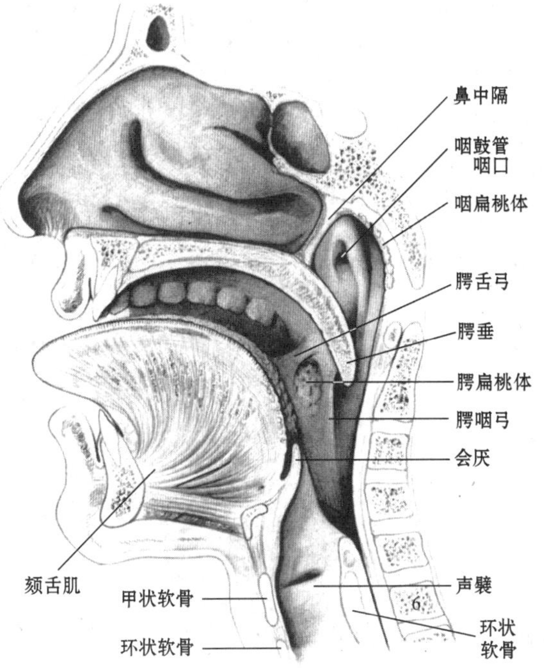

图4-6　头颈部（正中矢状面，右侧半内面观）

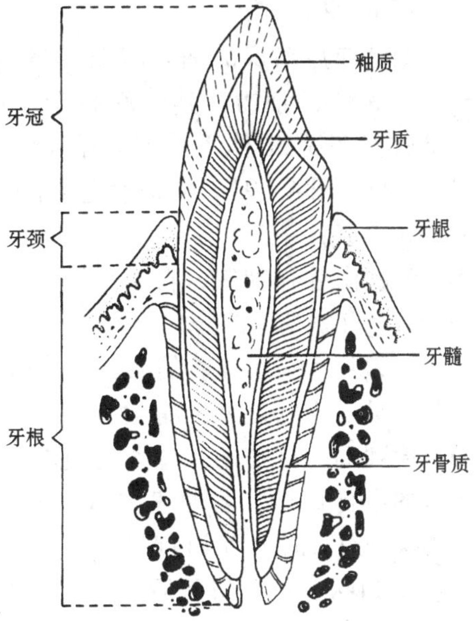

图4-7　牙的结构

牙是人体最坚硬的器官，由牙质、釉质和牙骨质构成。**牙质**构成牙的主体，在牙冠表面覆以**釉质**，牙颈和牙根表面覆以**牙骨质**。牙内的小腔称**牙髓腔**，腔内容纳牙髓。**牙髓**由结缔组织、神经、血管和淋巴管构成。

人的一生先后萌出两副牙，即乳牙和恒牙。**乳牙**在出生后第6个月开始萌出，3岁出齐，共20颗。6岁起乳牙开始脱落，**恒牙**相继萌出，全部出齐共32颗。乳牙分**切牙**、**尖牙**和**磨牙**三类，用罗马数字表示。恒牙分切牙、尖牙、**前磨牙**和磨牙四类，用阿拉伯数字表示其排列顺序（图4-8）。临床上为书写方便，用数字表示牙名，称**牙式**。以被检查者的左右为左右，用“十”（4象限）表示牙位，例如Ⅲ表示左上颌乳尖牙，8表示右下颌第三恒磨牙。

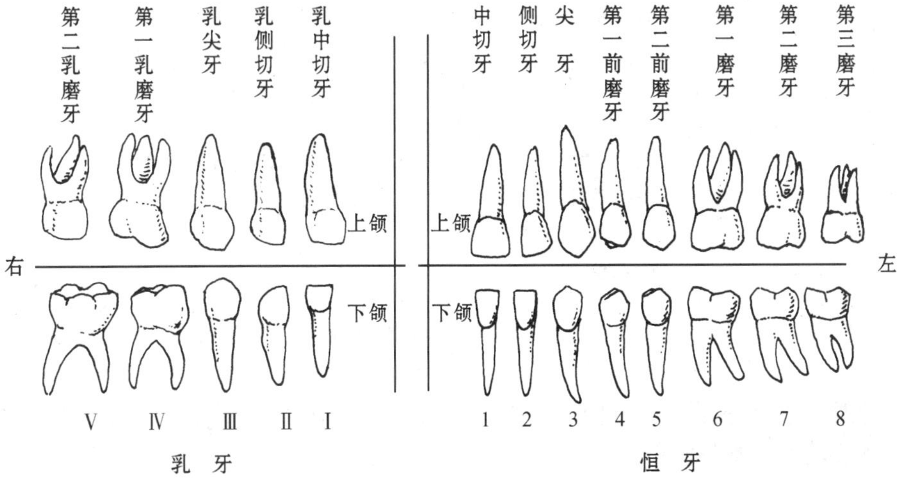

图4-8　乳牙和恒牙的名称、排列和代号

三、咽

咽是前后略扁的漏斗状肌性管道，位于脊柱颈段的前方，其上端附着于颅底，下端在第 6 颈椎体下缘平面移行于食管（图 4－6，图 4－9）。咽是消化管和呼吸道的共同通道。

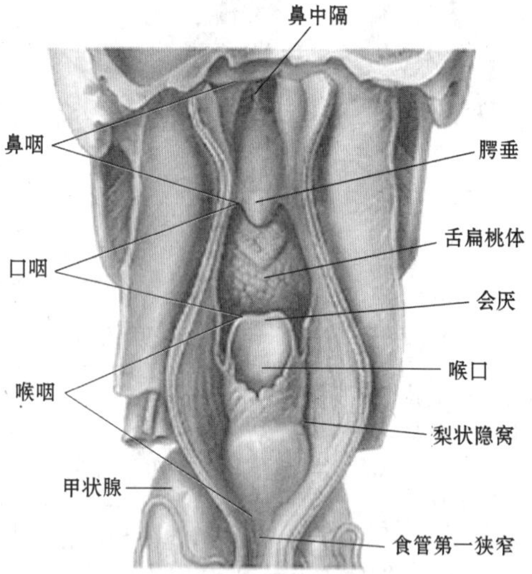

图 4－9　咽腔的分部（咽后壁翻开）

咽的内腔称咽腔，自上而下可分为鼻咽、口咽和喉咽三部分。

1. **鼻咽**　位于鼻腔的后方，上达颅底，向前通鼻腔，两侧壁上有通向中耳鼓室的**咽鼓管咽口**。鼻咽的顶壁和后壁黏膜内有丰富的淋巴组织，名**咽扁桃体**。小儿咽扁桃体病变过长时可堵塞呼吸道。

2. **口咽**　位于口腔后方，向前经咽峡通口腔。在口咽的两侧壁上，腭舌弓与腭咽弓之间有腭扁桃体。**腭扁桃体**是卵圆形的淋巴器官。昏迷病人肌张力降低，若高枕屈颈仰卧，舌根更易后坠堵塞咽腔，导致窒息。正确的头位应该是去枕伸颈，让下颌尽量远离胸骨柄，令颏舌肌紧张，将舌根拉离口咽后壁（图 4－10）。

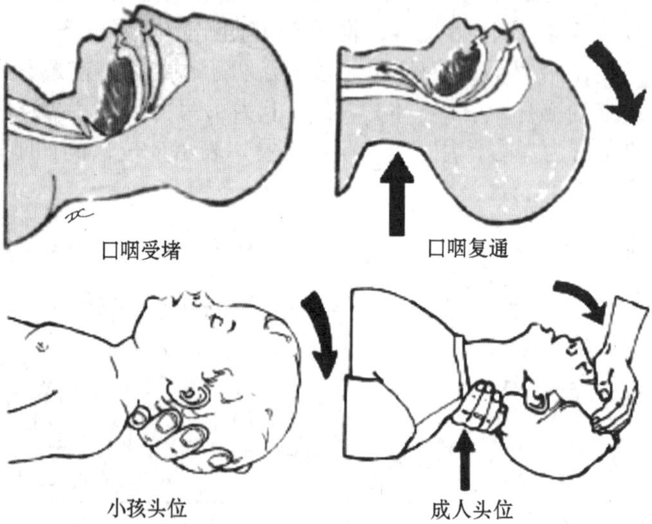

图 4－10　口咽堵塞及处理

3. **喉咽**　位于喉的后方，向前经喉口通喉腔，下接食管，两侧各有一凹陷名**梨状隐窝**，吞食药片等常易滞留窝内。

舌扁桃体、咽扁桃体、咽鼓管扁桃体和腭扁桃体，四者合称**咽淋巴环**，位于咽的入口处。外物（抗原）从消化道、呼吸道进入人体，首先刺激这些淋巴器官，引起免疫反应，因此咽淋巴环是个重要的边防检疫装置。

四、食管

食管是扁窄的肌性管道，长约 25 cm，分颈、胸、腹三段，分别长 5 cm、18 cm、2 cm。其上端续于咽，向下沿脊柱前面下降入胸腔，穿过膈的食管裂孔，进入腹腔，与胃相连。食管有三个狭窄：第一个在食管起始处（图4－9），第二个在食管与左主支气管交叉处，第三个在食管穿过膈处。这些狭窄处是异物容易滞留和肿瘤好发的部位。

食管是胃肠插管必经之地，插入深度常从切牙算起，具体长度因人而异，可对病人作实际比量。先量出切牙至乳突尖的长度，相当于到达咽后壁，成人约 10 cm，再测出乳突尖至剑突根的距离，相当于到达食管裂孔，成人约 30 cm，然后加上 10 cm 左右，成人共约 50 cm，管尖将在胃中。若再右侧卧位，缓慢插入 20 cm，管尖将到达十二指肠降部，成人共约 70 cm。

食管黏膜的上皮是复层扁平上皮，具有保护功能。

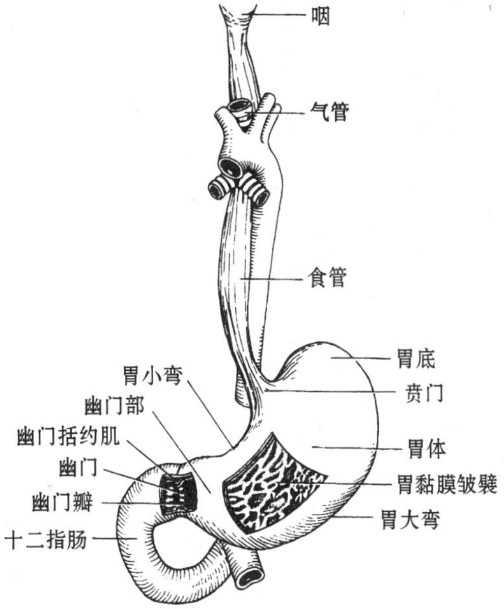

图4－11　食管、胃和十二指肠

五、胃

胃是消化管的膨大部分，有容纳和初步消化食物的功能。

（一）胃的位置和形态

胃的位置和形态随体型、体位和充盈程度的不同而有较大变化。在中等充盈状态时，胃大部分位于左季肋区，小部分位于腹上区（图4－2）。

胃有入、出两口，前、后两壁和上、下两缘。胃的入口连结食管，称**贲门**；胃的出口连结十二指肠，称**幽门**。胃的上缘较短，凹向右上方，称**胃小弯**；胃的下缘较长，凸向左下方，称**胃大弯**。

胃可分为四部：靠近贲门的部分称**贲门部**；贲门平面以上，向左上方膨出的部分称**胃底**；胃小弯最低点与幽门之间的部分称**幽门部**，是胃溃疡和胃癌的好发处，平卧时其压痛点位于剑突下偏左侧；胃底与幽门部之间的部分称胃体（图4－11）。

（二）胃的微细结构（图4－12）

1. 黏膜　在胃空虚时，黏膜形成许多皱襞，充盈时皱襞减少、变低。幽门处的环形皱襞称**幽门瓣**，内有幽门括约肌，有控制食糜通过幽门的作用。

（1）上皮为单层柱状上皮，能分泌黏液，黏液覆盖在胃黏膜表面，可防止胃液内的盐酸和胃蛋白酶对黏膜自身的消化。

（2）固有层含有大量的胃腺，根据其所在部位和结构的不同，可分为贲门腺、幽门腺和胃底腺。**贲门腺**和**幽门腺**以分泌黏液为主。**胃底腺**分布于胃底和胃体，分泌胃液。胃底腺主要由主细胞、壁细胞构成。

主细胞数量多，呈柱状。细胞核呈圆形，位于细胞的基底部。细胞质嗜碱性，染成紫蓝色。主细胞分泌胃蛋白酶原，胃蛋白酶原经盐酸激活成为胃蛋白酶，此酶可初步分解蛋白质。

壁细胞数量较少，细胞较大，呈圆形或圆锥形。细胞核呈圆形，居细胞中央。细胞质嗜酸性，染成红色。壁细胞分泌盐酸，盐酸具有激活胃蛋白酶原和杀菌作用。

2. 肌层　较厚，可分内斜、中环、外纵三层。环行肌在幽门处增厚形成**幽门括约肌**，收缩时关闭幽门。

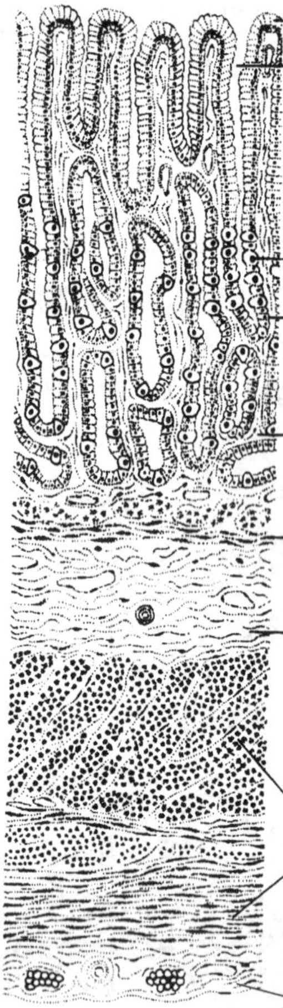

图 4－12　胃的微细结构（胃底）

六、小肠

小肠是消化管中最长的部分，全长 5～7 m，盘曲在腹腔的中、下部，可分为十二指肠、空肠和回肠三部分。小肠是消化食物和吸收营养物质的主要器官。

（一）十二指肠

十二指肠（图 4－13）是小肠的起始段，长约 25 cm。呈“C”字形包绕胰头。十二指肠分上部、降部、水平部和升部四部分。**上部**起自幽门，向右后行至胆囊颈附近，是十二指肠溃疡的好发部位。**降部**下行于第 1～3 腰椎的右侧，在其后内侧壁上，有一纵行的黏膜皱襞，皱襞的下端名**十二指肠大乳头**（图 4－13），胆总管和胰管共同开口于此。**水平部**向左横过第 3 腰椎前方。**升部**向上至第 2 腰椎，接续空肠的转弯处名十二指肠空肠曲（图 4－14）。上部是十二指肠溃疡的好发部位，平卧时

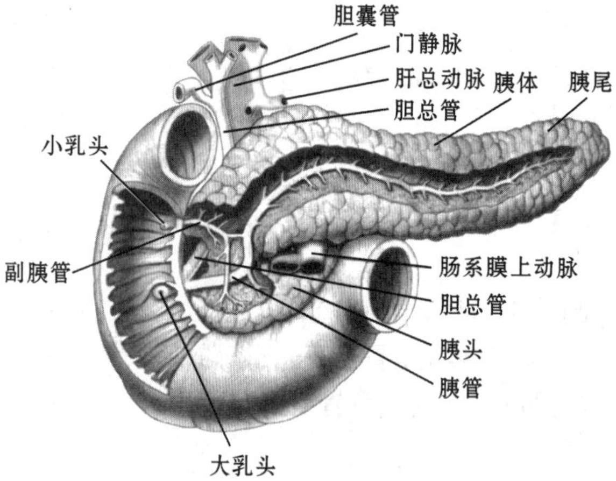

图 4－13　十二指肠

其压痛点约在右肋弓第 8 肋软骨处，直立位时压痛点则可下移 1 ~2 个椎体高度。

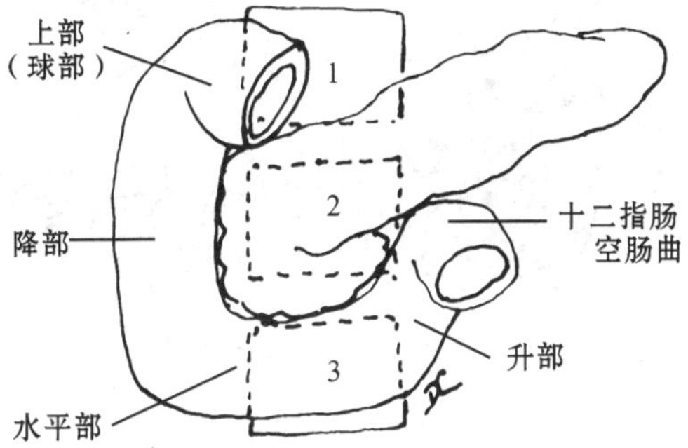

图 4－14　十二指肠的位置

（二）空肠和回肠

空肠和回肠（图 4－1）借小肠系膜连于腹后壁，活动幅度较大。空肠与回肠之间无明显分界，空肠主要位于左上腹，回肠位于右下腹，长度比约为 2∶3。

（三）小肠黏膜的微细结构

小肠黏膜和部分黏膜下层共同向肠腔突出，形成**环状襞**。黏膜上皮和固有层向肠腔突出，形成许多细小的指状突起，称**肠绒毛**（图 4－15，图 4－16）。固有层内有大量的肠腺和淋巴组织。

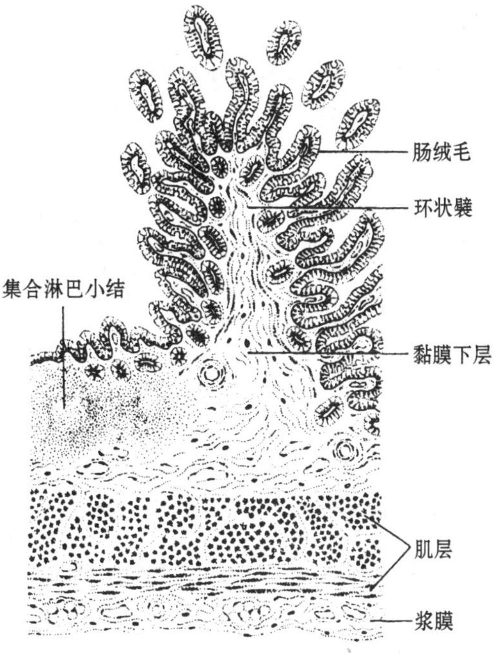

图 4－15　回肠的微细结构（纵切面观）

1. 肠绒毛　肠绒毛的上皮是单层柱状上皮，由吸收细胞和杯形细胞构成。**吸收细胞**数量多，呈高柱状，在光镜下可见细胞的游离面有纹状缘，在电镜下可见纹状缘是排列密集而规则的微绒毛。杯形细胞数量少，散在于吸收细胞之间。微绒毛、肠绒毛和环状襞极大地增加了小肠的表面积，有利于小肠的吸收。

肠绒毛的中轴为固有层，内有 1 ~2 条纵行的毛细淋巴管，管壁通透性大，肠上皮吸收的脂肪乳糜粒易进入管内，故称**中央乳糜管**。中央乳糜管周围有丰富的毛细血管网和散在的平滑肌纤维，肠上皮吸收的氨基酸、单糖等水溶性物质进入毛细血管内，平滑肌的舒缩可使肠绒毛运动，有利于吸收营养物质的输送。

2. 肠腺　**肠腺**由肠绒毛根部的上皮下陷至固有层内形成。肠腺的细胞分泌多种消化酶，杯形细胞分泌黏液。此外，肠腺中还有分泌溶菌酶的潘氏（Paneth）细胞和分泌多种激素的内分泌细胞。

3. 淋巴组织　固有层内除有分散的淋巴细胞外，在十二指肠和空肠内，还有散在的**孤立淋巴小结**。在回肠内，除孤立淋巴小结外，还有由孤立淋巴小结聚集而成的**集合淋巴小结**。

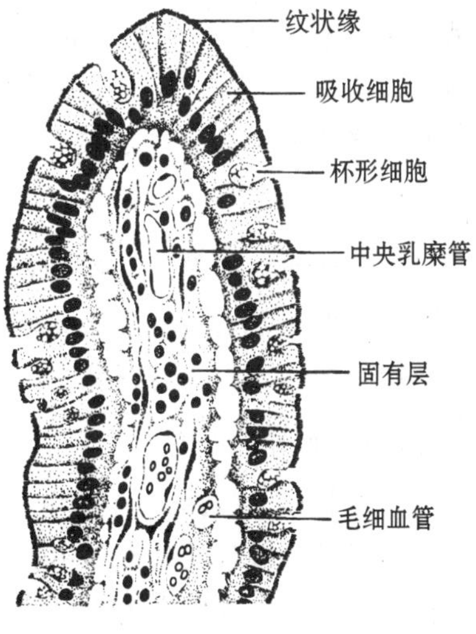

图 4－16　肠绒毛（纵切面观）

七、大肠

大肠较小肠粗，长约1.5 m，可分为盲肠、阑尾、结肠、直肠和肛管五部分。

盲肠和结肠的外形有三个特征：①肠壁外表面可见三条与肠管纵轴平行的**结肠带**，由肠壁的纵行肌集中增厚形成；②肠壁呈囊状向外膨出形成**结肠袋**；③沿结肠带排列着大小不等的肠脂垂（图4－17）。

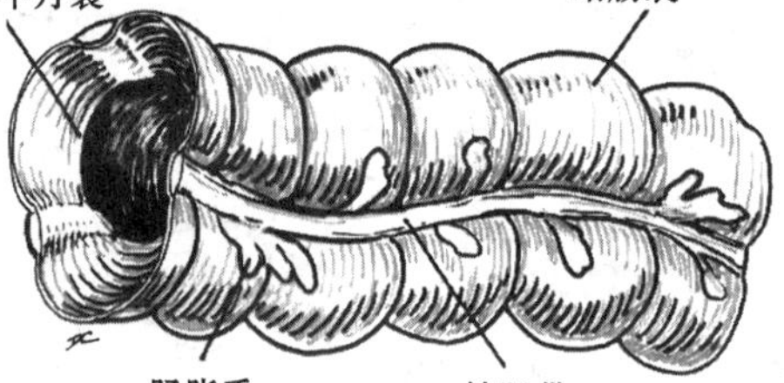

图4－17　结肠特征

大肠的功能是吸收水分和无机盐，分泌黏液，将食物残渣形成粪便排出体外。

（一）盲肠

盲肠位于右腹股沟区，是大肠的起始段，呈囊袋状，上续升结肠，左接回肠。回肠末端突入盲肠内，形成上、下两个唇样的黏膜皱襞，称**回盲瓣**（图4－18）。回盲瓣既可控制回肠内容物排入盲肠的速度，又能防止大肠内容物逆流入小肠。

（二）阑尾

阑尾（图4－18）为一条蚯蚓状的盲管，一般长约6～8 cm，根部连于盲肠后内侧壁，开口于盲肠。阑尾的末端游离，故位置多有变化。

（三）结肠

结肠环绕空肠和回肠，可分为升结肠、横结肠、降结肠和乙状结肠四部分。

升结肠接盲肠，在右腹外侧区上行到肝下方续横结肠；**横结肠**横行向左，至脾续降结肠；**降结肠**在左腹外侧区下降，至左髂嵴处续乙状结肠；**乙状结肠**呈“乙”字形弯曲，向下至骶骨中部，续直肠。

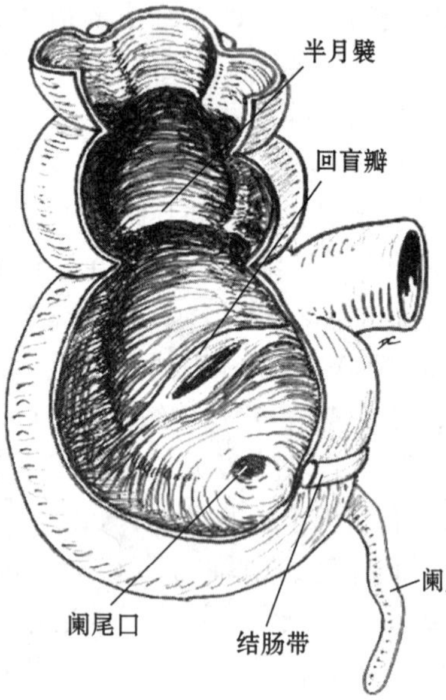

图4－18　盲肠和阑尾

（四）直肠

直肠其实并不直，位于骨盆腔后部，上接乙状结肠，沿骶骨和尾骨的前面弯曲下行，在骶骨前方处膨大成直肠壶腹（图4－19），穿过盆膈后续于肛管。全程有两弯曲，即与骶一致凸向后的**骶曲**和受尾骨推顶凸向前的**会阴曲**。

（五）肛管（图4－20）

肛管上端续接直肠，下端终于肛门。肛管上部黏膜形成纵行皱襞名**肛柱**，两柱下端之间有半月形皱襞相连名**肛瓣**，瓣围成向上的小凹名**肛窦**。整圈肛瓣的边缘连成锯齿状的**齿状线**，线上方为无痛觉的黏膜单层柱状上皮，线下方为有痛觉的皮肤复层扁平上皮。肛管壁有丰富的静脉丛，此处静脉曲张时形成痔，齿状线以上为内痔，线以

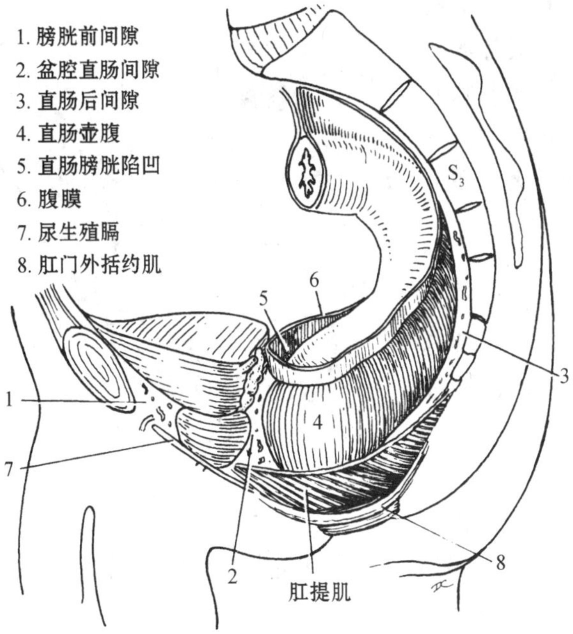

图 4－19　盆内脏器

下为外痔。肛瓣可被结硬的大便撑裂而成肛裂。肛管的长轴方向并非与躯干的纵轴一致，而是从后下斜向前上。作肛门插管时应从肛门向病人肚脐的方向插入，因直肠会阴曲的存在，插入约 5 cm 后应转向上后。肛管壁内的环形平滑肌增厚，形成肛门内括约肌，有协助排便的作用；肛门内括约肌的外周，有骨骼肌构成的**肛门外括约肌**（图 4－20），可括约肛门、控制排便。

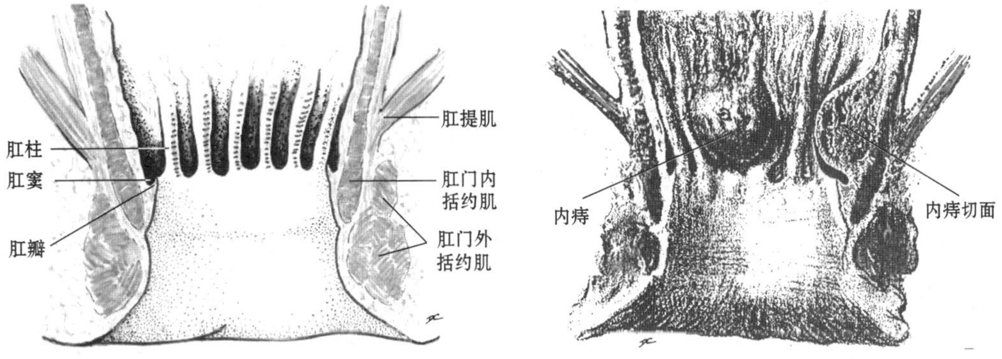

图 4－20　肛管

（六）大肠黏膜的微细结构

大肠黏膜表面无肠绒毛，除肛管下段外，黏膜上皮均为单层柱状上皮，其中含有大量的杯形细胞。固有层内有大量的肠腺和淋巴小结。

（本节编者：林泽湘　黄佑铭　陈文苑）

第二节　消化腺

消化腺包括遍布消化管壁的大量小消化腺（如小唾液腺、食管腺、胃腺、肠腺等）和具有导管、位于消化管壁之外的大消化腺。

一、大唾液腺

大唾液腺包括腮腺、下颌下腺和舌下腺各一对（图 4－21）。**腮腺**位于外耳道前下方，呈不规则的三角形。**腮腺管**开口于平对上颌第二磨牙的颊黏膜上。**下颌下腺**位于下颌骨的深面。**舌下腺**位于口腔底黏膜的深面。下颌下腺和舌下腺的腺管开口于舌系带根部及口底的黏膜。

大唾液腺分泌唾液，有协助消化、湿润和清洁口腔等功能。

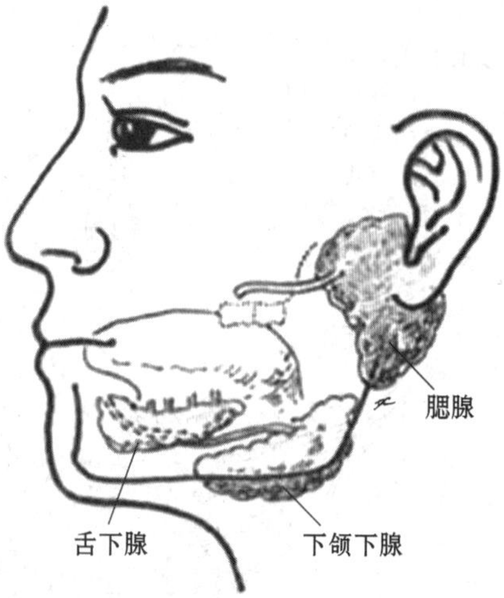

图 4－21　大唾液腺

二、肝

肝是人体最大的腺，约占体重的 1/50，具有参与物质代谢、解毒、分泌胆汁、消化脂肪和防御等重要功能。

（一）肝的形态和位置（图 4－22）

肝略似楔形，呈红褐色，质软而脆，受暴力打击易破裂。肝分前、后两缘，膈、脏（下）两面。肝的膈面隆凸贴膈，借镰状韧带分为大而厚的肝右叶和小而薄的肝左叶。肝的脏面凹凸不平，其中份有呈“H”形的沟。横沟称肝门，是肝左管、肝右管、肝固有动脉、肝门静脉及淋巴管、神经等出入肝的部位。右侧纵沟的前份称胆囊窝，容纳胆囊；后份有下腔静脉经过。肝静脉全程埋在肝内，在肝后缘处汇入下腔静脉。左侧纵沟前份有肝圆韧带；后份内有静脉韧带。

肝的大部分位于右季肋区和腹上区，小部分位于左季肋区。肝的上界与膈一致，其表面投影右叶最高点在右锁骨中线与第 5 肋相交处；成人肝的下界，右侧与右肋弓一致，在腹上区则可达剑突下 3～5 cm。不到 7 岁的儿童，肝下界可低于右肋弓，但一般不超过 2 cm。肝可随呼吸而上下移动。

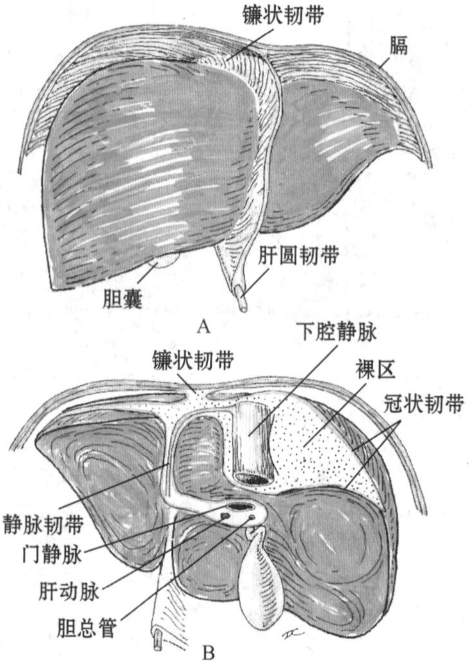

图 4－22　肝的外形

（二）肝的微细结构

肝的表面被覆由薄层结缔组织及间皮构成的肝被膜，肝被膜的结缔组织在肝门处随肝左管、肝右管、肝固有动脉和肝门静脉等伸入肝内，将肝实质分隔成许多肝小叶。

1. 肝小叶　肝小叶是肝的基本结构单位，呈多面棱柱形（图 4－23）。

每个肝小叶的中央有一条从肝小叶引出的血管，称**中央静脉**。中央静脉的周围和顶端有呈放射状排列的**肝板**。肝板是由一层肝细胞排列成的板状结构，在肝切片中，肝板的横切面呈索状，称为**肝索**。肝板之间有肝血窦，肝板内含有胆小管（封底彩图）。

（1）肝细胞呈多边形，体积较大，有 1～2 个圆形的细胞核，居细胞中央（图 4－

24)。细胞质内有发达的线粒体、内质网等多种细胞器。线粒体供给肝细胞活动的能量；粗面内质网能合成多种血浆蛋白；滑面内质网与胆汁合成，胆红素、脂类与激素的代谢以及解毒等功能有关。此外，肝细胞内还有糖原颗粒、脂滴等内含物。

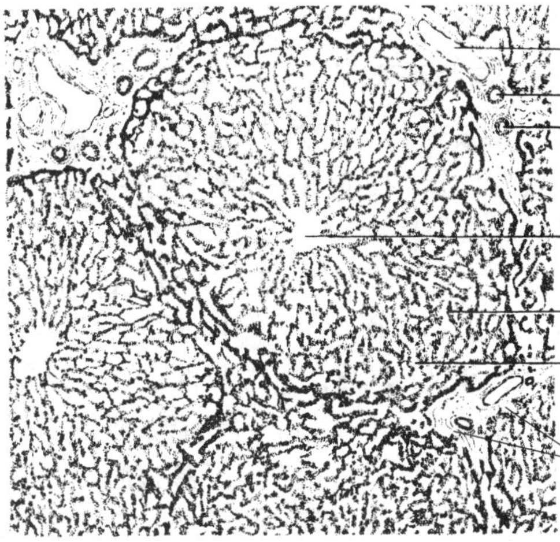

图 4－23　肝的微细结构（低倍）

（2）肝血窦位于肝板之间，是管腔扩大而不规则的毛细血管，各血窦向小叶中央集中通入中央静脉。肝血窦的壁由不连续的有孔的内皮细胞构成，故通透性较大，有利于肝细胞和血液之间进行物质交换。肝血窦内有散在的多突起的肝巨噬细胞（图 4－24），这种细胞能做变形运动，能吞噬异物和衰老的红细胞，具有重要的防御功能。

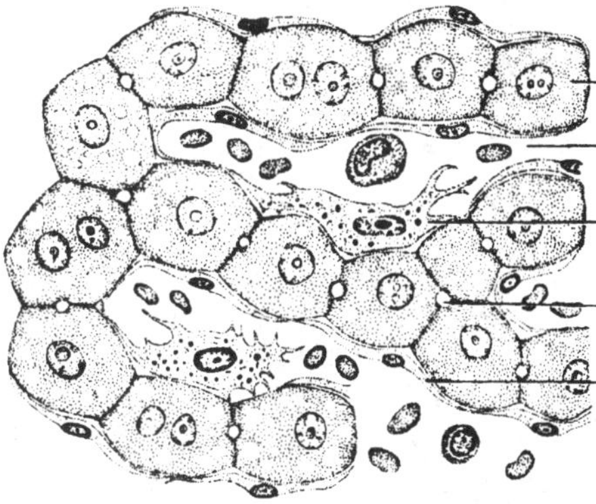

图 4－24　肝细胞和肝血窦（高倍）

在电镜下观察，可见肝血窦内皮细胞与肝细胞之间存在狭窄的间隙，称**窦周间隙**。间隙内充满从肝血窦渗出的血浆，肝细胞的微绒毛浸泡在血浆内。窦周间隙是肝细胞与血液之间进行物质交换的场所。

（3）**胆小管**位于肝板内，是相邻肝细胞之间一条微小的网状管道，其管壁就是肝细胞的细胞膜。肝细胞分泌的胆汁直接进入胆小管，胆小管将胆汁输送到小叶间胆管。

2. 门管区　**门管区**是相邻几个肝小叶之间的区域，其内有较多的结缔组织，并有**小叶间胆管**、**小叶间动脉**和**小叶间静脉**通过（图 4－23）。

（三）肝的血管

肝的血管包括入肝和出肝的血管。入肝的血管有两种，即肝固有动脉和肝门静脉。肝固有动脉入肝后反复分支，成为小叶间动脉。肝门静脉入肝后多次分支，成为小叶间静脉。小叶间动、静脉的终末支从肝小叶的表面汇入肝血窦，血经肝血窦汇入中央静脉。出肝的血管是 3 条肝静脉。肝的血液循环途径见图 4－25。

肝固有动脉→小叶间动脉 ⎫
　　　　　　　　　　　　⎬→肝血窦→中央静脉→小叶下静脉→肝静脉→下腔静脉
肝 门 静 脉→小叶间静脉 ⎭

图 4－25　肝的血液循环途径

（四）胆囊与输胆管道

1. 胆囊　**胆囊**似梨形，位于肝脏面的胆囊窝内。胆囊可分为**胆囊底**、**胆囊体**、**胆囊颈**和**胆囊管**四部分。胆囊具有贮存和浓缩胆汁的功能。胆囊底的体表投影在右锁骨中线与右肋弓相交处。

2. 输胆管道　输胆管道是将肝细胞分泌的胆汁输送到十二指肠的管道，分肝内、肝外两部分。临床上将肝外部分简称**胆道**。肝内的胆管逐级汇合成**肝左管**和**肝右管**出肝门，出肝门后合成**肝总管**，肝总管再与胆囊管合成**胆总管**（图 4 – 13）。胆总管下行于十二指肠上部之后，十二指肠降部与胰头之间，末端斜穿十二指肠降部后内侧壁，在壁内与胰管末端合形成略膨大的**肝胰壶腹**，开口于十二指肠大乳头。肝胰壶腹壁内环行平滑肌增厚，形成**肝胰壶腹括约肌**，它有控制胆汁和胰液的排放，防止十二指肠内容物进入胆总管和胰管的作用。

三、胰

（一）胰的形态和位置

胰呈长三棱形，灰红色，质地柔软，可分为**胰头**、**胰体**、**胰尾**三部分（图 4 – 13）。胰横行于脊柱和腹后壁前方，位于胃的后方，胰头被十二指肠包绕，胰尾邻近脾门。胰的总输出管称**胰管**，从胰尾行向胰头，纵贯胰实质，与胆总管汇合后，开口于十二指肠大乳头。

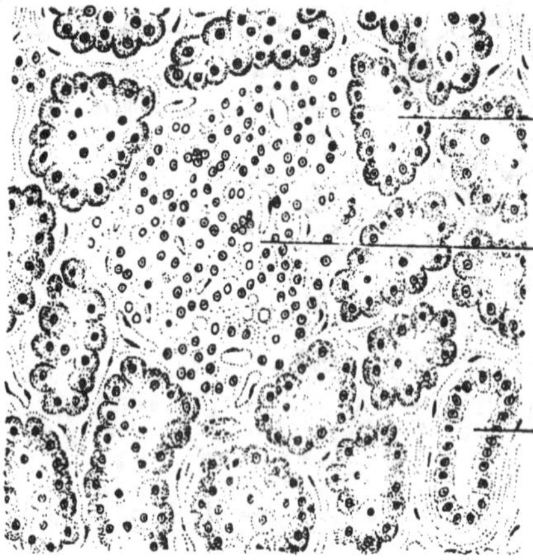

图 4 – 26　胰的微细结构

（二）胰的微细结构（图 4 – 26）

胰由外分泌部和内分泌部组成。

1. 外分泌部　占胰的绝大部分，由腺泡和导管构成。腺泡由锥体形的腺细胞围成。腺细胞分泌胰液，含有多种消化酶。导管起于腺泡腔，逐级汇合成胰管。

2. 内分泌部　是散在于腺泡之间的大小不等的内分泌细胞团，称为**胰岛**。胰岛分泌胰岛素，把血糖转化为糖原，储存于肝，使血糖降低。

（本节编者：姚前尹　林泽湘　陈文苑）

第三节　腹膜

一、腹膜和腹膜腔

腹膜是单层扁平上皮构成的一层浆膜。衬贴在腹壁和骨盆壁内面的称**壁腹膜**，覆盖在腹、盆腔内器官表面的称**脏腹膜**。壁腹膜与脏腹膜相互移行围成**腹膜腔**（图 4 –

27）。腔内有少量浆液，润滑腹膜，减小脏器之间的摩擦。女性腹膜腔经生殖管道与外界相通。

腹膜具有固定腹、盆腔内的器官，分泌浆液，以及吸收炎症渗出物和修复等功能。

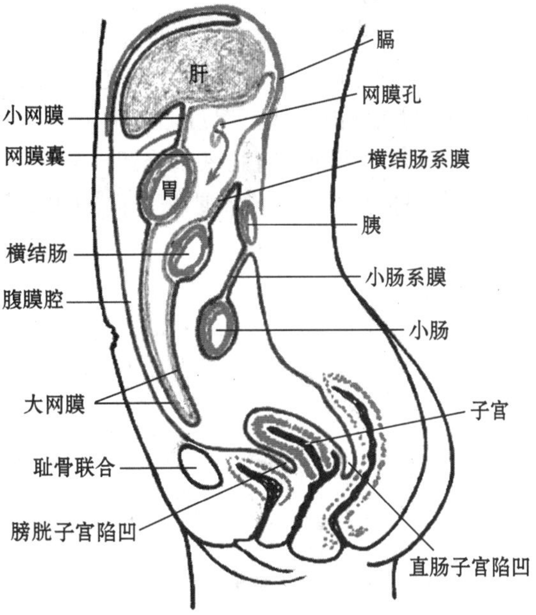

图 4-27　腹膜和腹膜腔（矢状面，示意图）

二、腹膜形成的结构

（一）韧带、网膜和系膜

腹膜从腹、盆壁移行到器官，或从一个器官移行到另一个器官，移行处形成韧带、系膜、网膜等结构（图 4-28）。例如，从膈和腹前壁上部移行到肝膈面的**镰状韧带**（图 4-22）；连于肝门与胃小弯及十二指肠上部之间的**小网膜**；连于腹后壁与空、回肠之间的**肠系膜**；在胃大弯处下垂，再反折向上连着横结肠的**大网膜**。大网膜形似围裙，覆盖于横结肠和空、回肠，内含血管、淋巴管、脂肪和吞噬细胞，具有较强的防御和吸收功能。除空、回肠外，横结肠、乙状结肠和阑尾也有系膜，这些肠管因此可以产生摆动，有利于肠内容物的消化和输送，但在病理情况下，有时可产生套叠，常见的有小肠套入小肠，回肠在回盲口处套入盲肠而形成肠梗阻；有时可以产生扭转，一个肠袢可顺时针或逆时针扭转 180°，甚至全盘空回肠扭转 360°，造成肠血液循环障碍和肠梗阻。

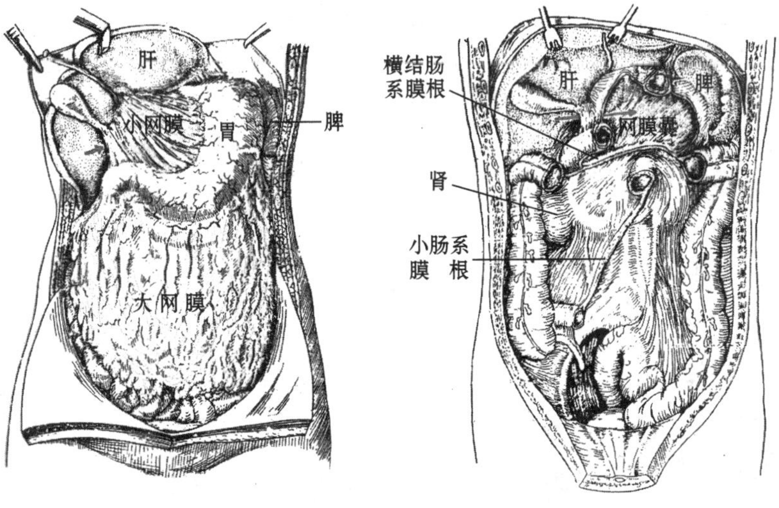

图 4-28　腹膜形成的结构

（二）陷凹和窝（图4－29）

当腹、盆腔内器官发生某些病变时，腹膜腔内会出现积液称腹水，积存于腹膜转折处构成的凹窝内。仰卧时肝右叶和右肾处的**肝肾窝**和直肠两侧的直肠旁窝（图4－29），站立或斜卧时的**直肠膀胱陷凹**（男性）、**直肠子宫陷凹**（女性）（图4－27）均是腹膜腔的最低点，成为腹水或脓、血的积聚处。因此，腹膜炎或内脏穿孔的病人应取斜坡卧位（图4－30）。

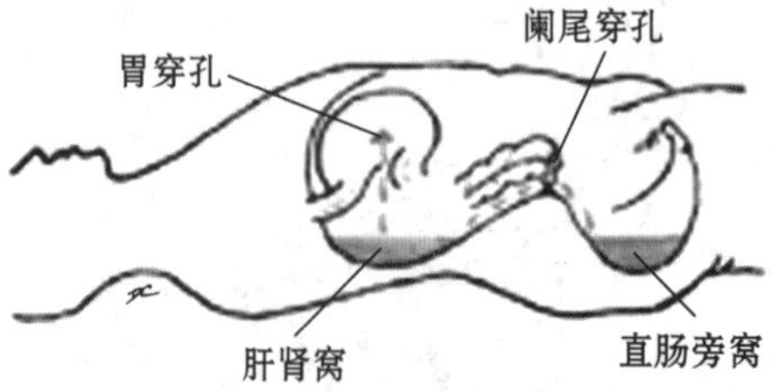

图4－29　腹膜形成的陷凹和窝

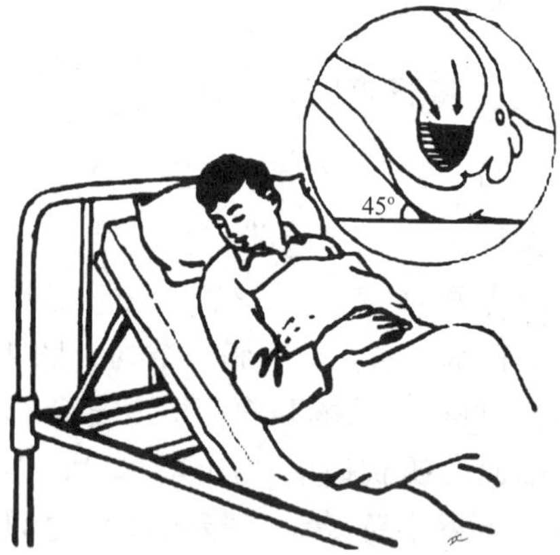

图4－30　斜坡卧位

（本节编者：胡日明　钟翠芬　林泽湘）

［复习与思考］

1. 名词解释：

上消化道　浆膜　黏膜　皱襞　肠绒毛　消化腺　牙质　牙髓　咽峡　齿状线　胆道　肝小叶　腹腔—腹膜腔　咽淋巴环

2. 依次写出消化道各段的名称、各段分界处的名称或分界处所在位置的名称。

3. 给昏迷病人从鼻孔插入胃管喂食，当管到达鼻咽后，应将病人仰头伸颈下颌抬高接着插，还是埋头屈颈让下颌贴近胸骨柄时再插入？请根据解剖学原因作出解释。

4. 分别简述咽和食管的位置、分部、通连及容易发生堵塞的部位。

5. 临床护理工作中须作直肠插管的机会很多，请根据直肠弯曲及肛管走行，拟定插入方向、深度及转向。

6. 请说出下面两图中溃疡所在的位置（注意三维定位）。

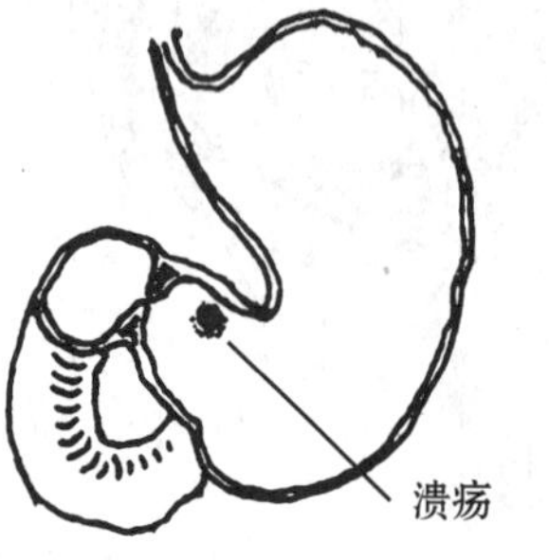

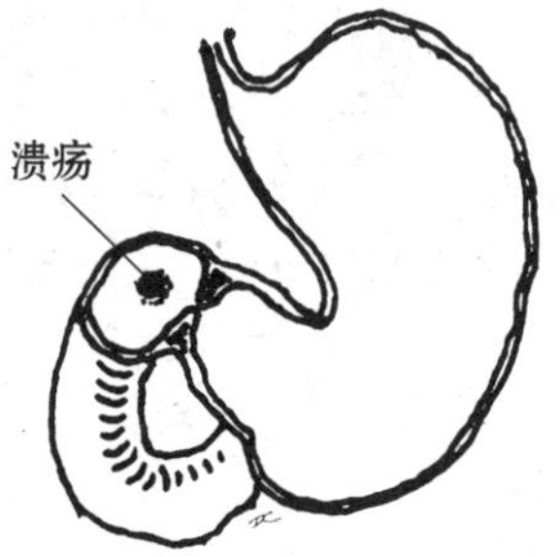

7. 女子的腹膜腔有何特点？有何临床意义？

第五章　呼吸系统

呼吸系统由呼吸道和肺组成。呼吸道是传送气体的管道，包括鼻、咽、喉、气管和左、右主支气管等（图5－1）。临床上将鼻、咽、喉合称为上呼吸道，气管及以下的各级支气管称为下呼吸道。肺是进行气体交换的器官。

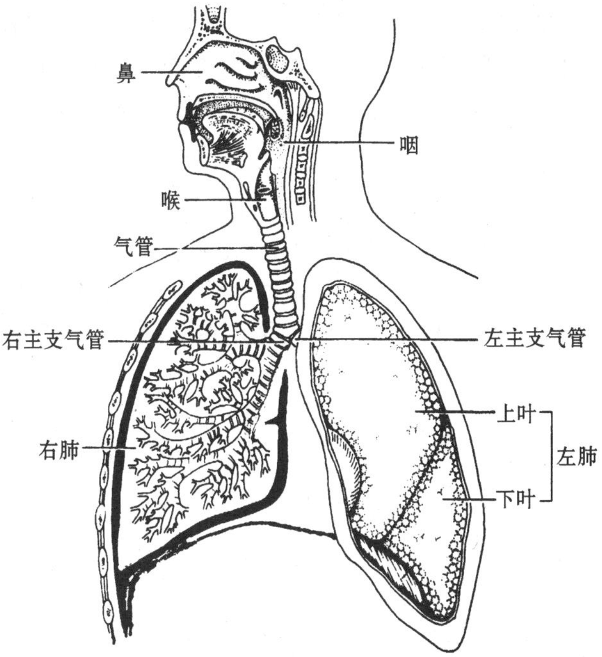

图5－1　呼吸系统概观

呼吸系统的主要功能是执行人体与外界环境之间的气体交换，即不断地吸取外界空气中的氧，呼出体内新陈代谢过程中产生的二氧化碳。

第一节　呼吸道

一、鼻

鼻是呼吸道的起始部，既是气体的通道，又是嗅觉器官。鼻包括外鼻、鼻腔和鼻旁窦三部分。

（一）外鼻

外鼻以骨和软骨为支架，表面覆盖皮肤。外鼻自上而下分为鼻根、鼻背和鼻尖。鼻尖两侧的膨隆部为鼻翼。外鼻下面有一对鼻孔。

（二）鼻腔

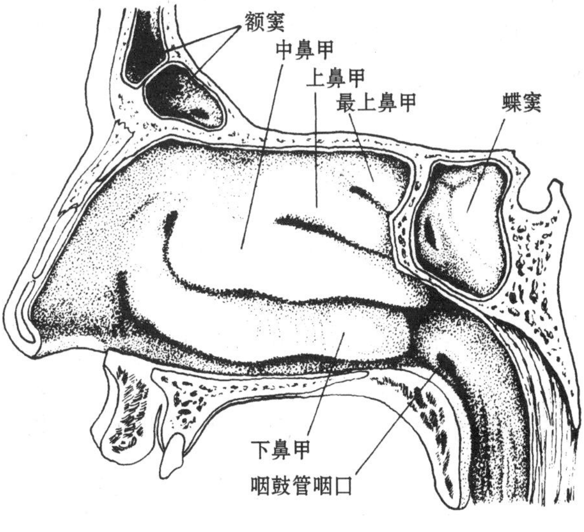

图5－2　鼻腔外侧壁

鼻腔位于颅底的下方、硬腭的上方，以骨和软骨为基础，表面衬以黏膜和皮肤。鼻腔被**鼻中隔**（图3－14）分成左、右两腔，向前方经鼻孔与外界相通，向后经**鼻后孔**通咽。每侧鼻腔的前下份称鼻前庭，内面衬以皮肤，生有鼻毛，有过滤尘埃、净化空气的作用。鼻腔除鼻前庭以外的部分衬以鼻黏膜，具有湿润、温暖空气的功能。上鼻甲及与上鼻甲相对的鼻中隔黏膜内有嗅细胞，能感受气味刺激，此处名**嗅区**。

鼻腔外侧壁上有上、中、下三个鼻甲，各鼻甲的下方分别有上、中、下鼻道（图3－13，图5－2）。

（三）鼻旁窦

鼻旁窦由骨性鼻旁窦内衬黏膜构成，包括**上颌窦**、**筛窦**、**额窦**和**蝶窦**各一对（图3－13，图3－14），均开口于鼻腔。各窦的黏膜与鼻黏膜相连，故鼻黏膜发炎时可蔓延到鼻旁窦，脓液积存于窦内。要让脓液排出或把药滴入窦内，需把头摆到适当的位置，这时就必须了解各窦开口的部位及开口的方向。额窦、筛窦口朝下，开口于中鼻道和上鼻道；蝶窦口朝前，开口于鼻腔顶部；上颌窦口朝内，开口于中鼻道。蝶窦口和上颌窦口均高于窦的底壁，排脓特别不易。鼻旁窦能使吸入的空气温暖和湿润，并在发音过程中起共鸣作用。

（四）鼻中隔

由骨和软骨外被黏膜构成，鼻中隔绝对居于正中位者较少，常见略有偏曲，若明显偏歪将造成通气障碍。鼻中隔的前下份双侧的黏膜中有丰富的血管吻合丛，约90%的鼻出血都发生于此处，故名易出血区。老年人高血压所致的鼻出血则以下鼻甲后端附近的鼻咽血管丛破裂多见。

二、咽

见消化系统。

三、喉

喉既属呼吸道，又是发音器官。

（一）喉的位置

喉位于颈前部，喉咽的前方，相当于第5～6颈椎体的高度，悬吊在舌骨下方，上通咽，下接气管，两侧与甲状腺、颈部大血管和神经相邻（图4－9）。喉随吞咽和发音高低而上下移动。

（二）喉的结构

喉壁由喉软骨连成支架，支架附有喉肌，内面衬以喉黏膜。喉的内腔称**喉腔**，喉腔的入口称**喉口**（图4－9）。

1. 喉软骨　主要有甲状软骨、环状软骨、会厌软骨和杓状软骨等（图5－3，图5－4）。

（1）**甲状软骨**：最大，构成喉的前外侧壁。其前上部向前突出，称**喉结**。成年男子喉结明显。

（2）**环状软骨**：形如戒指，前窄后宽，位于甲状软骨下方，是呼吸道唯一完整的软骨环。

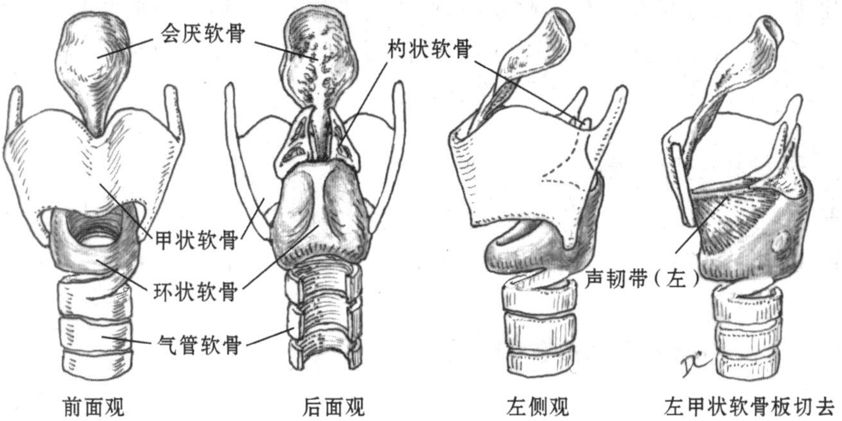

图5-3　喉软骨及声韧带

（3）**会厌软骨**：形似树叶，上宽下窄，位于甲状软骨的后上方，会厌软骨连同其表面覆盖的黏膜构成会厌。吞咽时，会厌遮隔喉口，防止食物坠入喉腔。

（4）**杓状软骨**：成对，呈正三棱锥形，位于环状软骨后部的上方。杓状软骨与甲状软骨之间有声韧带相连结。声韧带是构成声襞的基础。

甲状软骨与环状软骨之间、杓状软骨与环状软骨之间均有成对的关节。

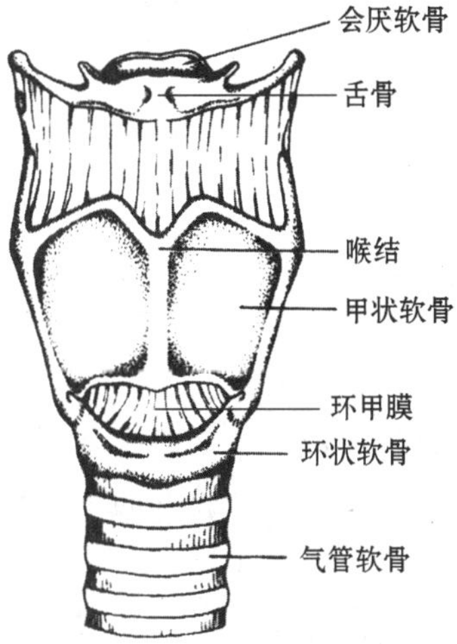

图5-4　喉软骨及其连结（前面观）

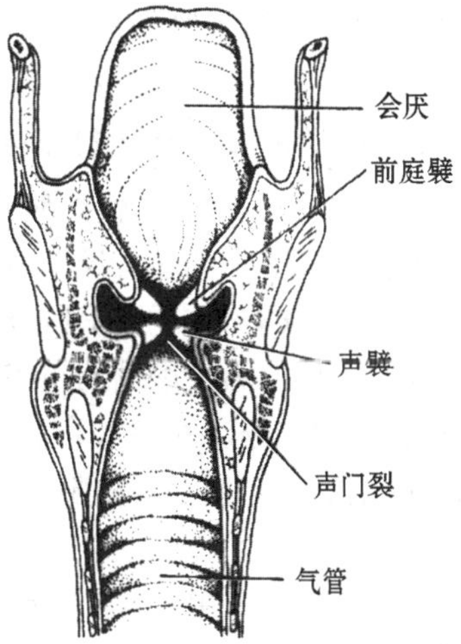

图5-5　喉腔（冠状切前半后面观）

2. 喉黏膜　构成喉壁的内面。在喉腔中部的两侧壁上，喉黏膜形成上、下两对前后走行的皱襞，上方的一对称前庭襞，下方的一对称**声襞**。声襞由喉黏膜被覆声韧带构成，是发音的重要结构。左、右声襞之间的裂隙称**声门裂**，是喉腔中最狭窄的部位（图5-5）。声门裂平面以下的喉黏膜组织疏松，易发生水肿，阻塞气道，造成窒息。幼儿喉腔狭窄，更须注意。万一发生声门裂以上急性喉阻塞，可在喉前面甲状软骨下缘与环状软骨上缘之间向下方气管腔的方向插入粗针头建立临时气道，挽救生命，再行气管切开。声门裂以下的喉水肿则须气管穿刺、插管或切开。

3. 喉肌　是细小的骨骼肌，附于喉软骨间。喉肌的舒缩使声襞紧张或松弛，声门裂张大或缩小，从而调节音调的高低和声音的强弱，还可让声门裂关闭，然后逼气以增加腹压，完成排便、分娩、负重等生理功能。

四、气管和主支气管

气管和主支气管是连结喉与肺的通气管道，由近20个“C”形的气管软骨连结而成，气管软骨向后的缺口由平滑肌和结缔组织构成的膜封闭。气管分颈、胸两段，位置居中。

（一）气管和主支气管的形态和位置

气管和主支气管为后壁平坦的半圆形管道。**气管**上端连于环状软骨，贴食管前面下行，经胸廓上口入胸腔，在平胸骨角的高度分为左、右主支气管（图5－1），分别经左、右肺门入肺。**左主支气管**细而长，行走方向较水平。**右主支气管**粗而短，行走方向近乎垂直，气管内的异物较易坠入右主支气管（图5－1）。

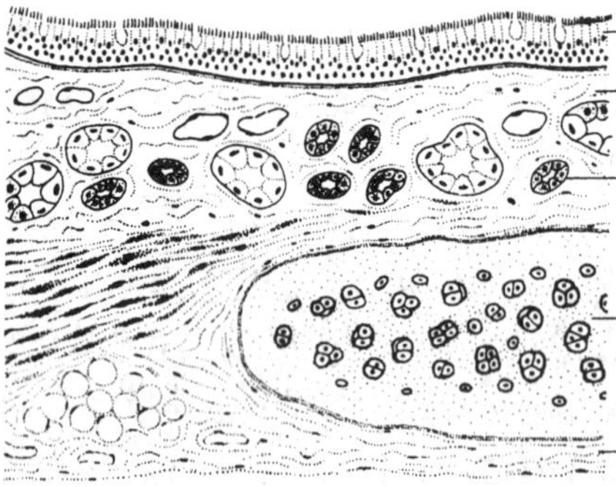

图5－6　气管的微细结构（横切面观）

（二）气管和主支气管的微细结构

气管和主支气管的管壁由黏膜、黏膜下层和外膜构成（图5－6）。

1. 黏膜　由上皮和固有层构成。上皮为假复层纤毛柱状上皮，其中夹有许多杯形细胞。固有层中含有较多的弹性纤维、血管及散在的淋巴组织。

2. 黏膜下层　为疏松结缔组织，含有腺、血管、淋巴管和神经。

腺和杯形细胞分泌的黏液覆盖于黏膜表面，可粘附吸入空气中的灰尘和细菌。黏液借助于纤毛的定向摆动被送到喉，并咳出体外，形成痰。痰的检验有助于诊断呼吸系统疾病。

3. 外膜　较厚，由“C”字形气管软骨、结缔组织和平滑肌构成，起支撑作用。

（本节编者：黄灵钏　黄红明　姚前尹）

第二节　肺

一、肺的位置和形态

肺左、右各一，位于胸腔内，纵隔的两侧。因右侧膈被肝顶高，故右肺比左肺短。因心脏偏左，故左肺比右肺窄薄。肺表面光滑，质地柔软，富有弹性，呈海绵状。初生儿的肺呈淡红色；成年人的肺因吸入空气中的尘埃不断沉积，呈暗灰色甚至蓝黑色。

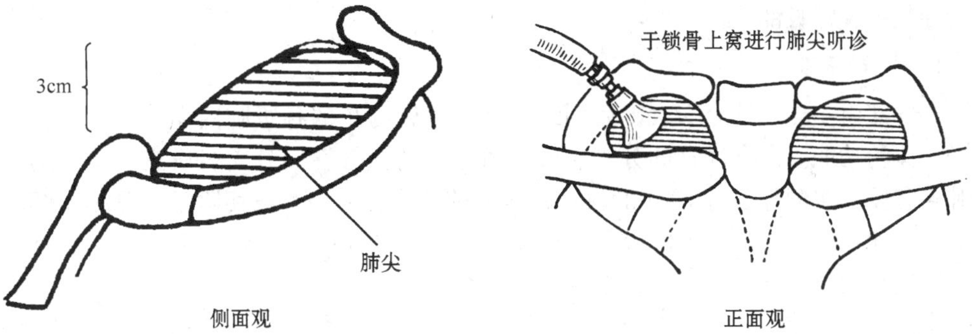

图5－7　肺尖位置

肺的外形似半圆锥体，其上端钝圆称**肺尖**，突入颈根部超过锁骨约3 cm，可在此处听诊肺尖的呼吸音（图5－7）；下面凹陷贴膈，称**肺底**或膈面。肺与肋和肋间肌相贴的面隆凸，称**肋面**。肺朝向纵隔的面称**内侧面**，此面近中央处凹陷称肺门，是主支气管、血管、淋巴管和神经进出肺的部位。进出肺门诸结构总称**肺根**。肺前缘和下缘均薄锐，后缘圆钝。

左肺被斜裂分为上、下两叶。右肺被斜裂和水平裂分为上、中、下三叶。中叶的体表投影在右胸前壁第4～5肋间处。

肺下界的位置随呼吸而变动，变动幅度直接反映肺的功能情况。在平静呼吸时，双侧肺下界的体表投影可用三点标示：前在锁骨中线与第6肋交点处，侧在腋中线与第8肋交点处；后在肩胛线与第10肋交点处。可在病人身上通过叩诊确定，然后令病人尽量深呼气后屏住呼吸，在腋中线上叩出肺下界的上升度，再叩出深吸气后的下降度。正常升降均匀为3～4 cm，即变动幅度可达6～8 cm。若变动幅度减小，可作病变的阳性依据。

二、肺的微细结构

肺由实质和间质两部分构成。肺的实质即肺内各级支气管和肺泡，肺的间质为肺内的结缔组织、血管、淋巴管和神经等（图5－8）。

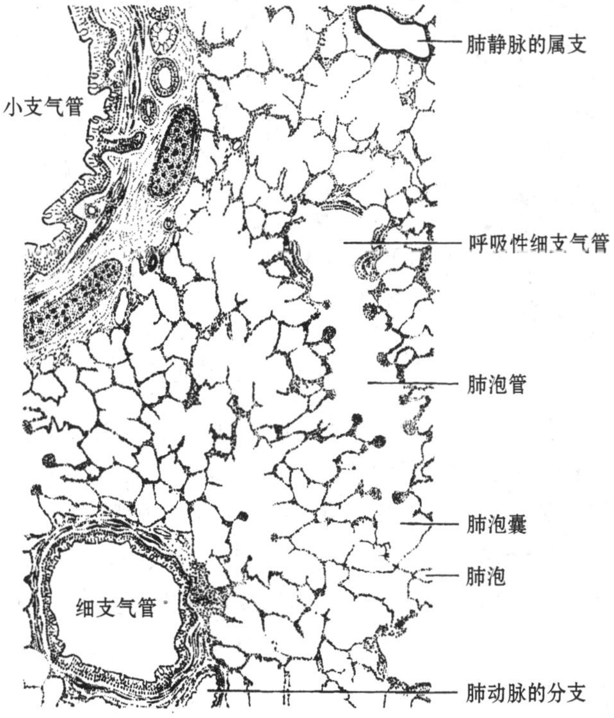

图5－8　肺的微细结构

根据功能的不同，肺的实质

分为导气部和呼吸部。

（一）导气部

导气部由主支气管分支入肺后到终末细支气管为止的各级肺内支气管组成，只有传送气体的功能。主支气管的分支名**叶支气管**。叶支气管的分支名**段支气管**，其所属的肺名**肺段**，双侧肺各有10个肺段。临床上肺的病变采用肺段切除术，可减少健康肺组织被切和减少出血。某肺段内积脓须采取不同的体位让其自然引流咳出，这时判断肺段支气管的开口方向对护理工作而言是重要知识。

主支气管入肺后反复分支，愈分愈细，当分支管径为1 mm左右时，称**细支气管**。其上皮已变成单层柱状上皮，杯形细胞、腺和软骨趋于消失，但平滑肌纤维相对增多，形成完整的环形层。平滑肌的舒缩可调节进出肺泡的气流量。病态情况下，平滑肌反应性、发作性收缩，导致细支气管痉挛，气流阻塞，是哮喘等慢性阻塞性肺病的解剖原因之一。

一根细支气管的分支和肺泡共同构成一个**肺小叶**。肺小叶呈锥体形，其尖朝向肺门，底朝向肺的表面，是肺的功能单位。

（二）呼吸部

呼吸部主要由肺泡构成。但当细支气管的管壁上开始冒出单个的肺泡时，它已具备气体交换的功能，分类上可属呼吸部，名呼吸性细支气管。细支气管越分越细，管壁的肺泡越冒越多，到后来管的上皮和平滑肌完全消失，管不复存在，成为一串肺泡，名肺泡管。单个圆球状的肺泡只是切片上的现象，肺泡只能是半球形，共同围成一个名肺泡囊的空间。

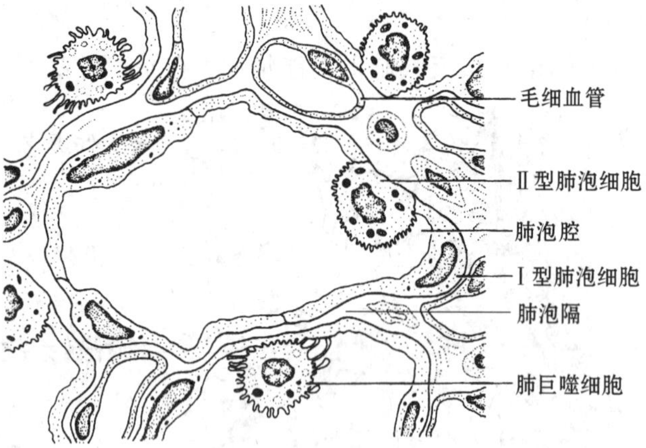

图5-9　肺泡上皮及肺泡隔

肺泡是气体交换的场所。肺泡壁由一层肺泡上皮及其基膜构成。相邻两个肺泡壁之间的结构名**肺泡隔**（图5-9），主要由毛细血管网和以弹力纤维为主的疏松结缔组织构成，还有神经纤维、淋巴管和肺巨噬细胞等。弹力纤维使呼气时肺泡自动回缩，老龄或病理因素可致弹力纤维退变，肺泡扩张成肺气肿病。

气—血屏障指气体交换所通过的结构，包括肺泡内表面的液体层、肺泡细胞及基膜、薄层结缔组织、毛细血管基膜和内皮细胞。有的地方连结缔组织都不存在，两层基膜融合，极薄的屏障利于气体交换。

（本节编者：姚前尹　黄灵钏　黄红明）

第三节 胸膜和纵隔

一、胸膜

胸膜（图5－10）是由单层扁平上皮细胞构成的浆膜。贴于胸壁内面、膈上面和纵隔两侧面的称**壁胸膜**，覆盖在肺表面并伸入肺裂的称**脏胸膜**。壁胸膜又分为**肋胸膜**（贴于胸壁内面）、**膈胸膜**（贴于膈上面）、**纵隔胸膜**（贴于纵隔两侧）和**胸膜顶**（覆盖肺尖）。

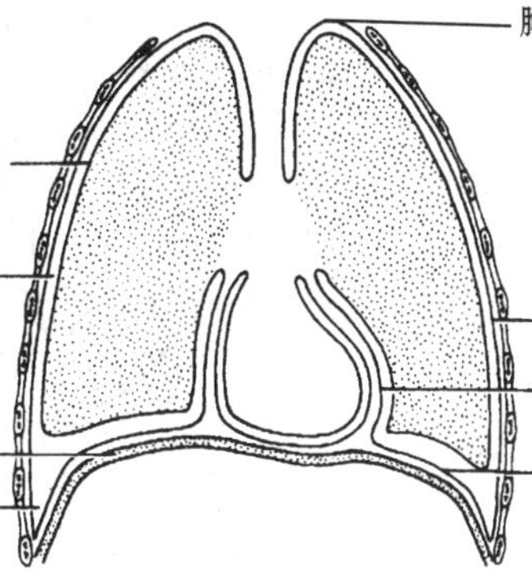

图5－10 胸膜及胸膜腔（冠状断面观）

壁胸膜与脏胸膜在肺根处互相移行，围成密闭的**胸膜腔**（图5－10）。胸膜腔左、右各一，互不相通。胸膜腔内含少量浆液，呼吸时，可减小脏、壁胸膜之间的摩擦。胸膜腔内为负压，使脏胸膜与壁胸膜紧密相贴。胸膜腔有炎症时易发生粘连。

在肋胸膜与膈胸膜的转折处，形成半环形的**肋膈隐窝**，即使深吸气时，肺的下缘也不能到达窝底。肋膈隐窝是胸膜腔的最低部位，当胸膜炎时可在此处积液。胸膜下界（肋膈隐窝底）的体表投影比肺下界低两个肋，即从第6、8、10肋变成第8、10、12肋（图5－11）。肝、脾穿刺点均选在腋中线上的第10肋间，可免刺破胸膜。左侧胸膜的前部并未完全遮盖心包，裸露的心包直接与胸骨及第5、6肋软骨相贴，名心包裸区（图5－11A）。心包积脓切开引流即在此区进行，可免波及胸膜腔。

二、纵隔

（一）定义和周界

纵隔是两侧纵隔胸膜之间的所有器官的总称。纵隔的前界是胸骨，后界为脊柱胸段，上至胸廓上口，下达膈。

（二）分部及内容

以胸骨角平面为界，纵隔分**上纵隔**和**下纵隔**（图5－12）。下纵隔以心包为界，心包及大血管根所在地为**中纵隔**，心包与胸骨体间为**前纵隔**，心包的后面与胸椎体间为**后纵隔**。上纵隔从前向后有胸腺、出入心的大血管、气管、神经、食管、胸导管等。后纵隔从前向后有食管、迷走神经、胸主动脉、胸导管等。心包与胸骨几乎相贴，且有胸膜从双侧介入，虽名前纵隔，但无重要结构。

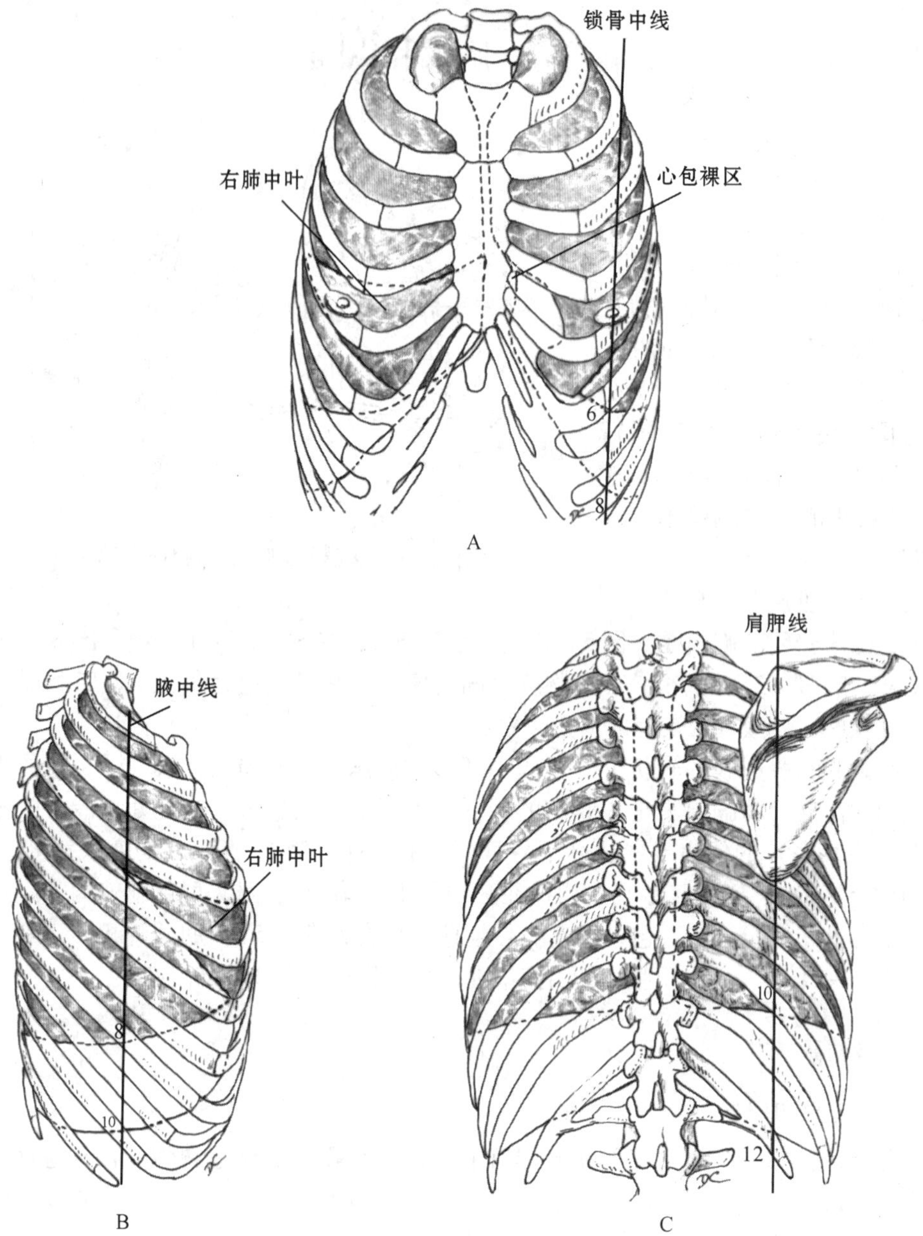

图 5－11　肺及胸膜的体表投影

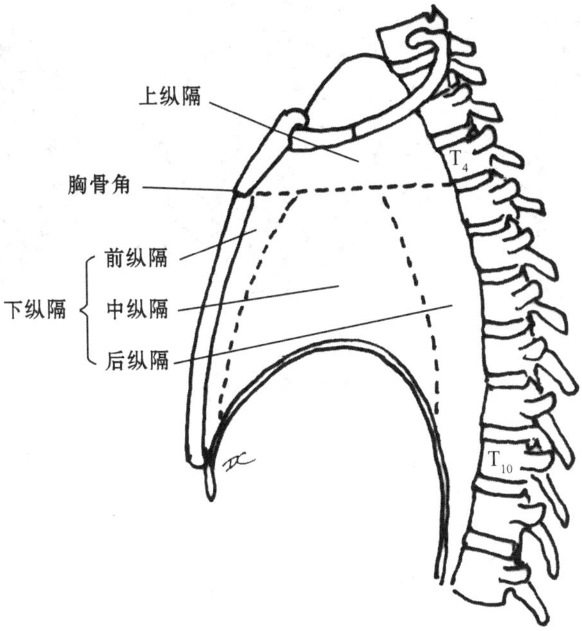

图 5－12　纵隔的分布

（本节编者：姚前尹　黄灵钏　刘伟聪）

［复习与思考］

1. 名词解释：

上呼吸道　鼻旁窦　嗅区　喉结　声门裂　肺尖　肺门　肺根　肺段　肺小叶　肺泡隔　气—血屏障　肋膈隐窝　纵隔　胸腔　胸膜腔

2. 依次列出空气自鼻孔进入，最终到达血液，中途所经呼吸道和结构的名称。然后说出哪些解剖结构变化可导致气道阻塞。

3. 对左侧额、筛、蝶、上颌窦滴药，分别应取何种头位？

4. 简述喉的位置及构成，喉腔的分部及通连，喉阻塞可能发生的部位。

5. 比较左、右主支气管和左、右肺的形态结构特征。

6. 下图为间接喉镜所见，请说出打问号结构的名称。

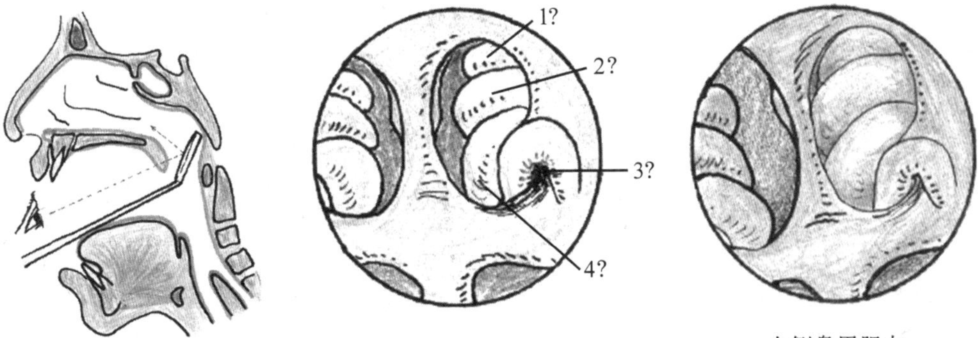

右侧鼻甲肥大

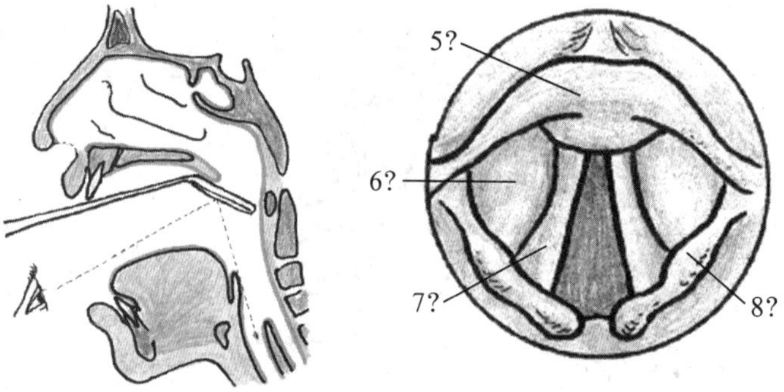

间接喉镜检查所见

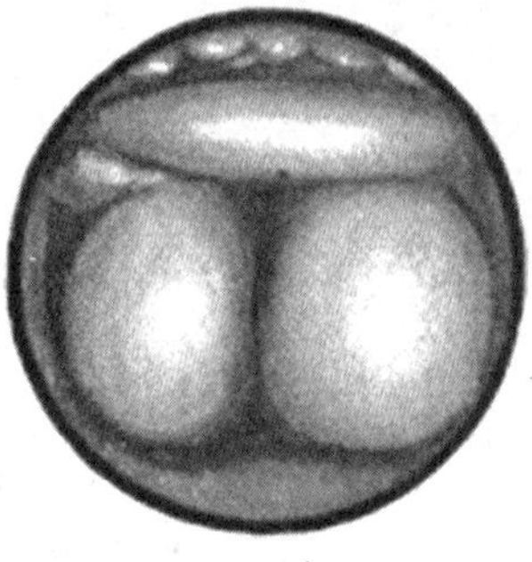

严重喉水肿

第六章　泌尿系统

泌尿系统由肾、输尿管、膀胱和尿道组成（图6－1）。泌尿系统的主要功能是过滤血液，生成和排出尿，将人体代谢过程中产生的废物（如尿素、尿酸等）、多余的水分和无机盐等排出体外，从而维持人体内环境相对稳定。

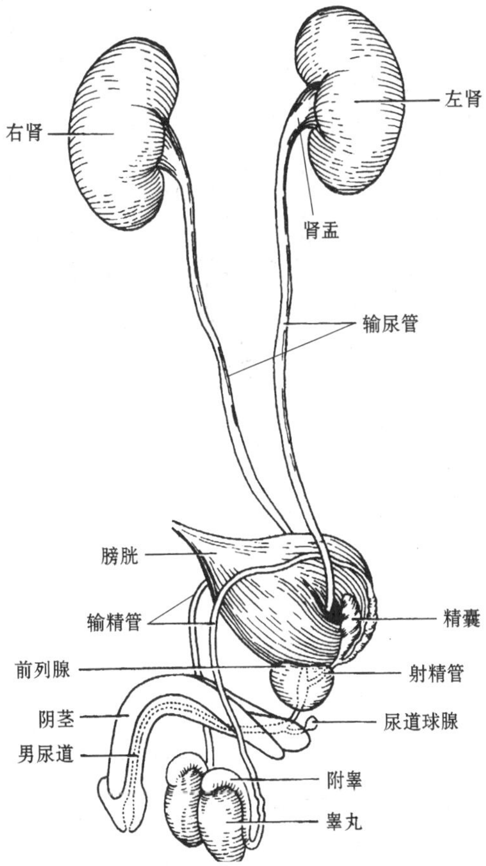

图6－1　男性泌尿、生殖系统概观

肾生成尿，经输尿管输送到膀胱储存。膀胱储积到一定量时，引发尿意，经尿道排出体外。

肾是监控和调节血压的器官之一，执行此功能的解剖结构名肾小球旁器。

第一节　肾

一、肾的形态和位置

肾左、右各一，形似蚕豆，呈红褐色，可分上、下两端，前、后两面，内侧、外侧两缘。肾的内侧缘中部凹陷，称**肾门**。肾门向肾内续连一空腔名**肾窦**。肾门平对第1腰椎体，是肾窦内的肾盂和肾的血管、神经、淋巴管等出入肾的部位。出入诸结构总称**肾蒂**。

肾位于腹后壁脊柱的两侧。通常右肾因与肝相贴，位置比左肾略低（图6－2）。第12肋斜经肾的后方，该肋与竖脊肌外缘相交所成开口向下外的夹角处称**肾区**，一手托住该处，另一手于腹前壁相对按压可触知肾脏。肾区叩击痛警示肾某些疾患。

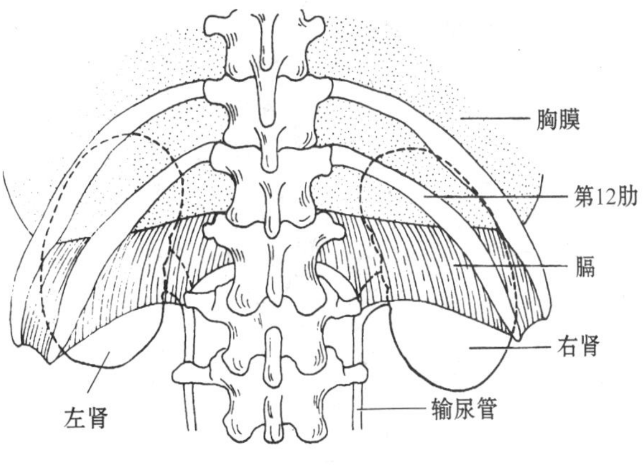

图6－2　肾的体表投影（后面观）

二、肾的被膜（图6－3）

肾的前、后面和外侧包有三层

被膜，由浅入深分别是肾筋膜、脂肪囊和纤维囊。肾筋膜分前、后层，并发纤维束穿过脂肪囊与紧贴肾的纤维囊相连，两层向上与膈下筋膜融为一体，即把肾悬吊于膈以维持肾的位置。但两层在肾的下方并不融合，因此在脂肪大量减少的情况下，如肥胖病人大病后，肾得不到有效支持而形成肾下垂（游走肾）。肾筋膜两层在肾外缘相互融合，向内却始终分离，从而把脊柱前方向大血管及血管周围的神经丛包容于脂肪囊内。临床上常从肾区处插针，将局部麻醉药注入脂肪囊，让药液在肾筋膜两层间沿脂肪囊浸润到神经丛，起治疗作用，此为肾囊封闭。

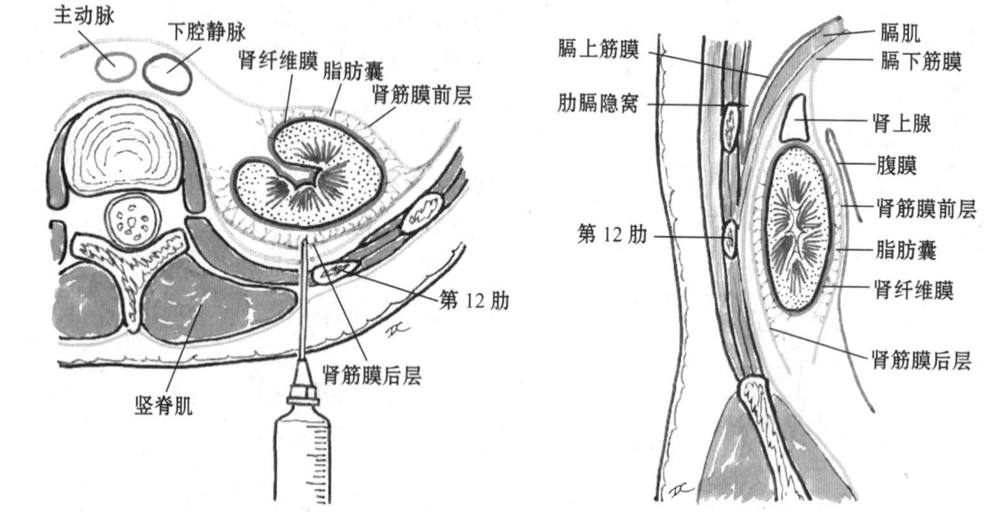

横断面观　　矢状断面观

图 6－3　肾的被膜

三、肾的结构

（一）肾的剖面结构

在肾的冠状面上，可见肾实质分为肾皮质和肾髓质两部分（图6－4）。**肾皮质**构成肾的外周部，富有血管，呈红褐色。**肾髓质**位于肾皮质的深部，呈淡红色，由 15～20 个肾锥体组成。肾皮质深入肾锥体之间的部分称**肾柱**。**肾锥体**的底朝向肾皮质，尖朝向肾门，称**肾乳头**。肾乳头的顶端有许多乳头管的开口。肾乳头被漏斗状的**肾小盏**套着。2～3 个肾小盏合成一个**肾大盏**，2～3 个肾大盏合成肾盂。**肾盂**呈扁漏斗状，出肾门后逐渐变细，在肾下极平面移行为输尿管。

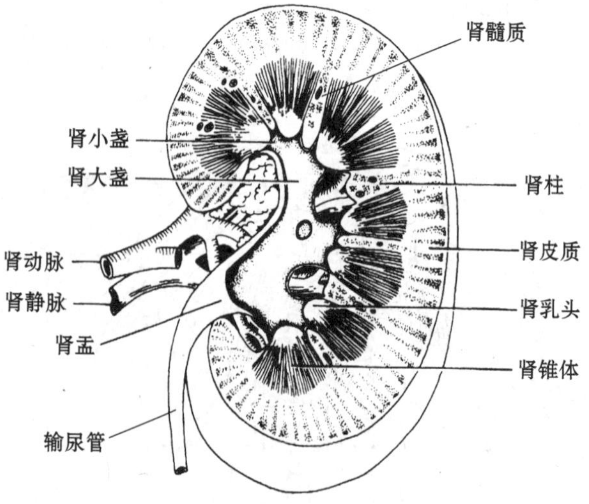

图 6－4　肾的剖面结构（冠状面观）

（二）肾的微细结构

肾的功能单位名**肾单位**，显微镜下肾单位呈管状结构。每侧肾都有数百万个肾单位。每个肾单位由**肾小体**和肾小管组成。

1. 肾小体　**肾小体**位于肾皮质和肾柱内，呈球形，由肾小球和肾小囊（图6－5）构成。

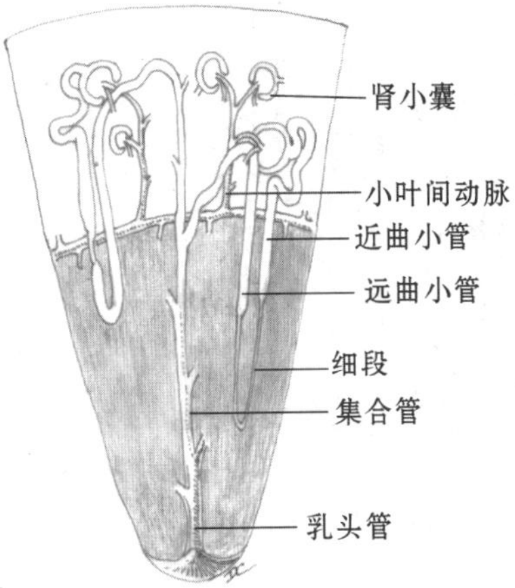

图6－5　泌尿小管和肾血管

（1）**肾小球**（血管球）：是一团蜷曲成球状的毛细血管网，由一条**入球微动脉**分支形成。毛细血管网再汇集成一条**出球微动脉**离开肾小囊。肾小球的毛细血管的内皮细胞有孔，入球微动脉管径比出球微动脉粗，致毛细血管网内血压较高，这两点均利于血液中小分子物质的滤出。

（2）**肾小囊**：是肾小管起始端的盲囊，呈双层凹杯状包绕肾小球，内、外两层之间的腔隙称**肾小囊腔**（图6－6）。肾小囊的外层为单层扁平上皮；内层为多突起的上皮细胞，称**足细胞**（图6－7）。足细胞伸出几个大的突起，大突起再分出许多指状的小突起，紧贴于毛细血管基膜外面；小突起互相交错成栅栏状，小突起间的窄隙有一层**裂孔膜**覆盖。

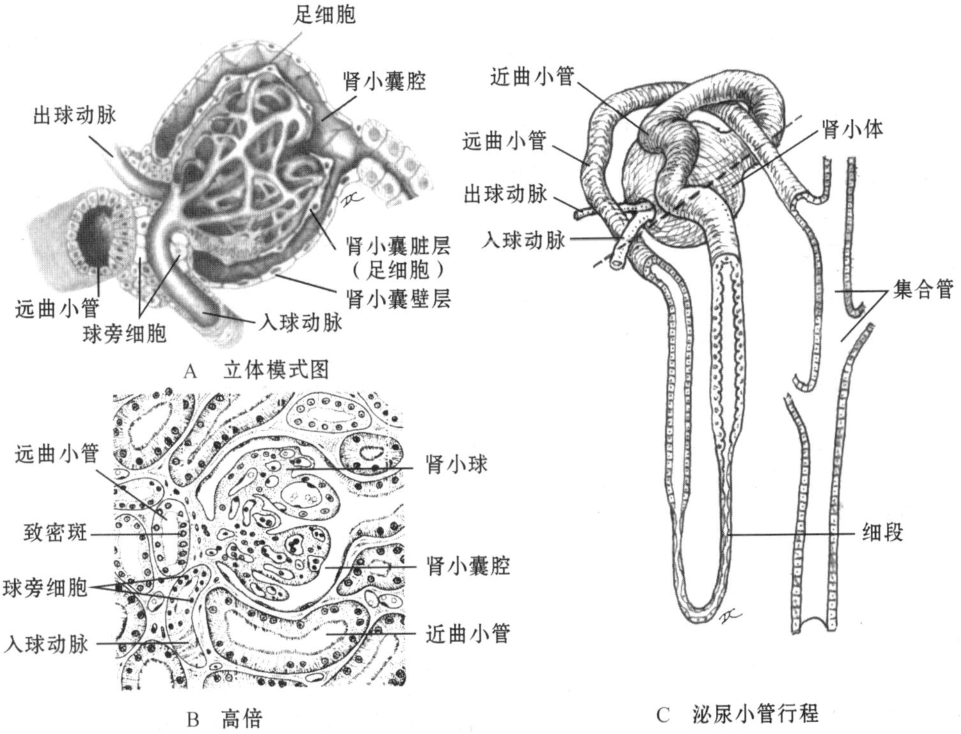

图6－6　肾皮质的微细结构（A、B图相当于经C图虚线的切面）

血液流经肾小球时，除血球和蛋白质等大分子物质以外，其余均可通过有孔的内皮细胞、基膜和裂孔膜滤入肾小囊腔，这三层结构合称**滤过屏障**，又称滤过膜。滤入肾小囊腔的滤液称原尿。

2. **肾小管** 是一条主要由单层立方上皮构成的纡曲管道，盘绕于相连的肾小体旁边，但在其全长中份偏后处有一段袢状部从肾皮质（或肾柱）伸入肾锥体内，然后又回到肾皮质（或肾柱）（图6－6）。此袢中有一段由单层扁平上皮构成，致管的内、外径均变小，名细段。因而肾小管从肾小体起，可分成近曲小管、细段和远曲小管三部分。各远曲小管像小溪汇成江河那样，依次汇成集合管，此管行向髓质，在肾乳头处开口于肾小盏，最长的集合管相当于肾实质的厚度。肾小管和集合管的功能有二：一是将原尿中的水、葡萄糖、氨基酸、无机盐等大部分或全部重吸收入血；二是以分泌的方式将代谢产物和摄入体内的各种药物排入尿中，形成终尿。临床上通过检验终尿的成分或向血中注入试剂然后测量它在尿中的排泄总量，即可测知肾小球和肾小管的功能情况。

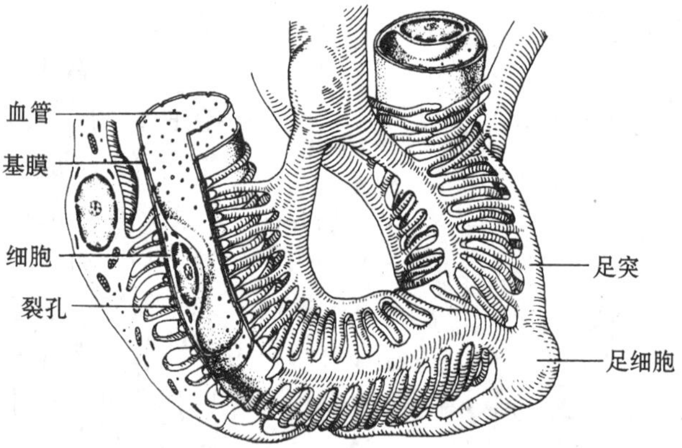

图6－7 足细胞与毛细血管的超微结构

3. **肾小球旁器** 又名球旁复合体，是调节血压、保持体液和电解质平衡的重要装置，由球旁细胞和致密斑组成（图6－6）。

（1）**球旁细胞**：位于入球微动脉临分支前的壁内，细胞呈立方形。它是个血压感受器，当血压下降或肾缺血时，其细胞即分泌肾素，引发两个反应：一是全身小动脉平滑肌收缩，加强血流阻力从而提高血压；二是促进肾小管对钠的重吸收，通过保水增加血量从而提高血压。

（2）**致密斑**：位于靠贴球旁细胞的远曲小管的管壁上，其细胞变成窄小的柱状，排列紧密故得其名。它是个化学感受器，能感知管内钠浓度的变化。浓度降低时它将信息传至球旁细胞，球旁细胞分泌肾素，起到保钠保水升血压的作用。

四、肾的血管

肾的血管分布特点有：

（1）肾动脉粗而短，直接发自腹主动脉，故肾的血流量大、流速快，每分钟流过双肾的血量约1 000～1 200 ml，每4分钟全身血即被过滤一次，有利于代谢废物的排除。

（2）肾是人体内动脉分支成毛细血管网再合成动脉的唯一器官。由于入球微动脉比出球微动脉粗，故肾小球内的血压较高，有利于肾小体发挥滤过作用。

（3）出球微动脉出肾小囊后，再次形成毛细血管网，分布于肾皮质和肾柱，即肾小管周围，有利于肾小管发挥重吸收作用。肾动脉另外发支供应髓质的小管。肾小管周围的毛细血管网汇集成小静脉，最后合成肾静脉出肾。

（本节编者：林伟贞　毛立新　黄佑铭）

第二节　输尿管、膀胱和尿道

一、输尿管

输尿管是一对细长的肌性管道，上接肾盂，贴腹后壁沿脊柱两侧下行，进入小骨盆腔，斜穿膀胱壁，开口于膀胱底内面的输尿管口（图6－1）。输尿管壁由黏膜、肌层和外膜构成，黏膜上皮为变移上皮。

输尿管管径约0.5～0.7 cm，有三处较狭窄，分别在起始处、跨小骨盆上口处和斜穿膀胱壁处，是结石可能滞留的部位。

二、膀胱

膀胱是贮尿的肌性囊状器官，它的形态、大小和位置随其充盈程度的不同而有较大变化。成年人膀胱的容量一般为300～500 ml，膀胱空虚时呈正三棱锥形（图6－1）。膀胱底的内面，有左、右输尿管口和一个尿道内口，其间的三角形区域，称**膀胱三角**（图6－8）。膀胱三角内黏膜平滑无皱襞，是膀胱肿瘤和结核的好发部位。

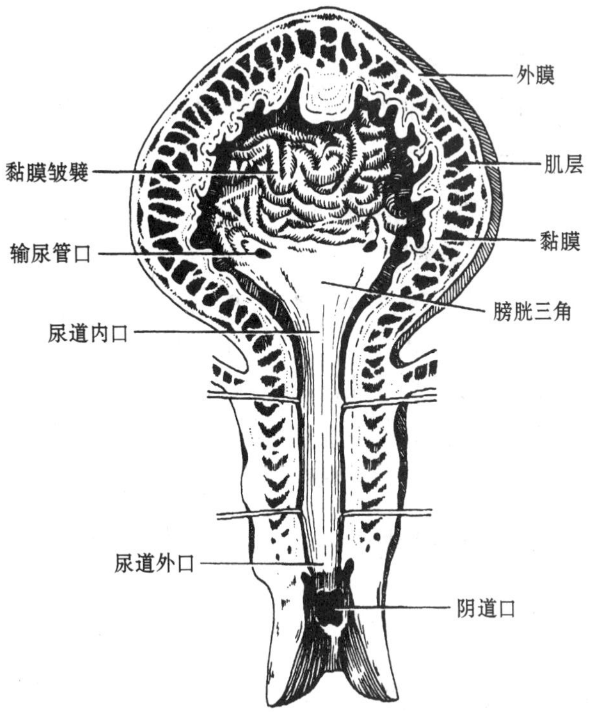

图6－8　女性膀胱和女尿道（沿尿道切面观）

新生儿的膀胱大部分在腹腔内，幼儿渐降，至成人时空虚的膀胱位于骨盆腔的前部，其后方在男性与直肠、精囊腺相邻，在女性则与子宫、阴道相邻。膀胱顶面被有腹膜，腹膜随膀胱充盈而被顶高，这时膀胱前面直接与腹前壁相贴。对膀胱胀满而尿没法外排外导的情况下，可经耻骨联合上缘做膀胱穿刺放尿而不致感染腹膜腔（图6－9）。

膀胱壁由黏膜、肌层和外膜构成。在膀胱空虚时，除膀胱三角外，黏膜形成许多皱襞。黏膜的上皮为变移上皮。肌层由平滑肌构成，可分三层，共同构成**膀胱逼尿肌**。在尿道内口处，有环行平滑肌构成的膀胱括约肌，又名尿道内括约肌。

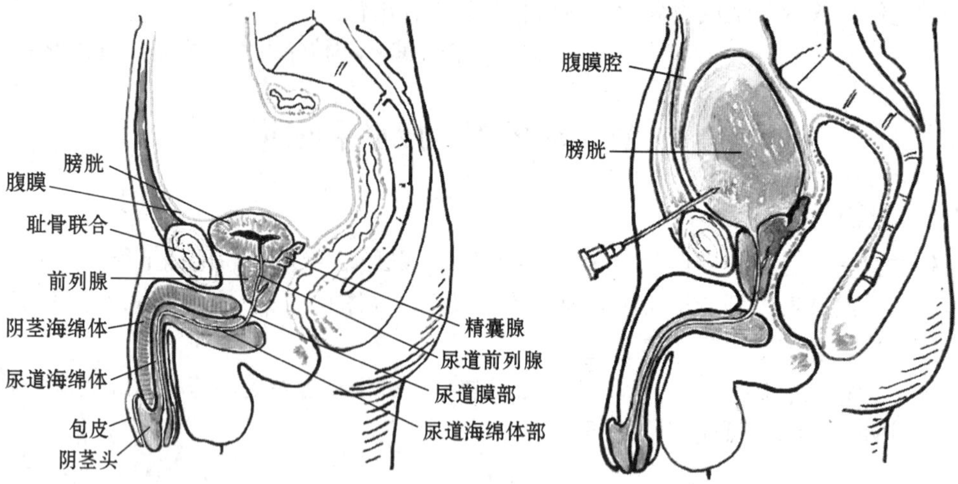

图6－9　膀胱穿刺

三、尿道

尿道是向体外排尿的管道，男、女尿道的形态和功能有所不同。

（一）男尿道

见男性生殖系统（图7－5）。

（二）女尿道

女尿道（图7－6，图7－9）起于尿道内口，经阴道前方下降，穿过尿生殖膈，终于尿道外口，全长3～5 cm，直径达0.6 cm。在尿道穿过尿生殖膈处，有骨骼肌构成的**尿道外括约肌**，可控制尿的排放。由于女尿道短而宽直，故易引起逆行性泌尿系统感染。

（本节编者：毛立新　黄佑铭　林伟贞）

[复习与思考]

1. 名词解释：

肾门　肾窦　肾蒂　肾区　肾单位　肾小球旁器　肾被膜　滤过屏障　膀胱三角

2. 请依次列出原尿从肾小球滤过膜滤出，到终尿从尿道外口外排，其间所经各段管道的名称（肾小管不用分段）。

3. 下列症状是何处或何段病变所致？

（1）无尿（24小时尿量在100 ml以下）；

（2）血尿、蛋白尿；

（3）尿崩症（24小时尿量在5 000 ml以上）；

（4）尿潴留；

（5）尿失禁。

4. 女性泌尿系统的感染为何较男性多见？

第七章　生殖系统

男、女性生殖系统的器官包括生殖腺、输送管道和附属腺，按其所在位置可分为**内生殖器**和**外生殖器**。外生殖器指外形可见的性交器官。

生殖系统的功能是生成生殖细胞、繁殖新个体和分泌性激素。

第一节　男性生殖系统

男性内生殖器包括睾丸、附睾、输精管、射精管、精囊腺、前列腺和尿道球腺，男性外生殖器包括阴囊、阴茎及尿道（图7－1）。

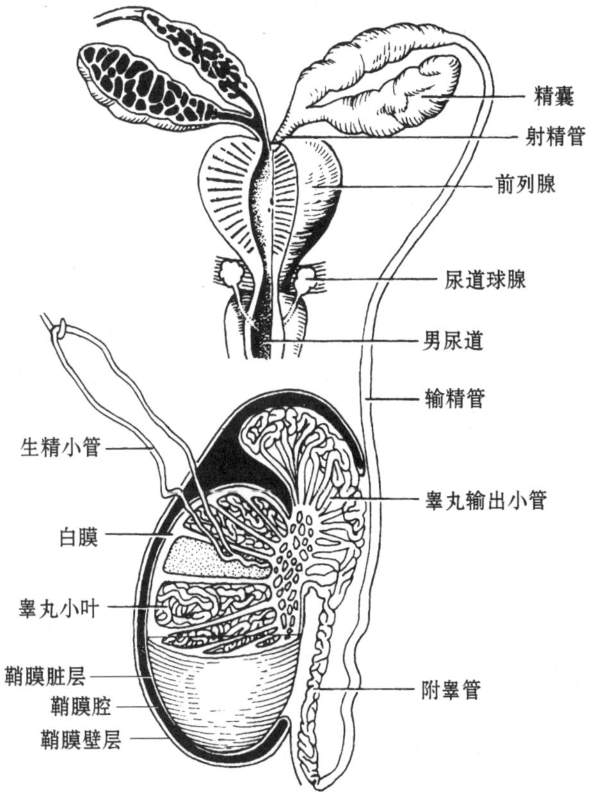

图7－1　睾丸和附睾的结构及排精途径

一、睾丸

睾丸是男性生殖腺，有产生精子和分泌雄激素的功能。

（一）睾丸的位置和形态

睾丸（图7－1）位于阴囊内，左、右各一，呈扁椭圆形，表面光滑。睾丸的后缘是血管、淋巴管和神经出入的部位。除后缘外，睾丸有**鞘膜**包被。鞘膜由浆膜构成，与腹膜同源，分脏、壁两层形成封闭的**鞘膜腔**。

（二）睾丸的微细结构（图7－2）

睾丸表面覆盖着鞘膜脏层，深面是一层由致密结缔组织构成的**白膜**。白膜在睾丸后缘增厚并伸入睾丸实质，将睾丸分隔成许多锥形的空间，容纳**睾丸小叶**。每个睾丸小叶由1～4条生精小管和睾丸间质构成。

1. 生精小管　为细长而弯曲的小管，又称**曲精小管**，是产生精子的部位，其管壁上皮由多层生精细胞和支持细胞组成。

（1）生精细胞：为一系列发育、分化程度不同的细胞的总称，呈圆形。最幼稚的生精细胞称精原细胞，紧贴生精小管的基膜，体积较小。从青春期开始，在垂体促性腺激素的作用下，精原细胞不断分裂增殖，部分精原细胞经历**初级精母细胞**、**次级精母细胞**等发育阶段，并逐渐向管腔推移，形成精子细胞。**精子细胞**较小，所含的染色体数已减半，为23条（22 + X或22 + Y）。精子细胞经过变形，成为精子。

精子形似蝌蚪，长约60 μm，分头、尾两部。头的正面观呈卵圆形，侧面观呈扁梨形，主要由染色质高度浓缩的细胞核构成。头的前2/3覆盖着**顶体**，顶体内含多种水解酶，能分解卵外周的结构，以进入卵内。尾细长，其摆动能使精子快速前进。

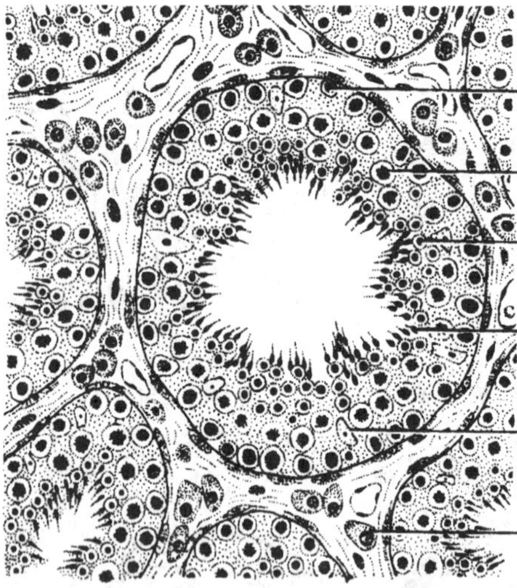

图7－2　睾丸的微细结构

（2）支持细胞：呈长锥体形，体积较大，具有支持和营养生精细胞的作用。

2．睾丸间质　为生精小管之间的疏松结缔组织，含有丰富的血管和淋巴管，间质内有呈圆形或多边形的间质细胞。**间质细胞**是内分泌细胞，能分泌雄激素。雄激素有促进生殖器官发育、精子形成以及激发和维持男性第二性征的作用。

二、附睾

附睾（图7－1）紧贴睾丸的上端和后缘，分头、体、尾三部分，由十多条睾丸输出小管和一条极为盘曲的**附睾管**构成。睾丸输出小管一端接生精小管，另一端汇入附睾管。附睾管的末端移行为输精管（图7－1）。生精小管产生的精子经睾丸输出小管进入附睾管。附睾具有贮存、营养和输送精子的功能，并使精子继续发育成熟。

三、输精管和射精管

输精管（图7－1）是附睾管的延续，沿睾丸后缘上行出阴囊后，穿过腹股沟管入腹腔，再向下进入骨盆腔，到达膀胱底的后方，其末端与精囊腺的排泄管汇合成射精管。**射精管**（图7－1）很短，穿过前列腺实质，开口于尿道前列腺部。输精管、射精管和尿道都是输送精子的管道。

输精管行经阴囊和腹股沟管的一段，与伴行的血管、淋巴管和神经等一起被筋膜包绕，形成圆索状的结构，称**精索**。

四、精囊腺和前列腺

（一）精囊腺

精囊腺（图7－3）是一对由短管盘曲而成的椭圆形器官，位于膀胱底后方、输精管末段的外侧。精囊腺的排泄管与输精管末端合成射精管。精囊腺的分泌物参与组成精液。

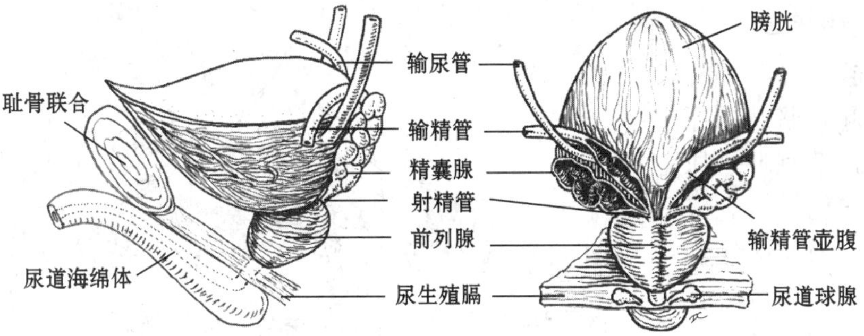

图 7-3　精囊腺和前列腺

（二）前列腺

前列腺（图 7-3）形似栗子，位于膀胱与尿生殖膈之间，后方紧邻直肠，可伸指入直肠触知其形态、大小，可按压取前列腺液，腺内有尿道穿过。前列腺的分泌物于射精时排入尿道内，参与精液的组成。

精液为乳白色黏稠的液体，呈弱碱性，由精子及附睾管、精囊腺、前列腺等的分泌物共同组成。射精时，精液经附睾管、输精管、射精管和尿道排出体外。正常成年男子每次射精的精液量约 2 ~5 ml，含精子约 3 亿 ~5 亿个。

五、男性外生殖器

（一）阴囊

阴囊是位于阴茎后下方的一个皮肤囊袋。阴囊的皮肤薄而柔软，浅筋膜含平滑肌，称肉膜。肉膜中平滑肌的舒缩，可改变皮肤表面积以调节阴囊内的温度，利于精子的发育。阴囊温度比体温低 1 ~2 度。

（二）阴茎

阴茎（图 7-4）由两条**阴茎海绵体**、一条**尿道海绵体**以及外包的筋膜、肌肉和皮肤构成。尿道海绵体内有尿道穿过，其前端膨大为阴茎头，头尖端有尿道外口，后端圆钝名尿道球，附于尿生殖膈下面。在阴茎头的周缘，皮肤形成双层的**阴茎包皮**。阴茎头外露或被包皮包被均属正常，若包皮口很小，阴茎头不能外露，称包茎，须行包皮环切术，切除一段包皮。阴茎海绵体的后部固定于耻骨和坐骨。

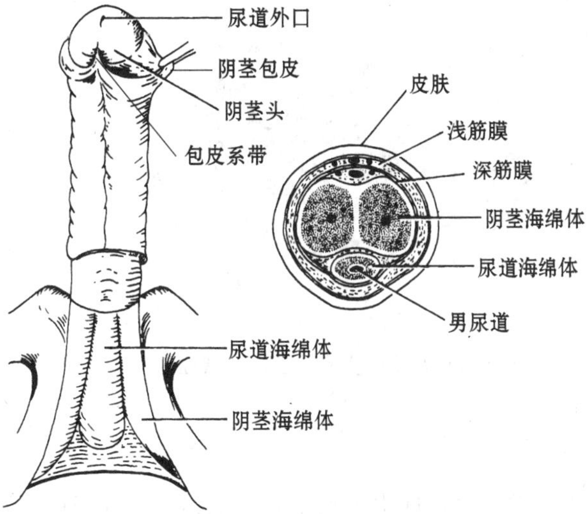

图 7-4　阴茎的形态和结构

（三）男尿道

男尿道（图7-5）长而弯曲，起自膀胱的尿道内口，穿过前列腺、尿生殖膈和尿道海绵体，终于尿道外口，兼有排尿和排精的功能。成人尿道长约18 cm，管径粗细不均，约5～7 mm，以外口最窄，导尿管能过外口，即可顺利到达膀胱。尿道按穿过的结构不同，分前列腺部、膜部和海绵体部。前列腺部有射精管和前列腺多条排泄管的开口。膜部即尿生殖膈部，有尿道括约肌环绕，可随意志开闭尿道。尿道有两个弯曲，耻骨前弯可牵直阴茎而消失，**耻骨下弯**恒定存在，导尿时要注意不要在该处捅破尿道。

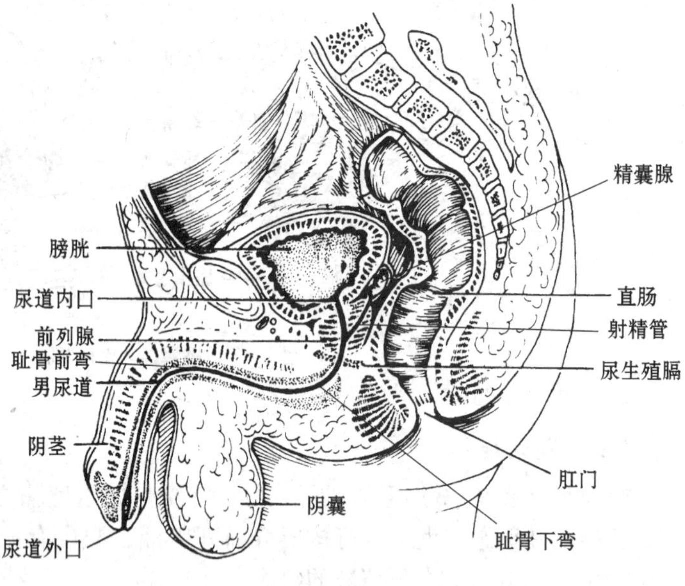

图7-5　男性骨盆腔（正中矢状面观）

（本节编者：黄永存　刘伟聪　梁军）

第二节　女性生殖系统

女性内生殖器包括卵巢、输卵管、子宫和阴道（图7-6，图7-7），外生殖器即女阴。

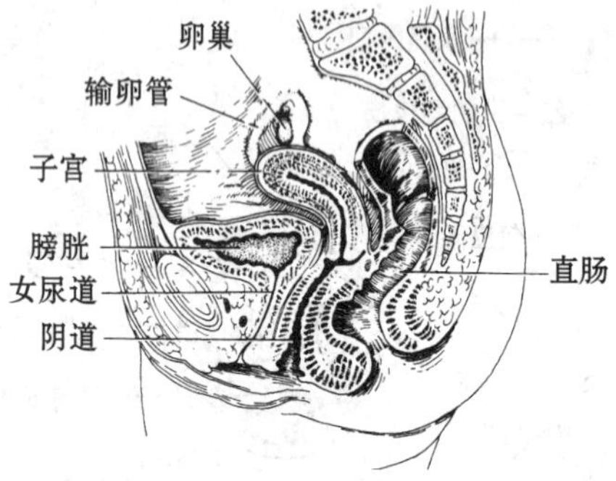

图7-6　女性骨盆腔（正中矢状面观）

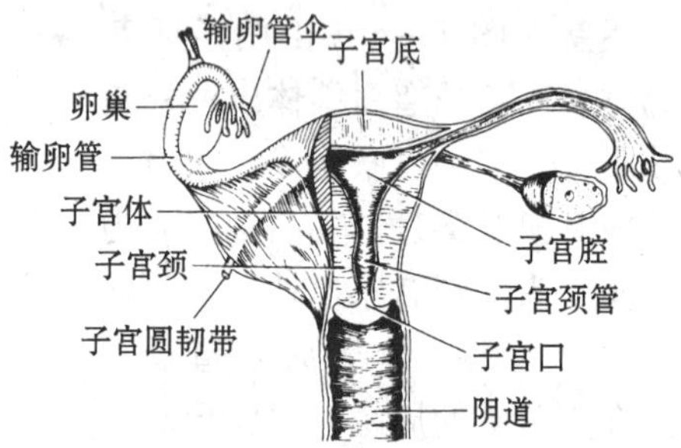

图7-7　女性内生殖器（冠状面观）

一、卵巢

卵巢是女性生殖腺，有产生卵子、分泌雌激素和孕激素的功能。

（一）卵巢的位置和形态

卵巢左右各一，贴于小骨盆的两侧壁。卵巢呈椭圆形，分上、下两端，内、外侧两面，其前缘附于阔韧带后面，是血管、淋巴管和神经出入的部位。

（二）卵巢的微细结构（图 7－8）

卵巢的表面覆盖立方上皮，无腹膜覆盖。上皮的深面是薄层致密结缔组织，称**白膜**。卵巢实质分为外周部的卵巢皮质和中央部的卵巢髓质。卵巢皮质内含处于不同发育阶段的卵泡以及黄体等；卵巢髓质由疏松结缔组织、血管、淋巴管和神经等构成。

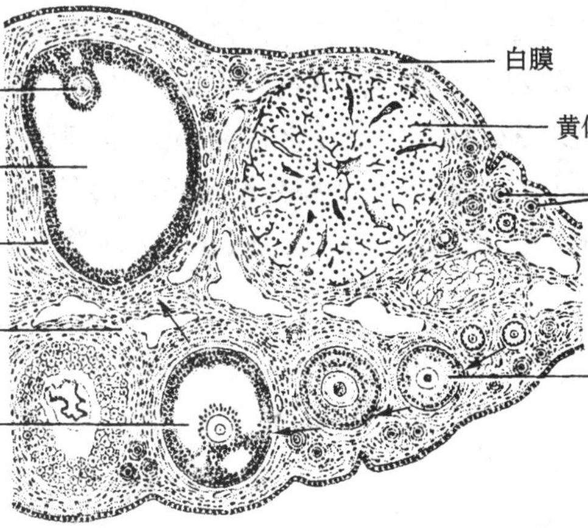

图 7－8　卵巢的微细结构

（三）卵巢的周期性变化

在青春期前，卵巢皮质内约有 4 万个原始卵泡。青春期开始，在脑垂体分泌的促卵泡成熟激素的作用下，卵巢内发生周期性变化，总称**卵巢周期**。卵巢周期历时 28 天，包括周而复始的 4 个阶段：卵泡发育成熟→排卵→黄体形成→黄体退化。

1. 卵泡发育成熟　卵泡的生长发育是一个连续的过程，可分为以下 3 种卵泡来叙述：

（1）原始卵泡：位于皮质浅部，体积小，数量多，由一个初级卵母细胞及其周围的一层扁平的卵泡细胞组成。卵泡细胞对卵母细胞起支持和营养作用。

（2）生长卵泡：从青春期开始，在垂体促性腺激素的作用下，每月都有一些原始卵泡先后进入生长发育，统称生长卵泡。卵泡中的初级卵母细胞逐渐增大，卵泡细胞不断分裂增殖，由一层扁平细胞逐渐变为多层立方形细胞，并分泌卵泡液。同时，在卵泡细胞之间出现一些充满卵泡液的小腔，小腔逐渐扩大并融合，形成大的**卵泡腔**。卵泡腔随卵泡的生长而逐渐扩大，将初级卵母细胞及其周围的卵泡细胞挤到卵泡腔的一侧，其余的卵泡细胞构成卵泡壁。同时，卵泡周围的结缔组织形成含有较多细胞和血管的**卵泡膜**。卵泡细胞和卵泡膜细胞都分泌雌激素。

（3）成熟卵泡：一般每 28 天只有一个生长卵泡发育成熟，其他的生长卵泡则先后退化。**成熟卵泡**体积很大，直径达 1 cm 以上，并向卵巢表面突出。在排卵前，成熟卵泡内的初级卵母细胞完成第一次成熟分裂，成为次级卵母细胞。

2. 排卵　排卵是成熟卵泡破裂，次级卵母细胞随卵泡液从卵巢排出的过程。排卵的时间在月经周期第 14 天左右。卵子排出后，如在 24 小时内未受精，次级卵母细胞即退化，随月经排出体外。

3. 黄体形成　排卵后，卵泡壁塌陷，卵泡细胞和卵泡膜细胞在脑垂体分泌的黄体生成激素的作用下增殖分化形成一个血管丰富的内分泌细胞团，新鲜时呈黄色，称为**黄体**。**黄体细胞**分泌黄体素，维持子宫内膜增生。

4. 黄体退化　若卵子受精，黄体继续发育，持续到妊娠4～6个月才退化。若卵子未受精，黄体在排卵后两周即退化，子宫内膜没有黄体素的支持，乃崩溃脱落成为月经。

女性从青春期到绝经期，每隔28天左右排出一个卵子，两侧卵巢交替排卵，一生中排卵400余个。

二、输卵管

输卵管是一对输送卵细胞的弯曲管道，连结子宫底两侧。输卵管内侧端开口于子宫腔；外侧端开口于腹膜腔，称输卵管腹腔口。输卵管内侧1/3段细而直，是结扎输卵管的部位；外侧2/3段粗而弯曲，称输卵管壶腹，卵子通常在此部受精，其末端扩大呈漏斗状，周缘有许多指状突起，称输卵管伞（图7－7）。卵巢排出的卵子经腹膜腔进入输卵管腹腔口，并向子宫腔推进。结扎输卵管可阻止卵子进入子宫腔，达到绝育的目的。

三、子宫

子宫是孕育胎儿的器官。

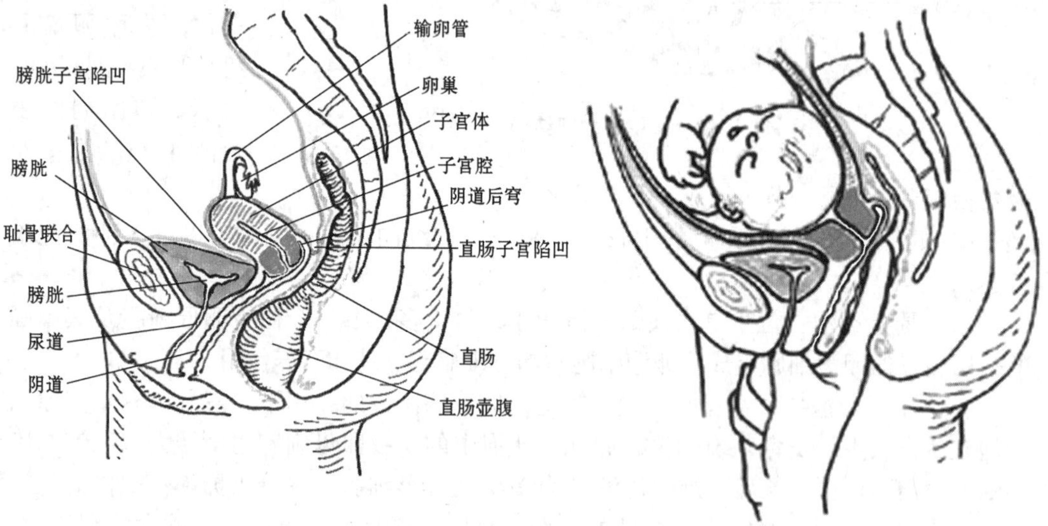

图7－9　子宫的形态和位置

（一）子宫的形态和位置（图7－9）

子宫位于骨盆腔中部，在膀胱和直肠之间。成人子宫似倒置的梨形，鸭蛋大，前后略扁。子宫可分为三部分：上端圆凸的部分称**子宫底**，下部较细的圆柱状部分称**子宫颈**，子宫底与子宫颈之间的部分称**子宫体**（图7－7）。腔分为子宫腔和子宫颈管两部分。**子宫腔**位于子宫体内，为前后扁的三角形裂隙，其两侧角有输卵管的开口，其下角通子宫颈管。**子宫颈管**位于子宫颈内，其下口名**子宫口**，对向阴道后壁。临产前可伸指入直肠，隔着直肠前壁和阴道后壁，触知子宫口的开大情况。

子宫颈位置较固定，子宫体的位置常因体位及膀胱直肠的盈虚而变化。当人体站立，膀胱空虚时，子宫呈前倾前屈位，伏在膀胱上面。**前倾**指子宫颈长轴向前倾斜，与阴道长轴构成向前张开的夹角。前屈指子宫体向前屈折，子宫体长轴与子宫颈的长轴构成向前下张开的夹角。正常子宫底不超过小骨盆上口。伸指入阴道可触知子宫颈下端，其位置正常在双侧坐骨棘连线平面上方。降至此平面以下即为子宫脱垂。

（二）子宫的韧带

从子宫颈的前后和两侧都有成对的韧带连至骨盆壁，对子宫颈起固定作用，其中的**子宫阔韧带**为双层腹膜，从子宫两侧连至盆侧壁及盆底。将盆腔分成前后两部分，其上缘即游离缘，内为输卵管，其下缘接盆底，内有进出子宫的血管、神经等。阔韧带内尚有**子宫圆韧带**，左右各一，自子宫外上角向前外达腹前壁，穿过腹股沟管，附于大阴唇深面，维持子宫前倾前屈。

（三）子宫的微细结构（图 7－10）

子宫壁由内向外分三层，即子宫内膜、子宫肌层和子宫外膜。**子宫内膜**由上皮和固有层构成。上皮为单层柱状上皮；固有层较厚，内含**子宫腺**和丰富的血管等。固有层内的动脉呈螺旋状，称螺旋动脉。**子宫肌层**很厚，由平滑肌束和结缔组织构成，含有丰富的血管。**子宫外膜**大部分为浆膜，表面光滑。

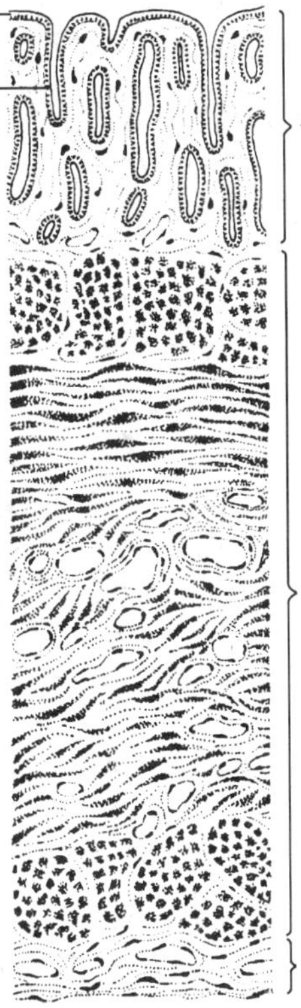

图 7－10 子宫的微细结构

（四）子宫内膜的周期性变化及其与卵巢周期性变化的关系

自青春期开始到绝经期止，在卵巢分泌的雌激素和孕激素的作用下，子宫底和子宫体的内膜出现周期性变化，每 28 天左右发生一次内膜脱落、出血、修复和增生，称**子宫周期**或**月经周期**。每个月经周期从月经的第 1 天起到下次月经来潮前一天止，可分为三个时期（图 7－11）：

1. 月经期　月经周期的第 1～4 天。由于卵子未受精，黄体开始退化，孕激素和雌激素的分泌量急剧减少，子宫内膜的螺旋动脉持续收缩，致内膜缺血、萎缩，内膜大部分脱落，血管破裂出血。脱落的子宫内膜随血液一起经阴道排出，形成月经。

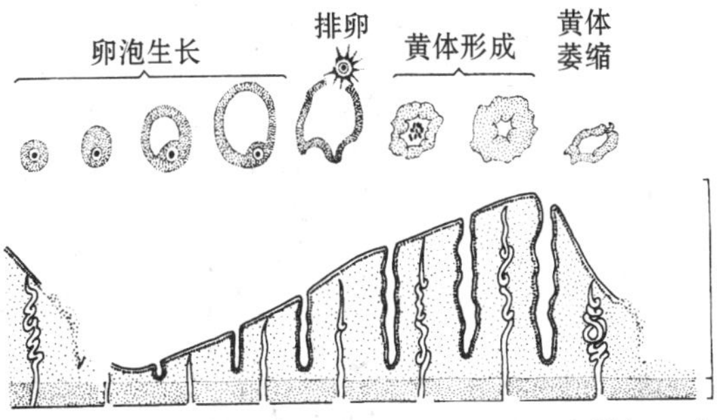

图 7－11 子宫内膜的周期性变化及其与卵巢的周期性变化的关系（示意图）

2. 增生期　月经周期的第 5～14 天。此时，卵巢内有若干原始卵泡进入成长发育，分泌雌激素。在雌激素的作用下，剩下的子宫内膜增生修补，内膜逐渐增厚，子宫腺和螺旋动脉增长并弯曲。增生期末，卵巢内的成熟卵泡排卵。

3. 分泌期　月经周期的第 15 ~ 28 天。排卵后，卵巢内黄体逐渐形成，在黄体分泌的大量孕激素和雌激素共同作用下，子宫内膜进一步增厚，螺旋动脉充血、弯曲，子宫腺腺腔扩大，充满分泌物，此时的子宫内膜适宜于胚泡的植入和发育。若卵子未受精，则黄体退化，到本期末，子宫内膜又大部分脱落、出血，进入下一个月经周期。

四、阴道

阴道（图 7 – 9）是排出月经和娩出胎儿的通道，阴道位于骨盆腔中央，连结子宫和外生殖器，前方与膀胱和尿道相邻，后方与直肠和肛管相邻。阴道上端包绕子宫颈的下部，形成阴道穹，其中以阴道后穹较深，与腹膜腔之间仅隔以薄层阴道后壁和腹膜。阴道下端以**阴道口**开口于阴道前庭。处女的阴道口周围有处女膜。

阴道壁富于伸展性，其黏膜上皮为复层扁平上皮。在卵巢周期的影响下，阴道上皮细胞的形态也发生周期性变化。临床上通过阴道上皮脱落细胞的涂片观察，可间接了解卵巢的功能状态。

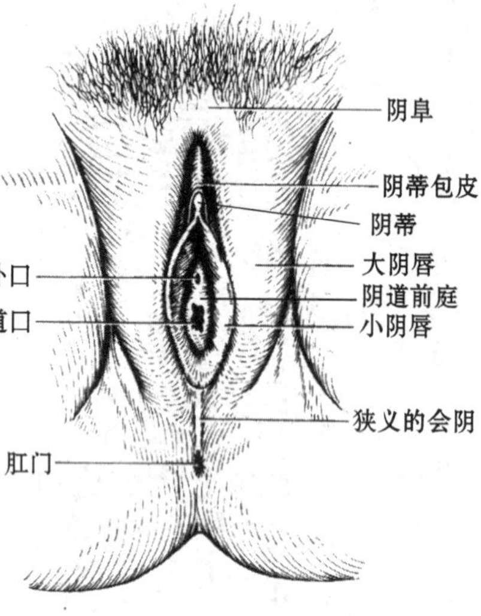

图 7 – 12　女性外生殖器

五、女性外生殖器

女性外生殖器（图 7 – 12）即女阴，包括**阴阜**、**大阴唇**、**小阴唇**和**阴蒂**等结构。

两侧小阴唇之间的裂隙称**阴道前庭**，其前上部有尿道外口，后下部有阴道口。阴道口两侧的大阴唇深面各有一个**前庭大腺**，形如豌豆，其分泌物借细小的导管排入阴道前庭，润滑阴道口。

（本节编者：涂秀菊　黄永存　梁军）

第三节　乳房和会阴

一、乳房

乳房是泌乳器官。成年女子的乳房呈半球形，位于第 3 ~ 6 肋间。乳腺贴于胸大肌的前面，可滑动。乳腺癌侵入肌组织，则表现为推不动的包块。乳房中央有**乳头**，乳头周围环形的色素沉着区为**乳晕**。乳房由皮肤、乳腺和脂肪组织等构成。每侧乳房内含 15 ~ 25 个乳腺叶。乳腺叶的输出管称输乳管，开口于乳头（图 7 – 13），其特点是宽、短、直，管内径最大处达 1 mm。乳房内有一套悬吊系统称 Cooper 韧带，起于胸大肌筋膜，网格样穿越腺组织后终止至皮下。Cooper 韧带若受

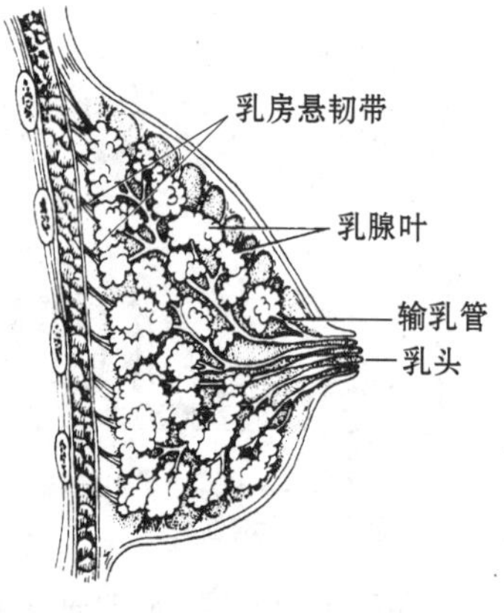

图 7 – 13　乳房（矢状面观）

乳腺癌侵犯即缩短，把皮肤拉成一个个小凹，加上淋巴回流不畅致皮肤水肿，小凹更为显著，称橘皮样变（图 7－14）。水肿严重时可表现为乳头内陷，成为乳腺癌的特征。

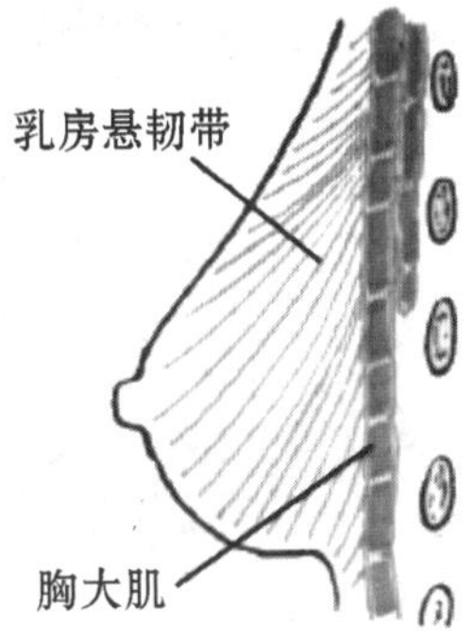

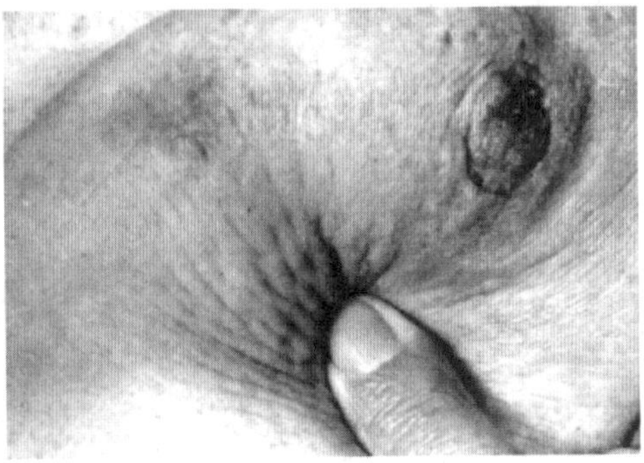

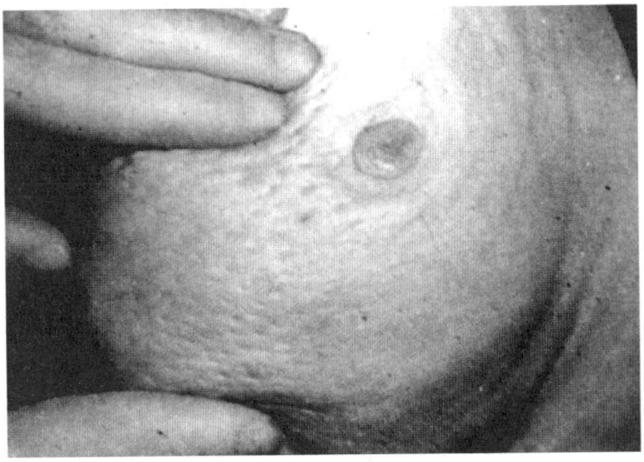

图 7－14　乳房橘皮样变

男性乳房不发达。乳头位于第 4 肋间，可作数肋的标志。

二、会阴

会阴指封闭骨盆下口、从皮肤到腹膜的全部软组织的总称。会阴呈菱形，常以两侧坐骨结节之间的连线为界，将会阴分成前、后两个三角形的区域（图 7－15）。前方的称尿生殖区，以尿生殖膈为基础，男性有外生殖器附着及尿道穿过；女性有外生殖器附着及尿道和阴道穿过。后方的称肛区，以盆膈为基础，有

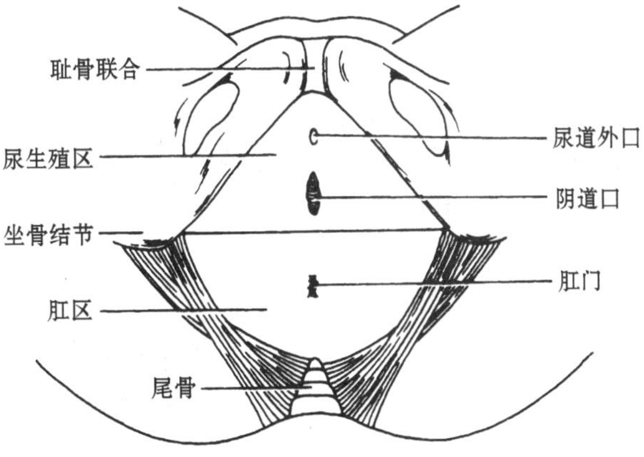

图 7－15　会阴的分区

肛管穿过。在盆膈的下方，坐骨与肛门之间，左、右各有一个深窝，其中充满脂肪组织，名**坐骨肛门窝**。

产科将女性阴道口与肛门之间狭小区域内的软组织称会阴（会阴体），即狭义会阴。产妇分娩时，要注意保护会阴，以免撕裂（图7-16）。会阴受损将导致子宫脱垂。

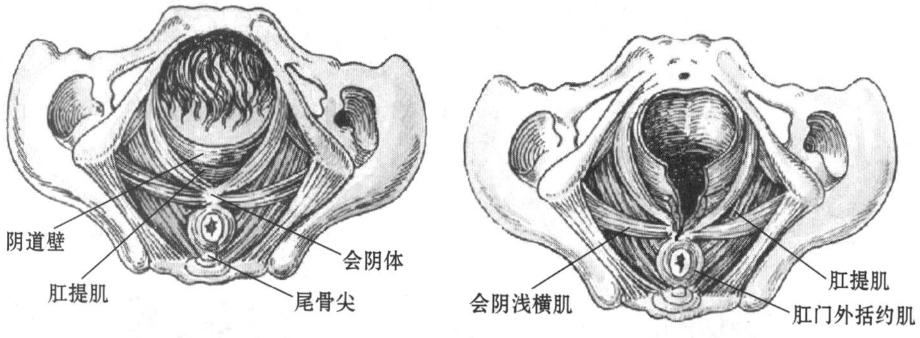

图7-16 会阴撕裂

（本节编者：洪雪梅 许穗平 涂秀菊）

［复习与思考］

1. 名词解释：

睾丸鞘膜 精子 精液 精索 包皮 包皮过长 包茎 卵巢周期 月经周期 排卵 阴道后穹 会阴 盆膈 尿生殖膈 坐骨肛门窝

2. 请详列精子从睾丸排出体外所经管道各段的名称。

3. 卵子未受精随月经排出体外，请详列其从卵巢到体外所经部位及管道各段的名称。

4. 请描述输精管的行程。做绝育手术结扎输精管，应在什么地方进行最为方便、合理？

5. 请取一套男性泌尿生殖系模型或标本（包括肾、输尿管、膀胱、输精管、睾丸、前列腺、精囊腺、三个海绵体）摆到骨架或骨盆上去，同时说出它们的位置、行程或附着点。

6. 请依据男性尿道解剖学要点写出给男性导尿的操作纲要及注意事项。

7. 请描述子宫的形态、分部、通连、正常位置及维持正常位置的解剖结构。

8. 哺乳期若不注意乳头清洁，乳腺排空不足，护理不当，将容易患乳腺炎。从解剖结构分析，你认为有何导致因素？

9. 分娩后回病房，护士告知产妇要取斜坡卧位，尽早下床适当活动，一周内每天应做膝胸卧式数次（见下图），请解释这些要求的理由。

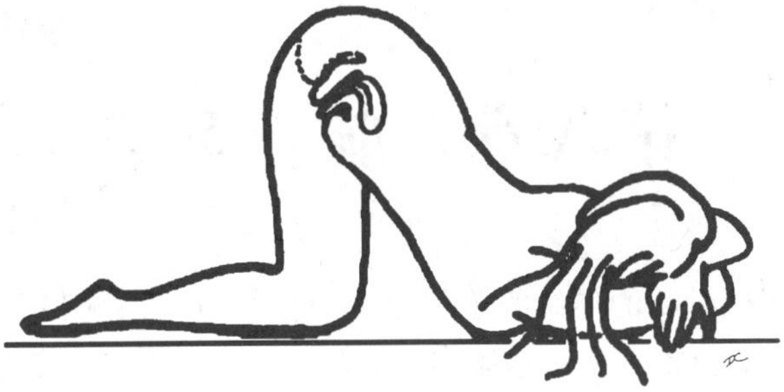

膝胸卧式

10. 下图是对急性腹痛的病人作诊断性穿刺的画面。请为此穿刺命名，并回答穿刺针从何处穿到了何处，穿过了哪几层结构。

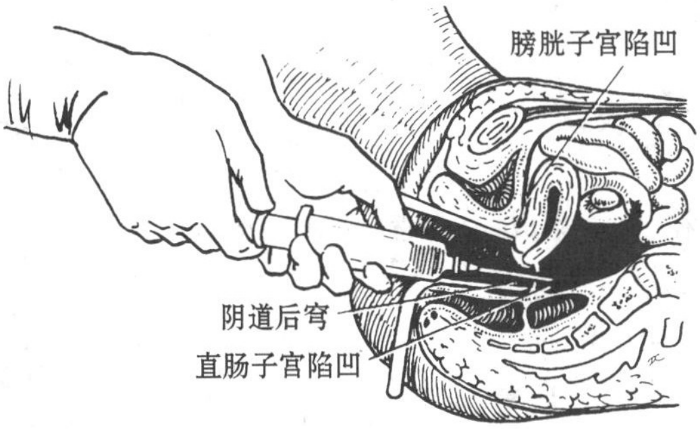

11. 严重的会阴撕裂可能撕裂哪些结构？

第八章　脉管系统

脉管系统由一系列封闭的连续管道组成，包括心血管系统和淋巴系统。血液在心血管系统内循环流动；淋巴在淋巴系统内向心流动，最后注入心血管系统。

脉管系统的主要功能是通过血液循环将由消化器官吸收的营养物质和经肺吸入的氧运送到全身各器官、组织；同时，将各器官、组织的代谢产物，如二氧化碳、尿素等，分别运送到肺、肾、皮肤等器官排出体外，以完成人体与外环境之间的物质交换，并维持内环境的相对稳定。内分泌腺分泌的激素也经血液循环运送。可见，脉管系统在人体生命活动中，占有十分重要的地位。

第一节　心血管系统

心血管系统由心和血管组成。**心**是血液循环的动力器官，终身有节律地收缩和舒张，推动血液在心血管内不停地定向循环流动。**血管**是运送血液的管道，包括动脉、静脉和毛细血管。动脉是将血液从心运出到全身各部分的血管。动脉从心开始，经过多次分支，最后移行为毛细血管。**毛细血管**互相吻合成网状，是血液与组织进行物质交换的部位。**静脉**是将血液运送回心的血管，始于毛细血管，再逐渐汇合连于心。血液由左心室射入动脉，流经毛细血管，再由静脉回流入右心房，这种流经整个身体的血液流动称**体循环**或大循环。血液从右心室流入肺，再由肺回流入左心房，只经过肺的血液流动称**肺循环**或小循环。其实大、小循环各自只是半个圆，合起来才是周而复始的血液循环（图 8-1）。

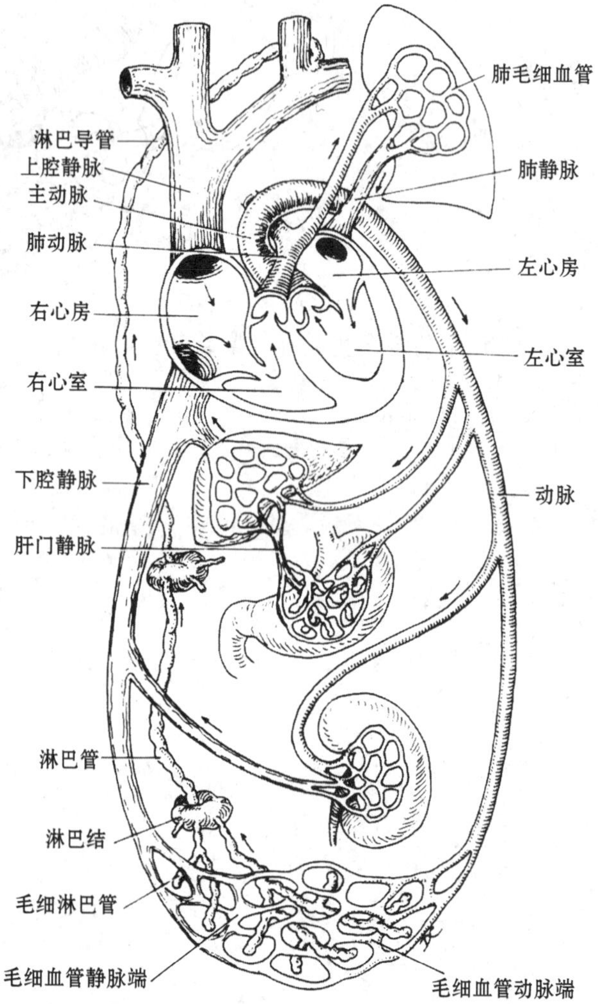

图 8-1　血液循环示意图

一、心

（一）心的位置和外形

心位于胸腔中纵隔内，约2/3在前正中线的左侧。收缩时约与本人拳头等大。

心似斜置的圆锥体，可分为心尖、心底、胸肋面和膈面（图8－2）。**心尖**朝向左前下方。成人心尖的体表投影平对左侧第5肋间隙与左锁骨中线交点内侧1～2 cm处，4～6岁幼儿心尖的体表投影在交点上，4岁以前则在左第4肋间隙与锁骨中线的交点上（图8－3）。在此处可摸到心尖的搏动。**心底**朝向右后上方，与出入心的大血管相连。心的胸肋面朝向前上方，贴近胸骨体和肋软骨。心的膈面朝向后下方，与膈相邻。

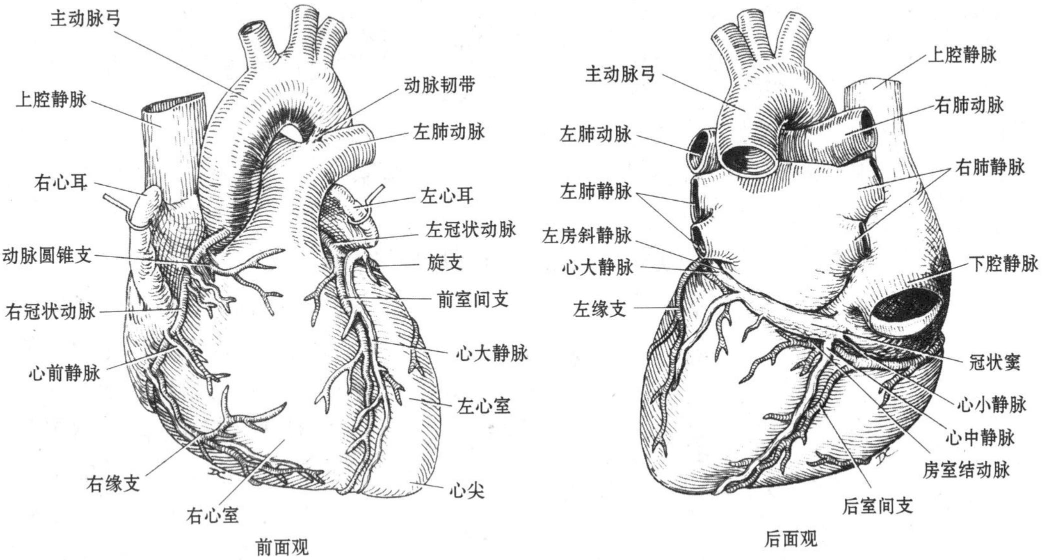

图8－2　心的外形和血管

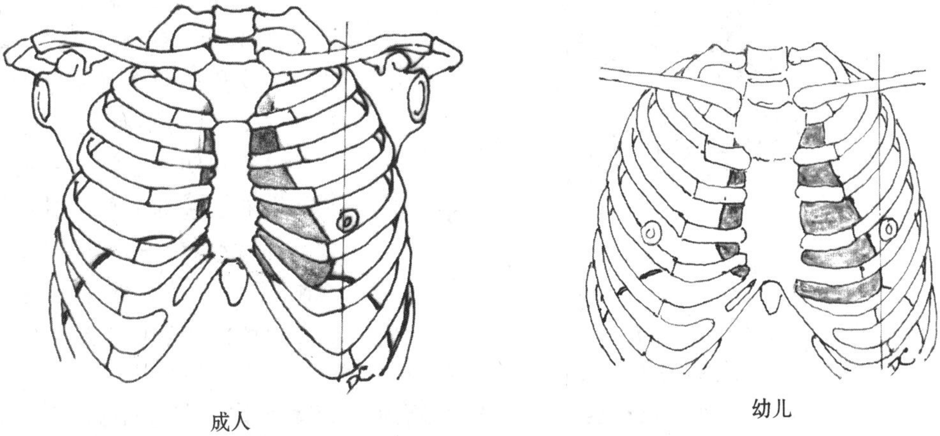

图8－3　心的体表投影

（二）心的结构

心是中空的肌性器官，被**房间隔**和**室间隔**分为互不相通的左、右两半，每半又分为上部的心房和下部的心室。因此，心有四腔，即右心房、右心室、左心房、左心室。同侧心房和心室之间有房室口相通。

1．右心房（图8－4）　**右心房**后部上份有**上腔静脉口**，下份有**下腔静脉口**。在下腔静脉口与右房室口之间有较小的**冠状窦口**。人体上半身、下半身和心壁的静脉血分别由上、下腔静脉和冠状窦收集，经过这三个口流回右心房。右心房的前下部有**右房室口**，通右心室。在房间隔的下部有一浅窝，称**卵圆窝**，是胎儿时期卵圆孔闭合后的遗迹。

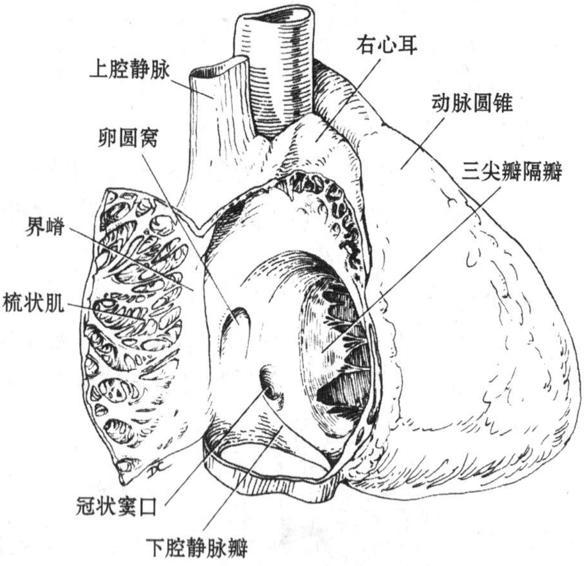

图8－4　右心房

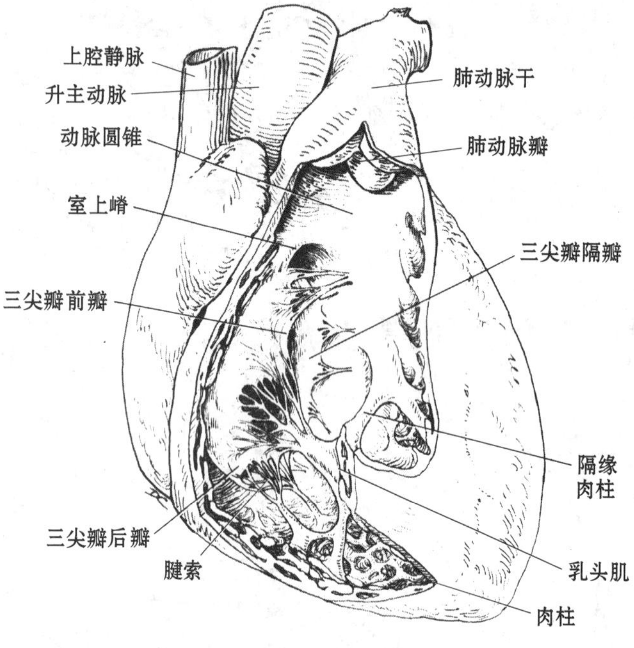

图8－5　右心室

2．右心室（图8－5）

右心室的入口即右房室口，周缘附有三片三角形的瓣膜，称**右房室瓣**（**三尖瓣**），瓣膜的边缘和瓣的心室面上连有多条结缔组织细索，称**腱索**。腱索的另一端连于乳头肌和室壁上。**乳头肌**是从心室壁突入室腔的锥体形肌隆起。当心室收缩时，右房室瓣因被血液推动而互相对合，封闭右房室口。由于乳头肌的收缩和腱索的牵拉作用，瓣膜不致翻向右心房，从而可防止血液向右心房逆流。右心室的上部有**肺动脉口**，通肺动脉。肺动脉口的周缘附有三个袋状的半月形瓣膜，称**肺动脉瓣**，其袋口朝向肺动脉腔。当心室舒张时，血液倒流入袋内，瓣膜互相对合，封闭肺动脉口，起到防止血液向右心室逆流的作用。

3．左心房（图8－6）　**左心房**后壁的两侧各有两个**肺静脉口**，由肺回流的动脉血经四条静脉注入左心房。左心房的前下部有**左房室口**，向下通左心室。

4．左心室（图8－6）　**左心室**的入口即左房室口，周缘附有两片瓣膜名**左房室瓣**（**二尖瓣**），借腱索连于乳头肌和室壁上，功能与右房室瓣相同。左房室口的前内侧有

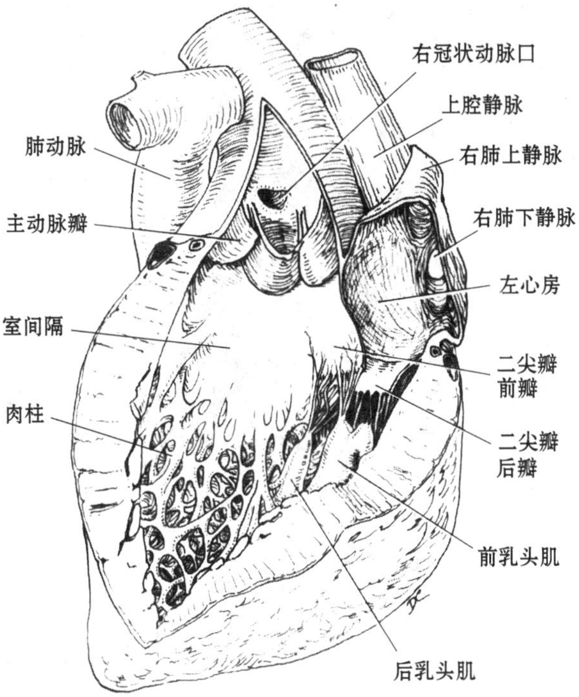

图 8 - 6　左心房和左心室（部分左心室壁、左心房的左半和二尖瓣的左半已被切除）

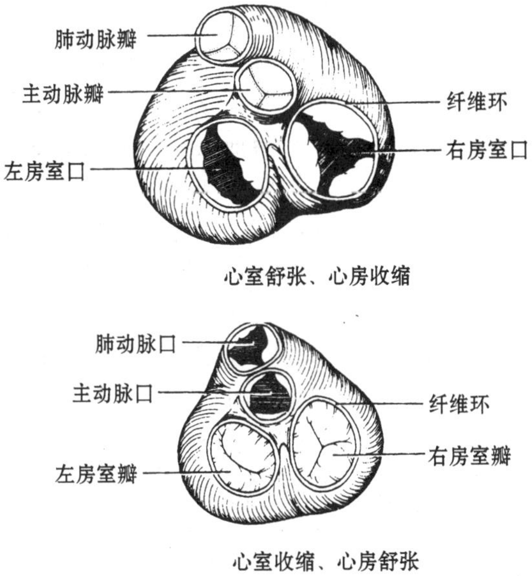

图 8 - 7　心的瓣膜

主动脉口，通主动脉。主动脉口周缘附有**主动脉瓣**，其构造和功能与肺动脉瓣相似（图 8 - 7）。

（三）心壁的结构和心传导系统

心壁由心内膜、心肌和心外膜构成。**心内膜**是由衬贴在心腔内面的一层扁平上皮（内皮）和少量结缔组织组成，与血管的内膜相续。心的瓣膜由心内膜折叠而成，两层内膜间夹有致密结缔组织。**心肌**是心壁的主要组成部分，心房肌较薄，心室肌较厚，左心室肌尤为发达。心房肌与心室肌分别附着在环绕两房室口的纤维环上，房肌和室肌并不连续，所以心房肌和心室肌不同时收缩。**心外膜**是被覆在心肌表面的一层扁平上皮（浆膜）。

心传导系统（图 8 - 8）位于心壁内，由特殊的心肌纤维构成，包括窦房结、房室结、房室束及其左、右束支。**窦房结**呈长椭圆形，位于上腔静脉前壁与右心房交界处的心外膜深面，是心搏的起点。

房室结呈扁椭圆形，位于房间隔的下部右侧，冠状窦口前上方的心内膜和心肌之间。**房室束**由房室结发出，下行入室间隔内，分为**左束支**和**右束支**，最后分散成细小的浦肯野（Purkinje）纤维，分布于心室肌。由窦房结发出的冲动引起心房肌先收缩，并传到房室结。房室结将冲动经房室束、左右束支及浦肯野纤维传至心室肌，引起心室肌收缩。

（四）心的血管

营养心的动脉为**左、右冠状动脉**（图 8 - 2），均由升主动脉的起始部发出，主干分别行于房室间沟内，分支布于心壁。如冠状动脉或其分支发生梗塞，可引起心肌缺血。

心的静脉主要汇集于冠状窦。**冠状窦**在膈面的房室间沟内，经冠状窦口开口于右心房（图 8 - 2，图 8 - 4）。

（五）心包（图8-9）

心包是包裹心和大血管根部的膜性囊，可分外层纤维心包和内层浆膜心包。**纤维心包**由致密结缔组织构成。**浆膜心包**分壁层和脏层，壁层紧贴纤维心包的内面，脏层被覆在心肌外面（即心外膜）和大血管根部表面。壁、脏两层之间的潜在性腔隙称为**心包腔**。心包腔内含少量浆液，有润滑作用，能减少心搏时的摩擦。

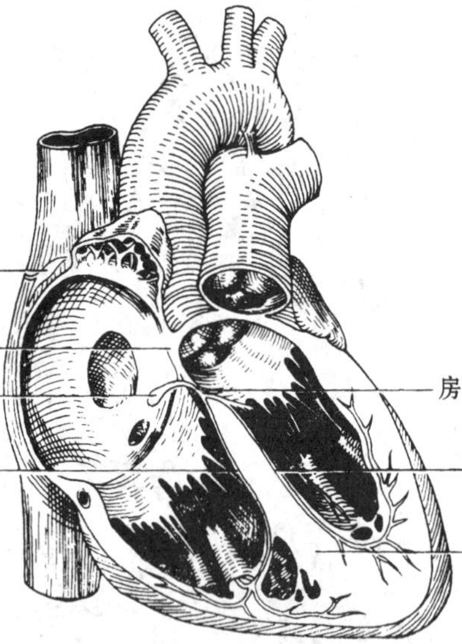

图8-8 心传导系统

二、血管

血管分为动脉、静脉和毛细血管三类。动脉和静脉根据管径的大小，分为大、中、小三级，但其间没有截然的分界，小动脉一般指管径在1 mm以下的动脉。小静脉一般指管径在2 mm以下的静脉。连结毛细血管的动、静脉称微动脉、微静脉。

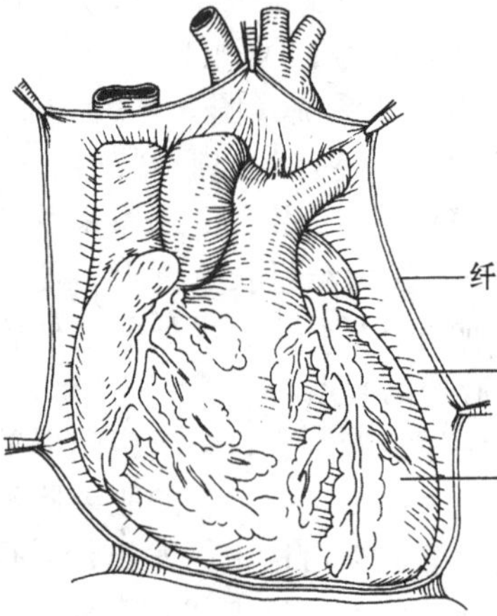

图8-9 心包

（一）血管吻合

血管除执行导血和物质交换机能外，还担负储血、调节血量分布和调节局部温度等功能，反映到结构上是血管间广泛存在吻合，包括毛细血管间吻合、静脉间吻合、动脉间吻合及动、静脉间吻合。血管吻合见于中、小血管。平面吻合称网，立体吻合称丛。

（1）**静脉丛**：是重要的血库，主要位于腹盆腔内体积变化较大的内脏器官周围。在大量腹水时或膀胱尿潴留时，静脉丛受压，储血量减少。治疗时抽腹水或导尿流速过快、过多，循环血快速填补入静脉丛，将引起脑缺血，病人会突然晕厥。

（2）中动脉分支间的吻合：多出现在位移较大的器官周围，如大关节、胃、肠等。活动时若动脉受压，血液将从吻合管得到补充。某些动脉梗塞（如脑梗塞）致病后能够恢复同样得益于通过吻合管的血液代偿。手术中为减少术野出血而结扎某一动脉支，而其受区组织不会缺血坏死，也得益于这种动脉分支的吻合。这种通过侧支吻合建立的代偿性供血名**侧支循环**，在医疗上具有重要意义。

（3）小动、静脉间的吻合：是血液循环的“短路”，吻合管反射性开通时给局部带来大量血液，致温度升高或该器官体积增大。这种吻合见于容易受冻的皮下，如指、趾尖，鼻尖，耳郭；也见于男、女外生殖器的海绵体和鼻腔的黏膜下。

（二）血管的微细结构

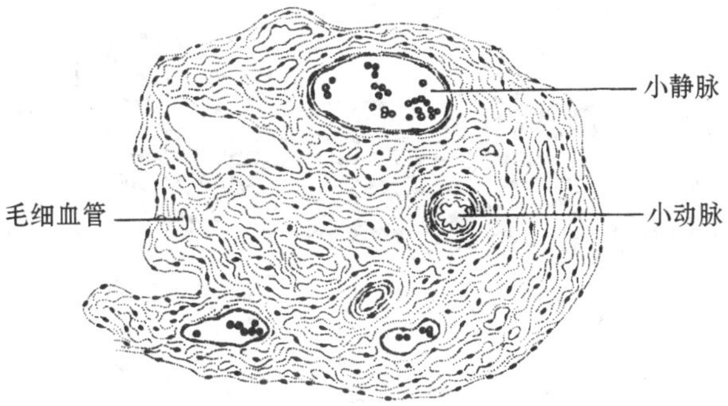

图 8－10　毛细血管、小动脉和小静脉的微细结构

1. 毛细血管　管径极细，一般为6～8 μm，只允许红细胞成单行通过。毛细血管的管壁极薄，仅由一层内皮细胞和基膜构成（图 8－10）。有的内皮细胞相接处留有裂隙，有的细胞本身有小孔，有利于血液与周围的组织进行物质交换。

2. 动脉和静脉　管壁基本结构均为三层，即内膜、中膜和外膜。各层都以疏松结缔组织为基础。内膜表面为内皮。中膜为平滑肌和弹力纤维。外膜为胶原纤维。动、静脉所处的位置不同，机能要求不同，结构差异很大，主要表现在中膜的构成上（图 8－11，图 8－12，图 8－13）。大动脉中膜以弹力纤维为主，小动

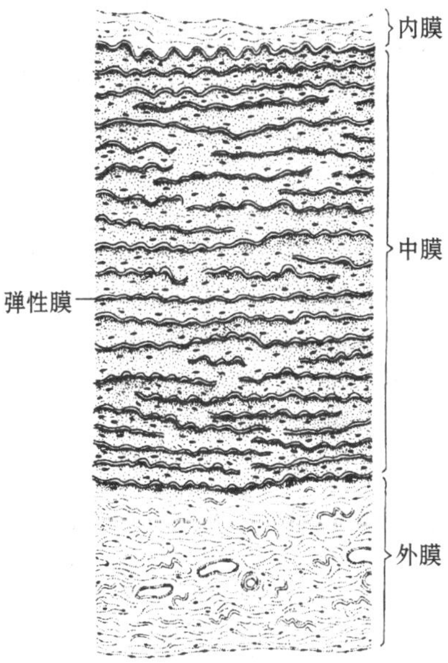

图 8－11　大动脉的微细结构

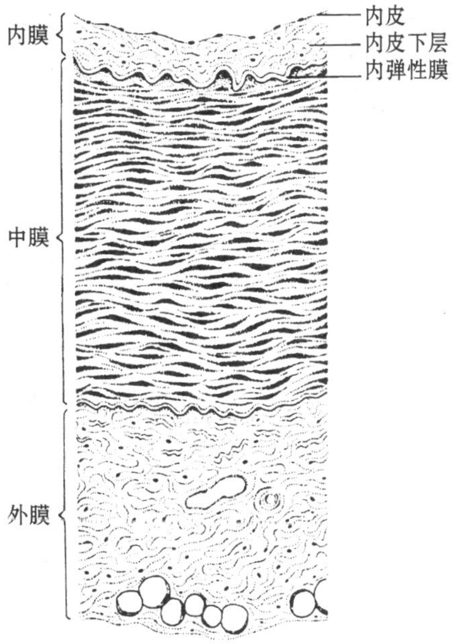

图 8－12　中动脉的微细结构

脉中膜由平滑肌组成，中动脉中膜二者兼备。大、中动脉通过扩大管径来容纳心脏搏出的血量，又以其弹性回缩力在心室舒张时推动血流前进，一扩一缩就形成了可以触摸的脉搏。小动脉中膜的平滑肌反射性舒张和收缩能调节管径的大小甚至关闭，从而调节不同部位、不同器官的血供以适应机能的需要。小动脉平滑肌痉挛性收缩致血流阻力增大是高血压病的直接原因。外伤时，中、小动脉若完全被切断，由于弹力纤维和平滑肌的收缩，加上血凝块的形成，有可能自动止血；若只切断一半，切口反而扩大致流血不止。静脉中膜的平滑肌和弹力纤维均比同级的动脉少很多，其外膜由胶原纤维组成，韧性较大，强厚的外膜可防止血管过度膨胀破裂。脑的血管外膜处于脑脊液浸泡的环境，强度也不够，可出现破裂出血的情形。有些部位的血管外膜和外周结缔组织粘连甚紧，血管受损后管壁不能塌陷，致流血不止，须用压迫止血法止血，

如头皮、手掌、脚掌、指（趾）腹等处。

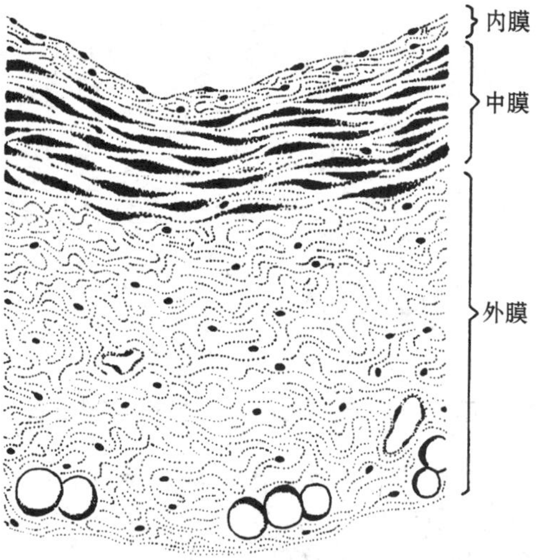

图 8－13　中静脉的微细结构

（三）肺循环的血管

1. **肺动脉干**　粗而短，起自右心室，行向左后上，到主动脉弓的下方，分为左、右肺动脉（图 8－2），分别经左、右肺门入肺。肺动脉分叉处与主动脉弓下缘之间有一束结缔组织名**动脉韧带**，是胎儿时期动脉导管的遗迹。

2. **肺静脉**　左、右各两条，出肺门后，注入左心房。

（四）体循环的动脉

人体各部都有 1～2 条动脉干。动脉干行于身体的屈侧、深部或较为隐蔽的部位。左、右侧动脉的分支和分布大多对称。在胸部、腹部和盆部，动脉可分壁支和脏支两类，分别供应体壁和脏器（图 8－14）。动脉管径的大小，并不完全取决于它所供器官的大小，而与器官的功能有关。例如，新陈代谢过程中产生的废物主要经肾排出，肾的血流量大，因而肾动脉的管径较大。

左心室 → 主动脉

- 升主动脉
  - 左、右冠状动脉
- 主动脉弓
  - 头臂干（分支与左侧相同）
    - 右锁骨下动脉
    - 右颈总动脉
  - 左颈总动脉
    - 颈内动脉
    - 颈外动脉
  - 左锁骨下动脉 → 腋动脉 → 肱动脉 → 桡动脉、尺动脉 → 掌浅弓、掌深弓
    - 椎动脉
    - 胸廓内动脉
- 胸主动脉
  - 壁支：肋间后动脉
  - 脏支：支气管动脉、食管动脉
- 腹主动脉
  - 壁支：腰动脉
  - 脏支
    - 腹腔干：胃、肝、胰、脾动脉
    - 肠系膜上动脉
    - 肠系膜下动脉
    - 左、右肾动脉
    - 睾丸或卵巢动脉
  - 髂总动脉
    - 髂内动脉
      - 壁支：臀部动脉，会阴部动脉
      - 脏支：膀胱动脉，直肠动脉，子宫动脉（女）
    - 髂外动脉 → 股动脉 → 腘动脉
      - 胫前动脉 → 足背动脉
      - 胫后动脉
        - 足底内侧动脉
        - 足底外侧动脉

图 8－14　体循环动脉的主要分支

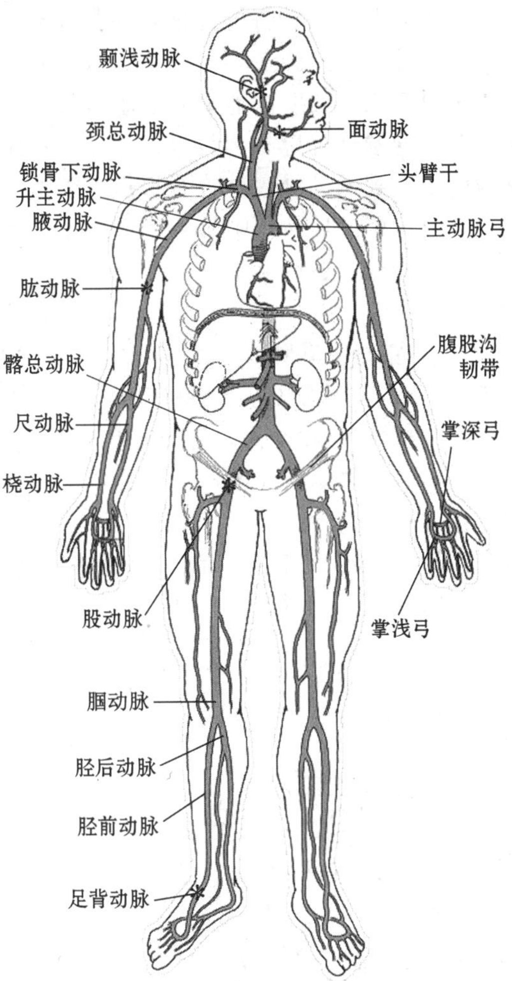

图8－15　主动脉及其主要分支

注：＊号为压迫止血点

主动脉（图8－15）是体循环的主干，由左心室发出，先向右上，继而弯向左下，沿脊柱左侧下降，于脊柱前方穿过膈的主动脉裂孔进入腹腔，下行至第4腰椎体下缘平面分为左、右髂总动脉。主动脉以胸骨角平面为界，分为升主动脉、主动脉弓和降主动脉三段。

升主动脉是主动脉上升的部分，其起始部发出左、右冠状动脉。

主动脉弓位于胸骨柄后方，其凸侧向上发出三大分支，自右向左依次为头臂干、左颈总动脉和左锁骨下动脉。**头臂干**上行至右胸锁关节后方，分为右颈总动脉和右锁骨下动脉。

降主动脉以膈的主动脉裂孔为界，分为胸主动脉和腹主动脉。

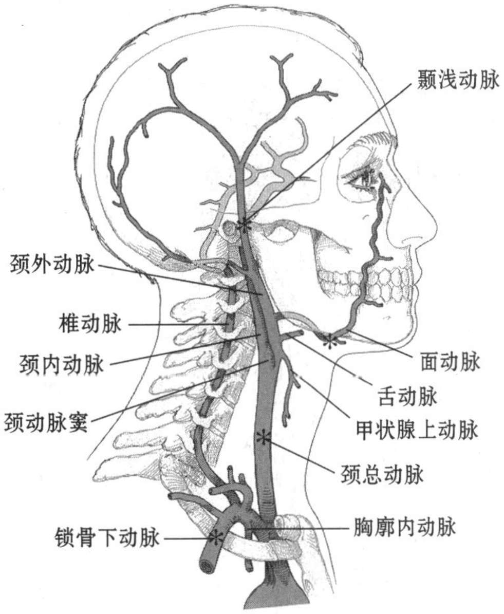

图8－16　头颈部动脉

注：＊号为压迫止血点

1. 头颈部动脉（图8－16）　头颈部动脉的主干为颈总动脉。左、右**颈总动脉**的起点不同，但均沿气管、食管和喉的外侧上行，在环状软骨平面处贴近第6颈椎横突前面，可作为压迫止血点。颈总动脉行至甲状软骨上缘平面分为颈外动脉和颈内动脉。**颈外动脉**的分支主要分布于头面部、口腔、咽、鼻腔以及甲状腺、喉和硬脑膜等处。其中**颞浅动脉**在外耳门的前方跨过颧弓，**面动脉**在咬肌前缘下端处贴近下颌骨外面，两处均可作为摸脉搏和压迫止血点。分布至硬脑膜的分支名**脑膜中动脉**，它穿过颅底进入颅内，贴颅腔侧壁内面上行，其分支在翼点处行于骨沟内，与骨粘连甚紧。翼点是颅骨最薄处，受外伤容易碎裂。动脉支被撕裂引起颅内血肿，可导致严重后果。

颈内动脉在颈部无分支，上行进入颅腔，主要分布于脑和视器。颈总动脉末端和颈内动脉起始处，管径稍膨大，称**颈动脉窦**，窦壁内有压力感受器。当动脉血压升高或颈动脉窦壁受到打击、压迫时，压力感受器受到刺激，反射性地引起心跳减慢、血压下降。颈动脉窦的位置和经胸锁乳突肌浅面下行的颈外静脉较为接近。临床上作颈外静脉穿刺，抽出针头后按压针孔止血时应避免压迫到颈动脉窦。曾有报道过因按压到颈动脉窦致小孩休克死亡的案例。在颈总动脉分叉处的后方，附有一米粒大小的扁椭圆形小体，称**颈动脉小球**。颈动脉小球为化学感受器，当血液中二氧化碳浓度升高时，此感受器受到刺激，引起反射性的呼吸加深、加快。

2．锁骨下动脉和上肢动脉（图 8－17） 左、右**锁骨下动脉**的起点不同，但它们均经胸廓上口到颈根部，呈弓形行向外侧，跨过第 1 肋外缘进入腋窝后改称腋动脉。锁骨下动脉向上发出粗大的**椎动脉**（图 8－16），向上经颈椎横突孔和枕骨大孔入颅腔。椎动脉分支分布于脑和脊髓。此外，锁骨下动脉还向下发出**胸廓内动脉**（图 8－16），在肋软骨后距胸骨外缘约 1 cm 下行。作心包穿刺时要避免误伤此动脉。

上肢动脉的主干为**腋动脉**，行于腋窝深部，其分支布于肩部、背部、胸壁和乳房等处。腋动脉出腋窝后，改称肱动脉。**肱动脉**沿肱骨的内侧下行，于臂中

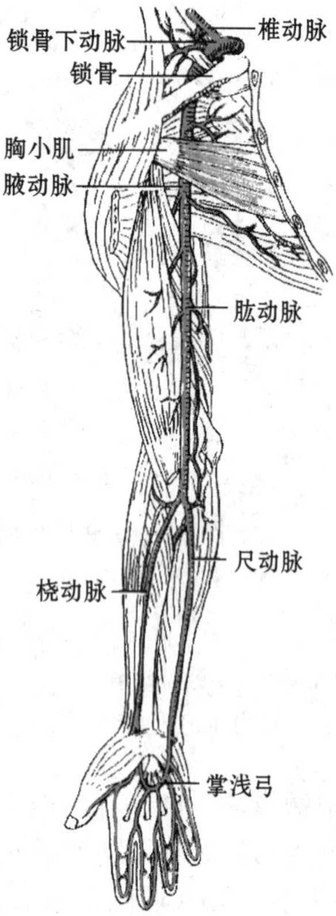

图 8－17 锁骨下动脉和上肢动脉

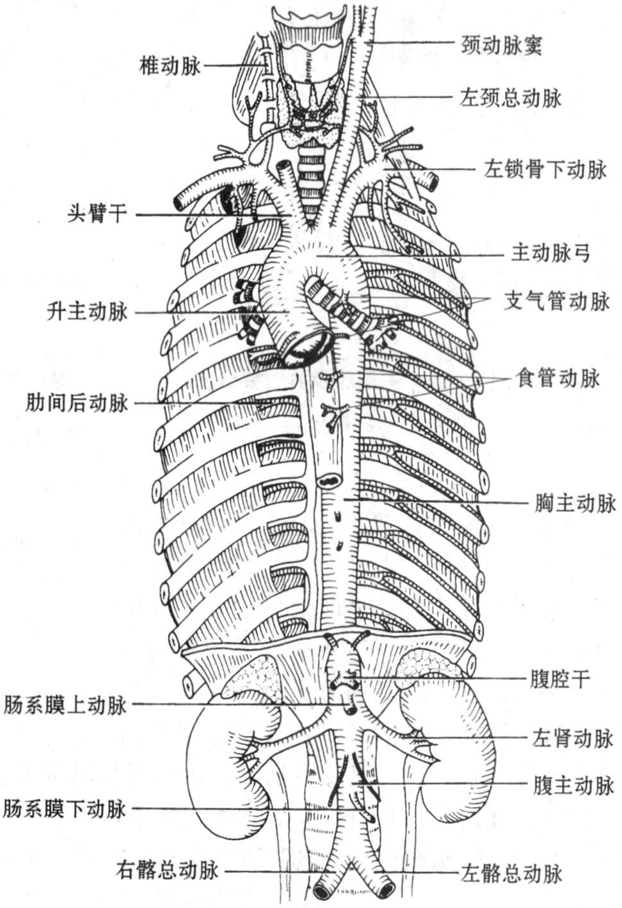

图 8－18 胸、腹部动脉

份处可压向肱骨止血，它沿途发出分支营养臂部和肘关节。到肘窝深部，肱动脉分为桡动脉和尺动脉。**桡动脉**和**尺动脉**分别沿前臂前面的桡侧和尺侧下行，发出分支营养前臂。桡动脉在前臂下份位置表浅，可触及其搏动，是常用的切脉部位。尺动脉和桡动脉下行至手掌，形成**掌浅弓**和**掌深弓**，两弓的分支营养手掌和手指。

3. 胸部动脉（图 8－18） 胸部动脉的主干为**胸主动脉**，其分支营养胸腔脏器和胸壁，可分为脏支和壁支两类。脏支营养食管、气管、支气管和肺等脏器。壁支主要为**肋间后动脉**，行于相应的肋间隙内，营养胸壁和腹壁上部。

4. 腹部动脉（图 8－18） 腹部动脉的主干为**腹主动脉**，其分支也有脏支和壁支两类。脏支分成对和不成对两种。成对的脏支分布于成对脏器，有**肾动脉**等。不成对的脏支有腹腔干、肠系膜上动脉和肠系膜下动脉。**腹腔干**（图 8－19）很短，分布于胃、十二指肠、肝、胆囊、胰、脾等脏器。**肠系膜上动脉**（图 8－18）分布于小肠和横结肠以上的大肠。**肠系膜下动脉**（图 8－18）分布于降结肠以下的大肠。壁支分布于腹后壁和膈等处。

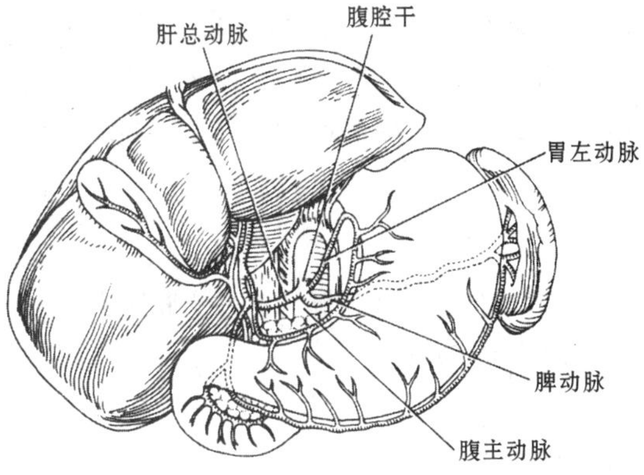

图 8－19 腹腔干及其分支

5. 髂总动脉和盆部动脉 左、右**髂总动脉**从腹主动脉分出后，向外下方斜行，至小骨盆入口处分为髂内动脉和髂外动脉。**髂外动脉**向外下方斜行，经腹股沟中点深面进入股部，移行为股动脉（图 8－20）。于此处压向深面的耻骨可用于下肢急救止血，此处还是动脉输血的首选部位。

盆部动脉的主干为髂内动脉。**髂内动脉**向内下进入骨盆腔，发出脏支和壁支，分别营养膀胱、直肠、子宫等盆腔脏器以及会阴、臀区和盆壁。

6. 下肢动脉 下肢动脉的主干为**股动脉**。股动脉在股内侧下行，先分支营养股部和髋关节，主干经股骨下段后面进入腘

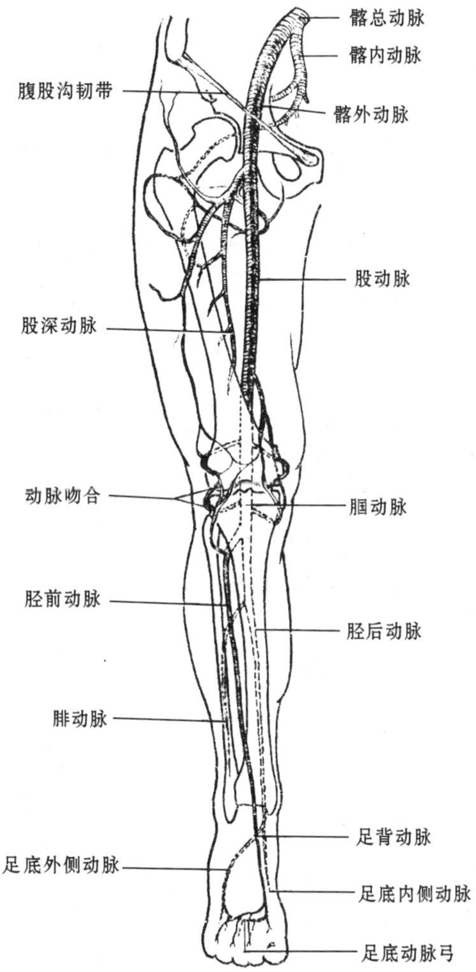

图 8－20 下肢动脉干

窝后，移行为腘动脉。**腘动脉**在腘窝深部下降，发出分支营养膝关节及其周围的肌肉。至腘窝下部，分为胫前动脉和胫后动脉。**胫前动脉**穿胫腓骨间在小腿前群肌之间下降，经踝关节前方至足背，移行为**足背动脉**（图 8－20），此处是脉搏触摸点。胫前动脉和足背动脉营养小腿前部、足背和足趾。**胫后动脉**在小腿后群浅、深两层肌之间下行，经内踝后方的骨沟进入足底后分为**足底内侧动脉**和**足底外侧动脉**。胫后动脉及其分支营养小腿后部、足底和足趾。

（五）体循环的静脉（图 8－21）

由于静脉血压力低、流速慢，静脉的数量比动脉多，与动脉同级的静脉管腔也较大。静脉按其所在部位可分为浅静脉和深静脉两种。**浅静脉**位于皮下，又称皮静脉，不与动脉伴行，有些部位的浅静脉可透过皮肤看到，临床上常用作静脉注射或采血。浅静脉最后都汇入深静脉。**深静脉**位于深筋膜的深面或体腔内，多数与动脉伴行，其名称大多与伴行动脉相同，收集血液的范围亦与它所伴行的动脉的分布区域大体一致。静脉之间吻合丰富，在浅静脉之间、深静脉之间以及浅、深静脉之间，均有吻合支相连结。

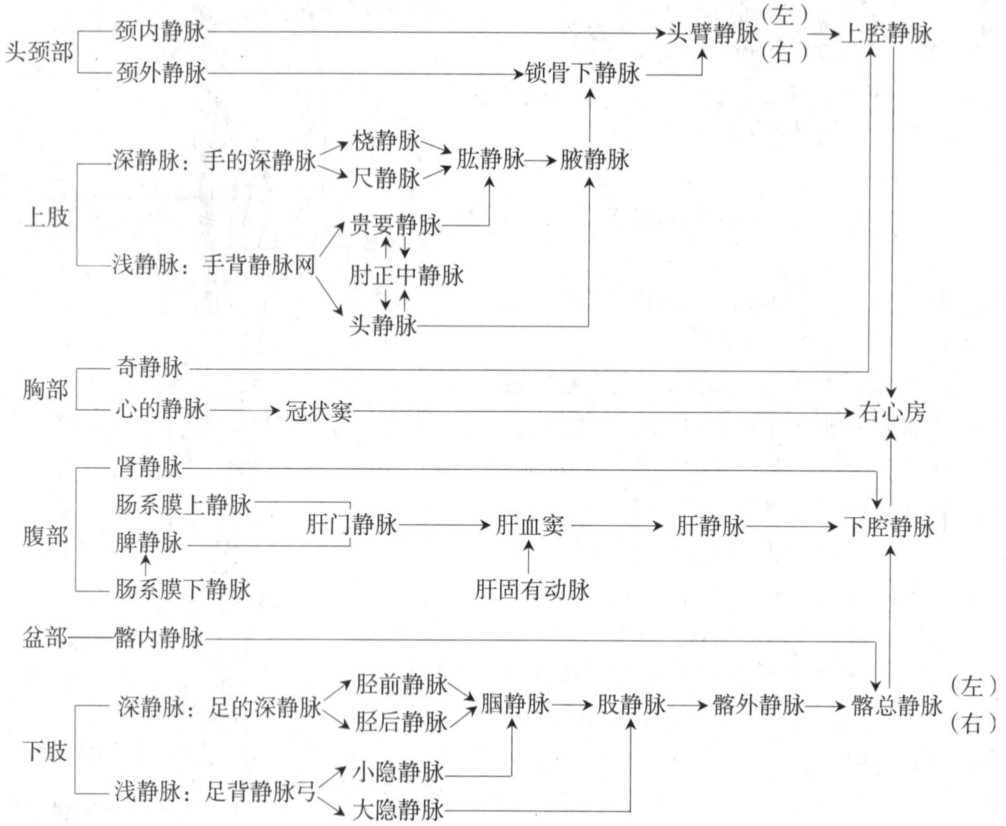

图 8－21　体循环的静脉回流

人体多数部位的静脉内有静脉瓣。**静脉瓣**是静脉内膜形成的半月形袋状皱襞，袋

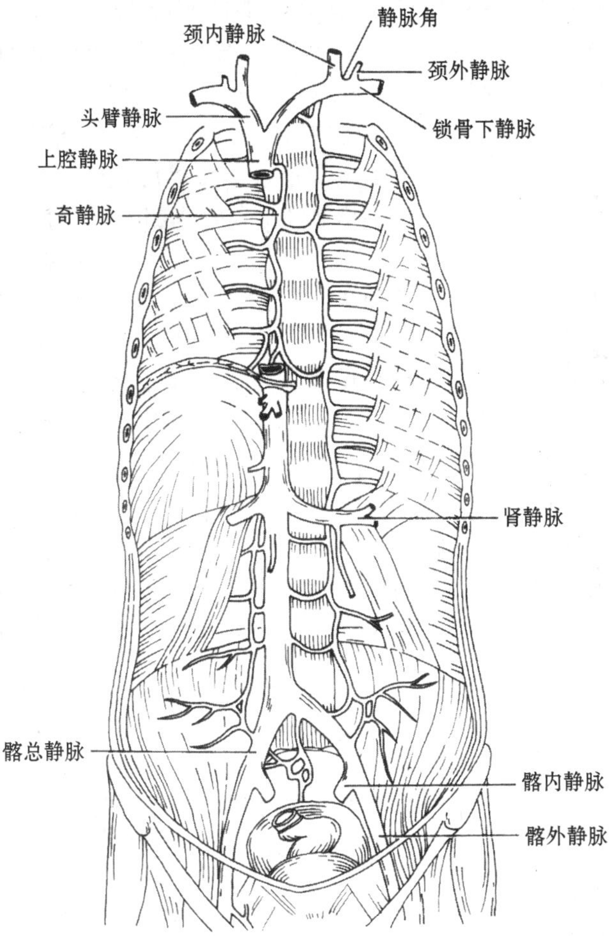

图 8－22 躯干后壁的静脉

口朝向心，有防止血液逆流的作用。在承受血柱重力较大的静脉，如四肢（尤其是下肢），静脉瓣较多。上、下腔静脉，肝门静脉和头颈部的静脉，一般没有瓣膜。

体循环的静脉包括上腔静脉系、下腔静脉系和心的静脉（图 8－21）。

1. 上腔静脉系　上腔静脉系由上腔静脉及其属支组成，收集头颈部、上肢和胸部（心除外）的静脉血。**上腔静脉**由左、右头臂静脉合成，沿升主动脉右侧下降，注入右心房。注入前，有奇静脉汇入（图 8－22）。**头臂静脉**由颈内静脉和锁骨下静脉合成，汇合处开口向上外的夹角称**静脉角**。**锁骨下静脉**为腋静脉的直接延续，它除收纳颈外静脉的血液外，主要汇集来自上肢的静脉血。

(1) 头颈部静脉（图 8－23）：主干为颈内静脉和颈外静脉。**颈内静脉**自颅底起导出颅内静脉窦的血液，先与颈内动脉，后与颈总动脉伴行，主要收集颅内及头、颈深部的静脉血。**颈外静脉**是头颈部最大的浅静脉，沿胸锁乳突肌浅面下行，主要收集头面和颈浅部的静脉血，汇入锁骨下静脉。颈外静脉本干和其属支**颞浅静脉**临床上常用作婴幼儿的静脉注射或采血的部位。

颅内、外静脉交通：头面部的静脉和颅内静脉窦（将在后面叙述）之间存在导静脉而相互交通，具体有颅

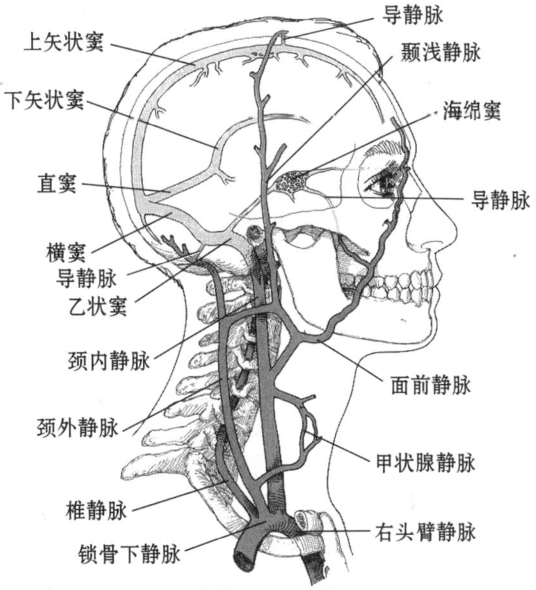

图 8－23 头颈部静脉

顶、乳突后方、眶及颅底某些孔裂等处（图 8－23）。头颈部静脉的静脉瓣较少，导静脉无静脉瓣。颅外感染向颅内传播的危险性很大，中医有“头面无善疮”之说。因此头皮和面部的疮疖、脸上的青春痘等应切忌挤压。

（2）上肢静脉：上肢深静脉与同名动脉伴行。上肢浅静脉（图 8－24）主要有头静脉和贵要静脉。**头静脉**起于手背静脉网的桡侧，沿前臂桡侧上行至肘部，再沿肱二头肌外侧上行，汇入腋静脉。**贵要静脉**起于手背静脉网的尺侧，沿前臂尺侧上行，续成肱静脉。在肘部，头静脉与贵要静脉之间有**肘正中静脉**相连（图 8－24）。临床上常在手背或肘部浅静脉进行注射、输液或采血。

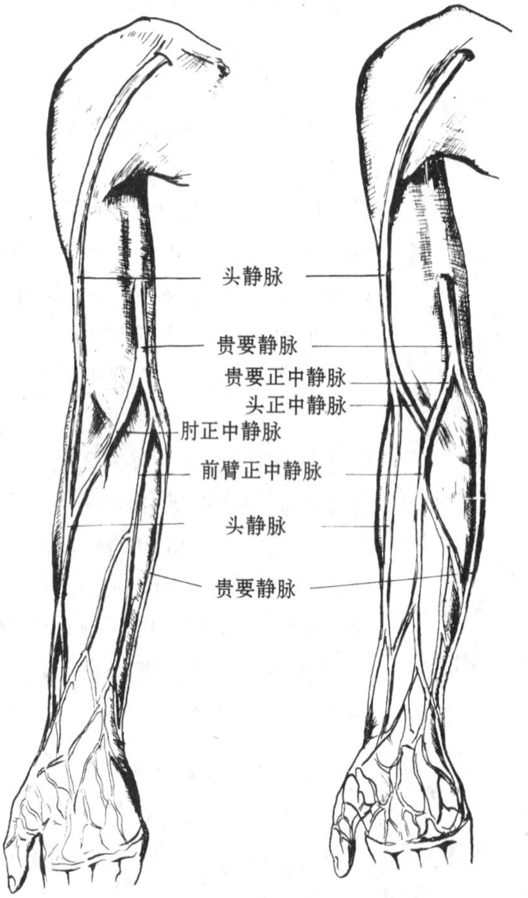

图 8－24　上肢浅静脉

（3）胸部静脉：主干是奇静脉。奇静脉沿脊柱胸段的右前方上行，收集胸壁以及食管、支气管等脏器的静脉血，末段绕过右肺根上方，从后向前汇入上腔静脉。

2. 下腔静腔系　下腔静脉系由下腔静脉及其属支组成，收集下肢、盆部和腹部的静脉血。下腔静脉是人体最粗大的静脉，在第 5 腰椎体的右前方由左、右髂总静脉合成，沿腹主动脉的右侧上行，穿过膈的腔静脉孔进入胸腔，注入右心房。髂总静脉由髂内静脉和髂外静脉合成（图 8－22）。

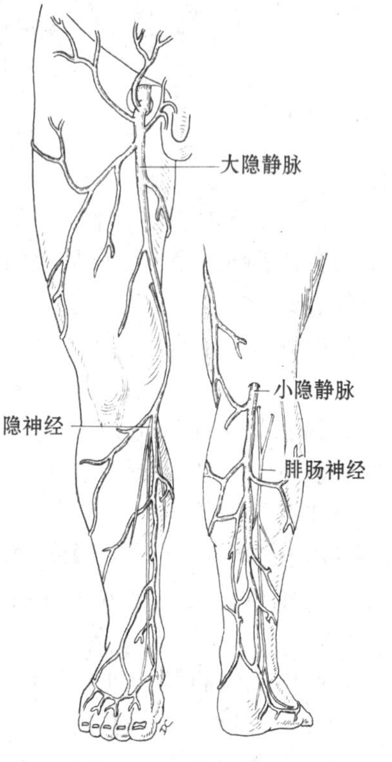

图 8－25　大隐静脉

（1）下肢静脉：下肢的深静脉与同名动脉伴行。股静脉位于股动脉的内侧，向上经腹股沟韧带深面续于髂外静脉。下肢的浅静脉有大隐静脉和小隐静脉。**大隐静脉**（图 8－25）起于足的内侧缘自足背静脉弓，经内踝前方、小腿内侧、膝关节内后方上行，在腹股沟韧带内侧端下方汇入股静脉。**小隐静脉**起于足的外侧缘自足背静脉弓，沿小腿后面上行，汇入腘静脉。大小隐静脉属支间吻合成网，有穿通支穿过深筋膜与深静脉相通，协助静脉回流。大小隐静脉瓣和穿通支的静脉瓣失效，均可引起静脉血倒流致浅静脉曲张。

（2）盆部静脉：主干是髂内静脉。髂内静脉收集静脉血的范围与髂内动脉的分布区域相同。

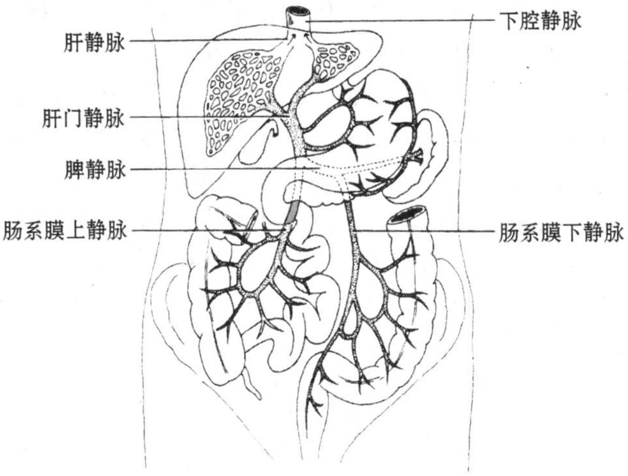

图 8－26　肝门静脉系

（3）腹部静脉：直接汇入下腔静脉，主要有肾静脉、肝静脉和腹后壁的静脉。腹内消化管来的静脉血富含营养物质，静脉先经肝门入肝，故名肝门静脉。在肝内分支后又汇合成 3 条肝静脉才汇入下腔静脉。

肝门静脉（图 8－26）短而粗，在胰头后方由肠系膜上静脉和脾静脉合成。肠系膜下静脉常汇合于脾静脉。肝门静脉收集来自腹盆腔内除肝以外的消化器官及脾的静脉血。肝门静脉上行经肝门入肝，在肝内反复分支，续于肝血窦。肝血窦最后汇合成 3 条肝静脉，肝静脉在肝的后缘汇入下腔静脉。

肝门静脉及其属支均无静脉瓣，它的属支与上、下腔静脉系属支之间存在多处吻合，主要在食管下段、肛管和脐周围等 3 处（图 8－27）。当肝门静脉因肝硬化而发生血液回流障碍时，血液经吻合支倒流入上、下腔静脉。吻合部位的小静脉因血流量剧增而变粗，在食管下段黏膜下、肛管黏膜下和脐周围皮下等处出现静脉曲张现象。如果食管下段和肛管的黏膜下曲张的静脉破裂，就会出现呕血和便血（痔疮出血）。

（本节编者：陈文苑　姚前尹　刘伟聪）

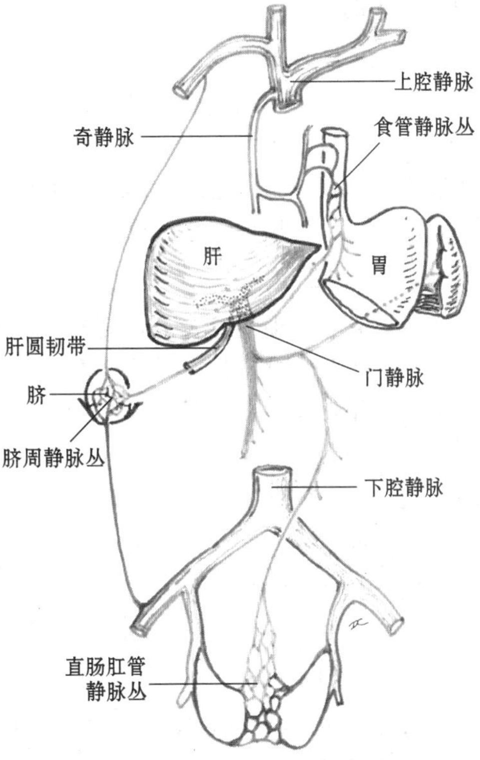

图 8－27　门腔静脉吻合

第二节　淋巴系统

淋巴系统由淋巴管道、淋巴组织和淋巴器官组成。

血液流经毛细血管时，部分血浆经毛细血管壁滤出，进入组织间隙，形成组织液。组织液与细胞进行物质交换后，大部分重新返回毛细血管，小部分组织液和通不过毛细血管壁的大分子物质进入毛细淋巴管成为淋巴。淋巴是无色透明的液体，成分包括组织液和淋巴细胞，但小肠淋巴管内的淋巴，因含脂肪微粒而呈乳白色，称为乳糜。淋巴在淋巴管道内向心流动，经过位于淋巴管行程中的淋巴结时获得淋巴细胞，淋巴内的细菌、癌细胞等则被滤过消灭。淋巴最后注入静脉。因此，淋巴管道常被看做静脉的辅助管道。更为重要的是，骨髓、淋巴组织和淋巴器官所产生的淋巴细胞是人体**免疫系统**的核心组成部分。免疫系统是个组织学概念，指的是免疫细胞。免疫细胞除淋巴细胞外，还包括血液中的有粒白血球、单核细胞和散居各组织的吞噬细胞。免疫即对外来入侵者的抵抗，以免除疫病。其抵抗方式有二：一是对入侵者或病变细胞直接吞噬消灭，称**细胞免疫**，大多数免疫细胞都有此功能；二是B淋巴细胞接触入侵者和病变细胞（统称抗原）后，产生免疫球蛋白（统称抗体），抗体在体液中与抗原结合，将后者的致病性消除，再让吞噬细胞将其消灭，这种方式称体液免疫。B细胞和T细胞与某种抗原斗争过后都有记忆性，以后同样的抗原入侵，可立即增生而消灭抗原，这就是某些病得后终身不会再患和打预防针能防病的原因。艾滋病毒能特异性地破坏人的免疫系统，解除人的武装，导致患者死于多种继发感染的疾病。

一、淋巴管道

淋巴管道按管径大小分为毛细淋巴管、淋巴管、淋巴干和淋巴导管。它们具有比静脉更多的瓣膜。

（一）毛细淋巴管

毛细淋巴管以膨大的盲端起始于组织间隙，彼此吻合成网，在体内分布甚广。毛细淋巴管的管壁极薄，只由一层内皮组成，内皮细胞间常有较宽的间隙，基膜很薄或不存在，其通透性比毛细血管大。组织中一些不易透过毛细血管壁的大分子物质，如蛋白质、细菌、癌细胞等，较易进入毛细淋巴管。

（二）淋巴管

淋巴管由毛细淋巴管汇合而成，管壁比静脉薄，管径也较细。淋巴管的分布与静脉相似，也分浅淋巴管和深淋巴管。浅淋巴管与浅静脉伴行，深淋巴管与深部血管伴行，但数量比血管多得多。在淋巴管之间有丰富的吻合。在淋巴管的行程中，以淋巴结为中间站。

（三）淋巴干

人体各部的淋巴管经过一系列淋巴结后，最后一群淋巴结的输出淋巴管汇合成一条淋巴干。全身共有9条淋巴干，即左、右颈干，左、右锁骨下干，左、右支气管纵隔干，左、右腰干和单一的肠干。淋巴干管壁有平滑肌纤维。

（四）淋巴导管

全身9条淋巴干最后汇合成两条淋巴导管，导管管壁有平滑肌和弹力膜。

1. **胸导管**（图8-28）　是人体最大的淋巴管，通常在第一腰椎体前面由左、右腰干和肠干合成，其起始部常膨大，称**乳糜池**。胸导管沿脊柱前方上行到左颈根部，

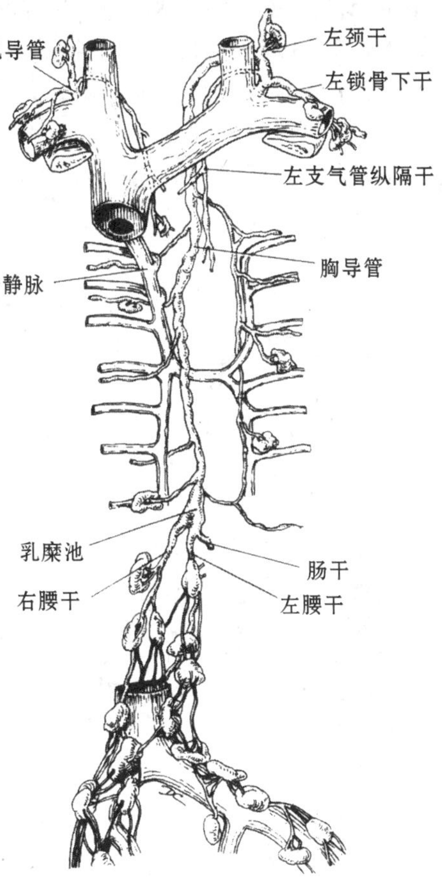

图 8－28　胸导管和右淋巴导管

接纳左颈干、左锁骨下干和左支气管纵隔干后，汇入左静脉角。胸导管收集人体下半身和左侧上半身的淋巴。

2. **右淋巴导管**（图 8－28）　很短，由右颈干、右锁骨下干和右支气管纵隔干合成，汇入右静脉角。右淋巴导管收集人体右侧上半身的淋巴。

二、淋巴组织

淋巴组织以网状组织为支架，网眼内充满大量淋巴细胞和巨噬细胞。淋巴组织除存在于淋巴器官外，还广泛分布于消化道和呼吸道的黏膜内，名淋巴滤泡或淋巴小结。

三、淋巴器官

淋巴器官包括淋巴结、脾、胸腺和扁桃体等，主要由淋巴组织构成。

（一）淋巴结

1. 形态　淋巴结大多呈椭圆形或圆形，灰红色，质软，正常从粟粒到蚕豆大。淋巴结一侧隆凸，有数条输入淋巴管通入，另一侧凹陷称淋巴结门，有输出淋巴管以及血管、神经出入。由于淋巴管在行程中要经过一系列淋巴结，故一个淋巴结的输出淋巴管，又是另一个淋巴结的输入淋巴管。

2. 全身主要淋巴结群　淋巴管伴浅静脉和深部血管行走，作为中间站的淋巴结也沿血管排列，而且恒定地成群集结于一定的部位，该群就引流一定范围的淋巴。某群淋巴结肿痛表示其引流区域发生了原发病变。掌握淋巴结群位置及其引流区域的知识，在临床上有重要意义。

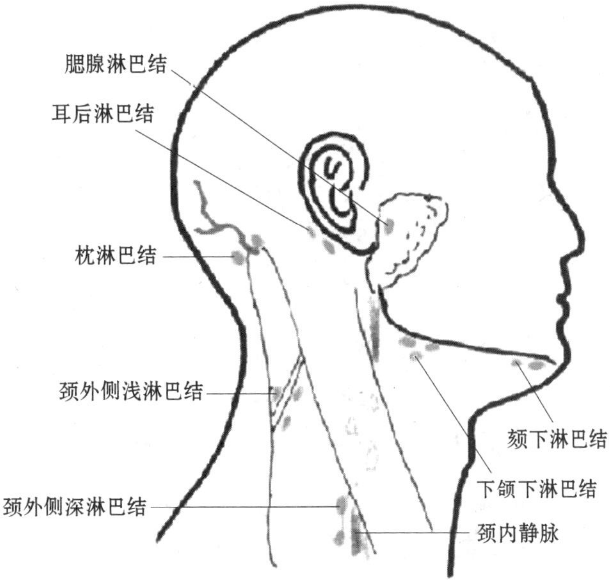

图 8－29　头颈部淋巴结群

（1）头颈部淋巴结群（图8－29）：**下颌下淋巴结**位于下颌下腺附近，收纳牙、舌等面部淋巴。检查时低头方易触摸。**颈外侧深淋巴结**沿颈内静脉排列，收纳头面部、鼻、咽、喉各处的淋巴，若有癌细胞转移肿大，透过胸锁乳突肌仍能触及，此群淋巴结的输出管为颈干。

（2）上肢淋巴结群：主要为**腋窝淋巴结**，收纳上肢、脐平面以上的胸背浅层和乳房的淋巴。其输出管为锁骨下干。

（3）胸部淋巴结群：收纳纵隔及胸壁深层的淋巴，其输出管为支气管纵隔干。纵隔内的淋巴结肿大可产生对神经或管道的压迫症状。主要有**肺门淋巴结**，位于肺门，收纳肺的淋巴。

（4）腹、盆部淋巴结群（图8－30）：基本与血管同名，回流顺序依次为：髂内、外淋巴结──→髂总淋巴结──→腰淋巴结。腰淋巴结排列于下腔静脉和腹主动脉周围，并收纳肾、卵巢或睾丸的淋巴，其输出管名左、右腰干。沿腹腔干和肠系膜上、下动脉排列并与血管同名的淋巴结，其输出管合成肠干，与左、右腰干一起汇成乳糜池。

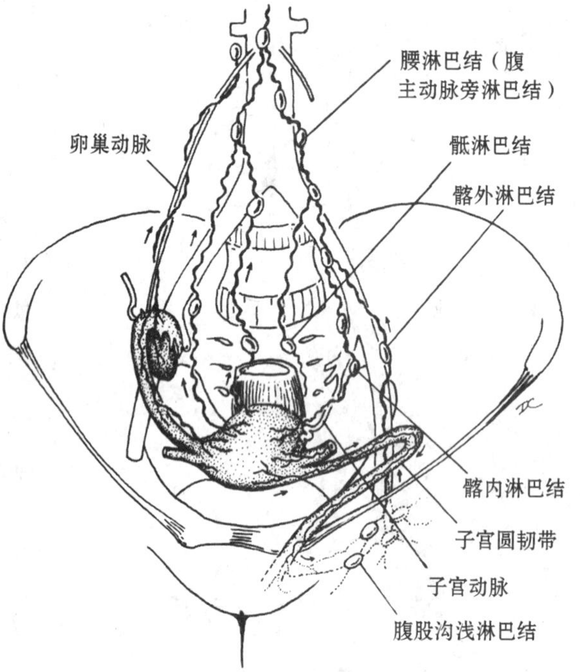

图8－30　腹、盆部淋巴结群

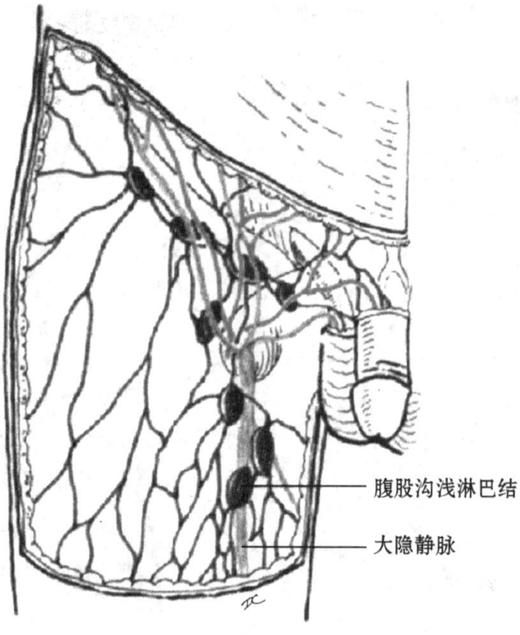

图8－31　下肢淋巴结群

（5）下肢淋巴结群（图8－31）：分浅、深两组。**腹股沟浅淋巴结**沿腹股沟及大隐静脉末段排列，收纳脐平面以下的腹壁、臀部、会阴部及下肢沿大隐静脉回流的浅淋巴管，其输出管汇入腹股沟深淋巴结。**腹股沟深淋巴结**位于股静脉根部附近，收纳下肢深部及沿小隐静脉上行的小腿浅淋巴管，其输出管汇入髂外淋巴结。

3．淋巴结的微细结构　如图8－32所示，淋巴结表面有结缔组织构成的被膜。被膜结缔组织伸入实质内，形成许多片状的小梁，小梁互相连结成网格支架，支架上充填着淋巴组织，成为淋巴结的实质。实质又分为周围部的皮质和中央部的髓质。两处都留有淋巴流动的通道，称淋巴窦。窦壁由扁平的内皮细胞构成，窦腔内有巨噬细胞。

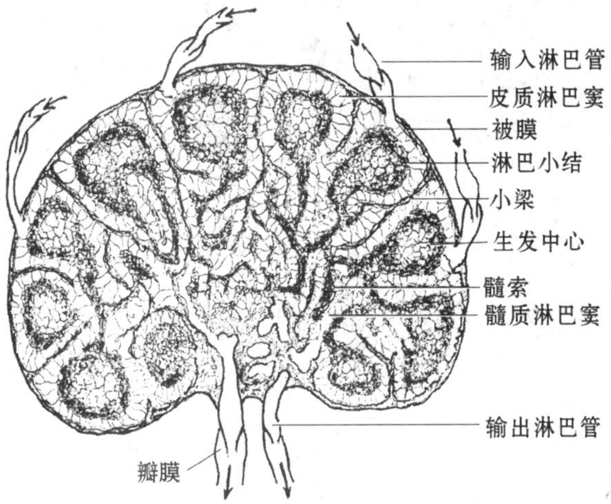

图 8－32　淋巴结的微细结构

（1）皮质：浅层为球形的淋巴组织，称淋巴小结，主要由 B 淋巴细胞构成，其中央染色较浅。B 淋巴细胞在此分裂增生，称生发中心。深层为松散的淋巴组织，主要由 T 淋巴细胞组成。皮质内的淋巴窦位于被膜深面和小梁周围，输入淋巴管开口入窦内。

（2）髓质：主要由髓索和髓质淋巴窦构成。髓索为条索状的淋巴组织，互相连结成网，索内主要有 B 淋巴细胞和巨噬细胞。髓质淋巴窦位于髓索之间，互相连结呈网状，与皮质内的淋巴窦相连通，窦内含有较多的巨噬细胞。髓质窦在淋巴结门处汇成输出淋巴管。

4. 淋巴结的功能

（1）过滤功能：滤下细菌等抗原物质，巨噬细胞及时将它们清除，但对病毒和肿瘤细胞的清除率很低。

（2）产生淋巴细胞，进行免疫应答：在抗原的刺激下，淋巴小结和髓索内的 B 淋巴细胞分裂增生，产生抗体，进行体液免疫；T 淋巴细胞分裂增生，进行细胞免疫。

（二）脾

1. 脾的位置和形态（图 8－33）　脾是最大的淋巴器官，位于左季肋区，胃底与膈之间，在腋后线上与第 9～11 肋相对，其长轴与第 10 肋一致，正常时在左肋弓下不能触及。

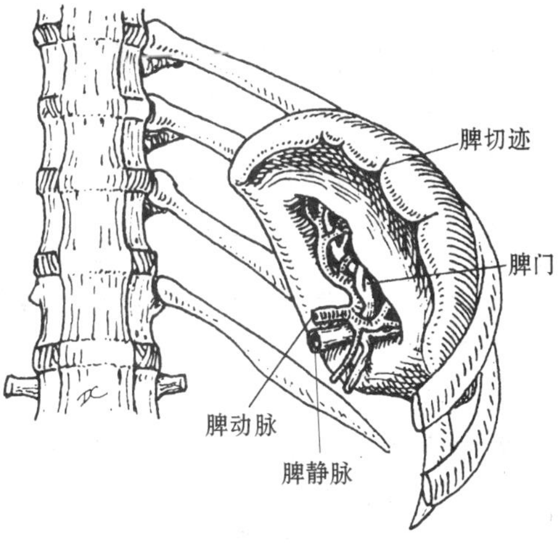

图 8－33　脾的位置和形态

脾为楔形或扁圆形器官，呈暗红色，质软而脆，受暴力打击易破裂，可分为膈面和脏面。脏面近中央处有脾门，是血管、神经出入脾的部位。脾前上缘有 2～3 个切迹，脾肿大触诊时可作为确认脾的标志。

2. 脾的微细结构（图 8－34）　与淋巴结类似，有被膜和小梁，也有产生淋巴细胞的淋巴小结名**脾小结**和淋巴索名**脾索**。脾没有皮质和髓质之分，其淋巴组织和窦是混在一起的。窦也不是淋巴窦而是扩大了的毛细血管，位于脾索之间，窦内流动的是血液，故名**脾血窦**。脾血窦和脾索合称**红髓**。沿小动脉分支周围聚集的淋巴组织名**白髓**，由淋巴小结（产生B淋巴细胞）和小动脉周围的淋巴鞘（产生T淋巴细胞）两部分组成。所产生的B淋巴细胞从白髓的周边进入脾血窦从而进入血液循环，T淋巴细胞则进入脾内的淋巴管外流。

3. 脾的功能　与淋巴结相似，但脾过滤的是血液。衰老的血细胞穿不过血窦壁，回不了静脉而被截留，由巨噬细胞消灭。若血内有入侵的细菌、疟原虫和血吸虫等病原体，也会被截留下来，产生免疫应答，这时白髓大量增生，表现为脾肿大。肿大的脾脏破血机能亢进，引发继发性贫血。

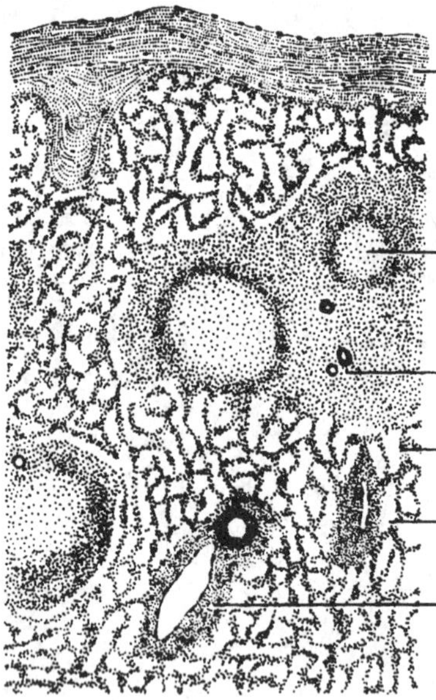

图8－34　脾的微细结构

（三）胸腺

1. 胸腺的形态和位置　胸腺呈锥体形，分左、右两叶，位于纵隔前上部（参见图11－1）。幼儿的胸腺较大，青春期后逐渐萎缩，成人时被脂肪组织所代替。

2. 婴儿胸腺的微细结构　胸腺被膜的结缔组织伸入实质内，将胸腺浅部分割成许多胸腺小叶。小叶的浅部由T淋巴细胞密集而成皮质；深部为胸腺髓质，内有散在的T淋巴细胞和胸腺小体。小叶的髓质互相连结。

3. 胸腺的功能　胸腺的主要功能是产生T淋巴细胞和胸腺素。胸腺素诱导随血流进入胸腺的骨髓造血干细胞分化成原始T淋巴细胞，然后随血流迁移到全身淋巴组织、淋巴结和脾内。

（本节编者：刘伟聪　梁军　程亚涛）

［复习与思考］

1. 名词解释：

体循环　肺循环　血管吻合　侧支循环　卵圆窝　静脉角　静脉丛　乳糜池

2. 血液从上下腔静脉流入，从主动脉流出。请依次写出血液在心内所经房、室、口、瓣的名称。

3. 综述共有哪些结构参与保证血液在心和血管内定向而且不断地流动。

4. 表列至少7条动脉的名称、压迫止血点（摸脉搏）的确切部位及压迫方向。并在自身摸辨。

5. 列表比较心壁、毛细血管、动脉、静脉和淋巴管壁的结构特征。

6. 简述肝门静脉的组成、收纳区，血液回流入心所经的详细途径及门腔静脉的吻合情况。

7. 临床上通过静脉注射或口服试剂两种途径进行胆道造影。请分别依次列出这两种途径（静脉⟶肝胰壶腹，口腔⟶肝胰壶腹）所经管道的名称。名称间用箭头连结。

8. 口服药物经肝脏解毒代谢后从尿道外口排出体外。请依次详列所经管道的名称。名称间用箭头连结。

9. 下列病变可能引起何处的表浅淋巴结肿大?

(1) 牙龈肿痛；(2) 舌癌；(3) 鼻咽癌；(4) 乳腺癌；(5) 踇趾伤口化脓；(6) 会阴部感染。

第九章　感觉器

感觉器指感觉神经末梢在辅助结构的配合下所组成的器官，但它并不能产生感觉，只能传入神经冲动。

分布于外周组织、器官的感觉神经末梢名**感受器**。按刺激来源不同，感受器可分为三类：

1. **外感受器**　末梢接近体表，接受外环境的理化刺激。视、听、嗅、味觉感受器，皮肤的痛、温、触、压觉感受器，均属于此类。皮肤传入冲动引起的感觉统称**一般体感觉**。

2. **内感受器**　分布于内脏和心血管等内部器官，接受内环境的理化刺激，反射性地调节各内部器官的活动。内感受器传入冲动引起的感觉统称内脏感觉，如饥、饱、胀、痛等。

3. **本体感受器**　此种感受器接受身体位置变化或身体某部分位置变化时产生的刺激，感知身体所在的新位置或反射性地引起肌肉收缩，从而维持身体平衡。推理可知，本体感受器主要分布于关节囊、韧带、肌肉和肌腱。另一种本体感受器位于内耳的前庭，故名**前庭器**。它感受头部静态时的位置（如倒悬或翻侧）和整体在空间位移时自身的运动状态（如直线加、减速或旋转），故又名**位器**。视器和皮肤虽属外感受器，但对感受本体的姿势和位置也起重要作用，在本体感受器受损或其冲动传入受损时能起替代作用，如睁眼可知自身倾侧、靠背部皮肤感觉可知仰卧在床等。本体感受器传入冲动引起的感觉统称**本体感觉**或**位觉**。

第一节　视器

视器又称眼，由眼球和眼副器组成。

一、眼球

眼球（图 9－1）位于眶内，近似圆球形，由眼球壁和眼球的内容物构成，能感受光的刺激。

（一）眼球壁

眼球壁分三层，由外向内依次为纤维膜、血管膜和视网膜。

1. 外膜（纤维膜）　可分为角膜和巩膜两部分。

（1）**角膜**：是眼球纤维膜前 1/6 的部分，无色透明，略向前凸，不含血管而有丰富的感觉神

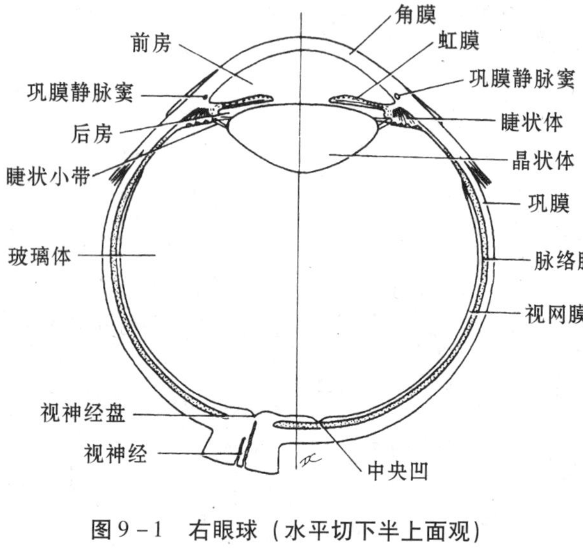

图 9－1　右眼球（水平切下半上面观）

经末梢。角膜有折光作用。

（2）**巩膜**：是眼球纤维膜后5/6的部分，呈乳白色，厚而坚韧，有维持眼球形态和保护眼球内容物的作用。

2. 中膜（血管膜）　含有丰富的血管和色素细胞，呈棕黑色。由前向后可分为虹膜、睫状体和脉络膜三部分。

（1）**虹膜**：位于角膜后方，呈圆盘形，中央有一圆孔，称**瞳孔**。虹膜内有两组平滑肌，一组围绕瞳孔呈环形排列，称瞳孔括约肌，可缩小瞳孔；另一组呈辐射状排列，称瞳孔开大肌，可开大瞳孔。在神经系统的支配下，外界光线强时，瞳孔缩小；光线弱时，瞳孔开大。正常时瞳孔直径为2～5 mm。

（2）**睫状体**：是虹膜外后方血管膜呈环状增厚的部分，其内含的平滑肌称睫状肌。睫状体有调节晶状体曲度和产生房水的作用。

（3）**脉络膜**：位于睫状体后方，占眼球血管膜的后2/3，含有丰富的血管和黑色素，起营养和暗箱作用。

3. 内膜（视网膜）　位于血管膜的内面，是眼球的感光部分。**视网膜**的后部有一白色圆盘状隆起，称**视神经盘**或**视神经乳头**，此处是视网膜的感觉神经纤维集中穿出眼球组成视神经的地方，也是视网膜中央动、静脉的穿过处，因此处无感光细胞，故生理上称盲点。在视神经盘的外侧（颞侧）有一**黄斑**，其中央凹陷，称中央凹。中央凹是视敏度最高，即分辨能力最强的部位。

视网膜的微细结构可分为两部分，外层为色素部，由一层色素上皮构成；内层为神经部，主要由三层细胞构成，从外向内为：感光细胞、双极细胞和节细胞。感光细胞有两种，一种是视杆细胞，能感受弱光但不能辨色；另一种是视锥细胞，只能感受强光和辨色。中央凹只有视锥细胞。双极细胞在感光细胞与节细胞之间起联络作用。节细胞的轴突行于视网膜的内表面并在视神经盘处汇集穿出。

（二）眼球的内容物

眼球的内容物包括房水、晶状体和玻璃体。

1. **房水**　为无色透明的液体，充满于眼球的前房和后房。前房是角膜与虹膜之间的间隙，后房是虹膜与晶状体之间的间隙，两者经瞳孔相通。房水由睫状体产生，从后房经瞳孔流入前房，在虹膜与角膜的夹角处渗入巩膜静脉窦，再汇入眼静脉，此为**房水循环**。房水有营养角膜、晶状体和玻璃体以及维持正常眼内压的作用。

2. **晶状体**　位于虹膜后面，形如双凸透镜，具有弹性。晶状体周缘有睫状小带连于睫状体。晶状体的曲度可随睫状肌的舒缩而改变。看近物时，睫状肌收缩，睫状体环的直径变小，睫状小带松弛，晶状体由于自身的弹性而回缩变凸，折光力增强。看远物时则相反。晶状体的这种曲度调节，能使物像聚焦在视网膜上。随着年龄的增长，晶状体弹性逐渐减小，曲度不再因调节而变凸，故老年人看近物模糊，称老视。

3. **玻璃体**　为无色透明的胶状物质，充满于晶状体与视网膜之间，有支撑视网膜的作用。

二、眼副器

眼副器包括眼睑、结膜、泪器和眼球外肌等。

（一）眼睑

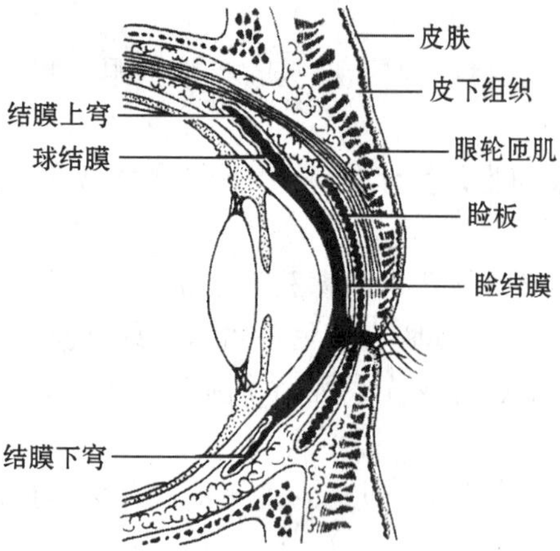

图9－2　眼睑和结膜（矢状面观）

眼睑（图9－2）位于眼球的前方，分上睑和下睑。上、下眼睑之间的裂隙称睑裂。眼睑的游离缘长有睫毛。上、下眼睑的内侧端各有一小孔，称泪点，与泪小管相通。眼睑的皮肤较薄，皮下组织疏松，内有眼轮匝肌和上睑提肌的肌腱，还有由致密结缔组织构成的睑板等。眼睑有保护眼球的功能。

（二）结膜

结膜（图9－2）是一层菲薄而透明的黏膜，衬贴于眼睑内面的称睑结膜，覆盖于巩膜表面的称球结膜，两者之间移行形成的间隙，分别称**结膜上穹**和**结膜下穹**。眼药可滴入**结膜囊**内。

（三）泪器

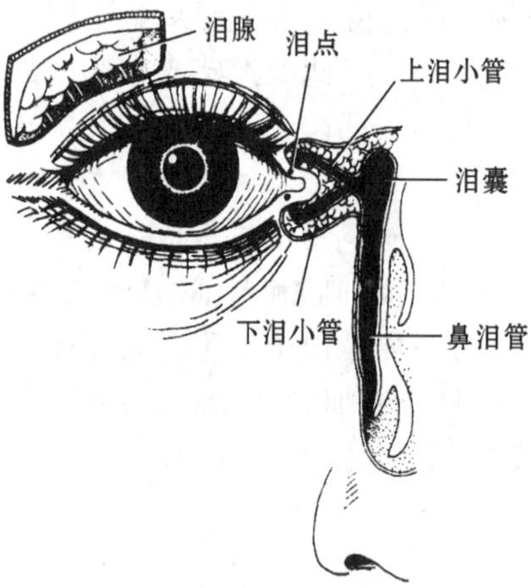

图9－3　泪器

泪器（图9－3）包括泪腺和泪道两部分。泪腺贴于眶上壁的前外侧，分泌泪液。在眨眼时泪液湿润角膜，并经泪点入泪道。泪道包括泪小管、泪囊和鼻泪管。泪囊位于眶口内侧壁的下份，鼻泪管下端开口于下鼻道。

（四）眼球外肌

眼球外肌位于眼球的周围，包括6块运动眼球的肌和1块止于上睑的上睑提肌，它们均为骨骼肌。

（本节编者：梁军　李根源　钟翠芬）

第二节　前庭蜗器

前庭蜗器（图9－4）又称耳，由外耳、中耳和内耳3部分组成。外耳和中耳是收集、传导声波的结构。内耳中有感受声波刺激的听觉感受器，以及感受位置变化的位觉感受器。

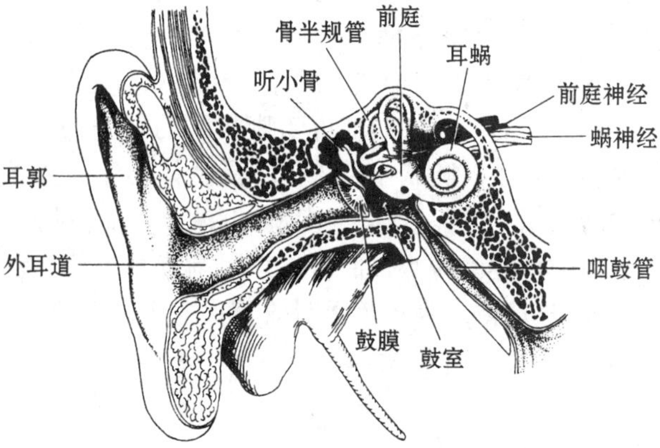

图9－4　前庭蜗器

一、外耳

外耳包括耳郭和外耳道。

（一）耳郭

耳郭由软骨和覆盖在其表面的皮肤构成。耳郭下部无软骨的部分称耳垂，耳郭中部有通往外耳道的外耳门。

（二）外耳道

外耳道是从外耳门至鼓膜的弯曲管道，其外侧1/3为软骨性外耳道，内侧2/3位于颞骨内。外耳道行程弯曲，从外耳门先向前上，继而后上，再向前微下。要观察鼓膜须将耳郭向后上方拉以拉直外耳道。婴幼儿外耳道弯曲尚不明显，但因鼓膜与外耳道下壁的夹角比成人更锐，要看鼓膜则应将耳郭向下拉（图9-5）。

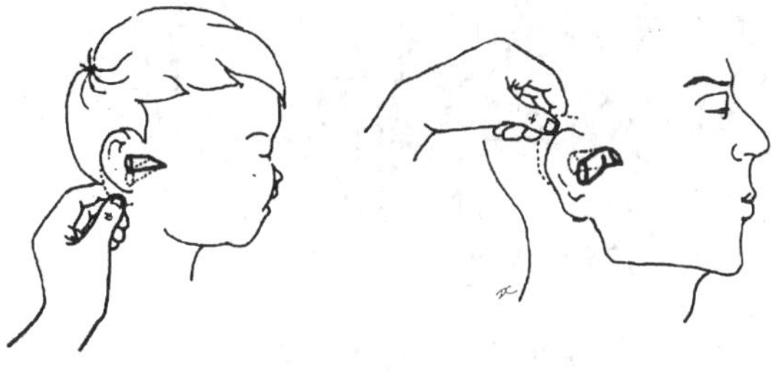

图9-5 观察鼓膜的方向

二、中耳

中耳包括鼓室和咽鼓管。

（一）鼓室

鼓室介于外耳与内耳之间，是颞骨内一个不规则的小腔隙，表面衬有黏膜。其外侧壁以鼓膜与外耳道相隔，鼓膜为半透明的椭圆形薄膜，其中央向内凹陷。鼓室的内侧壁即内耳的外侧壁，此壁上有两个孔，上位的称**前庭窗**，下位的称**蜗窗**，分别被镫骨和第二鼓膜封闭。鼓室后壁通乳突小房，乳突小房是颞骨乳突内许多互相连通的含气小腔。鼓室前壁通**咽鼓管**，下壁与颈内静脉相隔。顶壁与脑颞叶相隔。鼓室内有三块听小骨：**锤骨**、**砧骨**和**镫骨**（图9-6）。锤骨紧贴于鼓膜内面，镫骨附着于前庭窗，砧骨连于锤骨与镫骨之间。听小骨将声波由鼓膜向内耳传导。

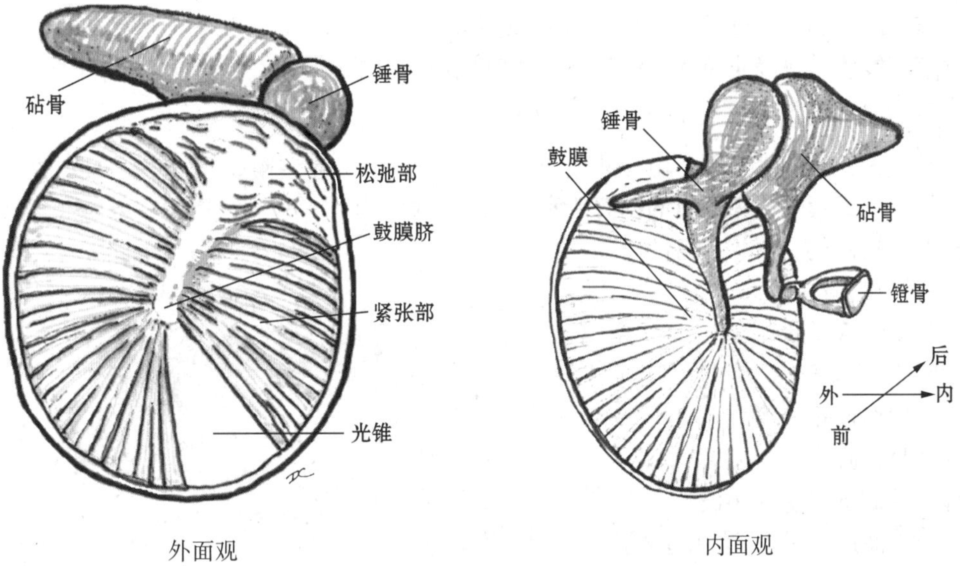

图9-6 鼓膜（右）

（二）咽鼓管

咽鼓管是连通鼻咽与鼓室的管道。咽鼓管通常呈闭合状态，当吞咽或打呵欠时开放，空气可进入鼓室，使鼓膜内、外两侧的气压保持平衡。小儿的咽鼓管短而平直，咽腔内感染易经此管蔓延至鼓室致中耳炎。

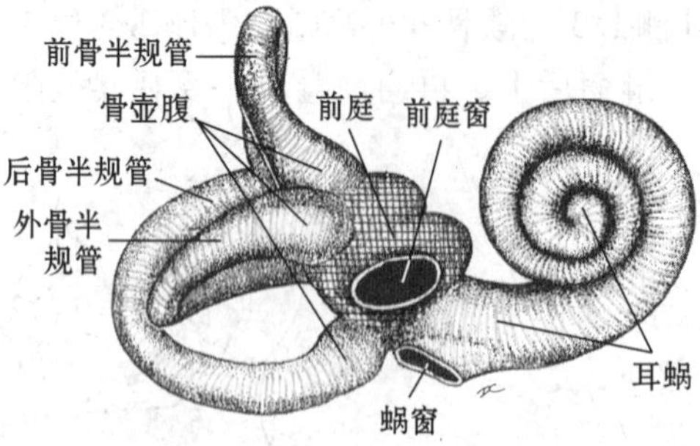

图9－7　骨迷路（右）

三、内耳

内耳位于颞骨内，由骨迷路和膜迷路两部分组成。骨迷路（图9－7）为骨中隧道样小管；膜迷路套在骨迷路内，为封闭的膜性小管和小囊，其内含内淋巴。骨迷路与膜迷路之间的腔隙含有外淋巴。外淋巴与内淋巴互不相通。

由后外向前内，骨迷路可分为骨半规管、前庭和耳蜗；膜迷路可分为膜半规管、椭圆囊与球囊和膜蜗管。

（一）骨半规管和膜半规管

骨半规管是三个互相垂直的半环形小管，每个骨半规管有两个骨脚与前庭相连，其中一脚在靠近前庭的部分膨大，称骨壶腹。

膜半规管是套在骨半规管内的膜性小管，每个膜半规管也各有与骨壶腹相应的膜壶腹。每个膜壶腹壁的内面均有隆起的壶腹嵴。旋转运动开始和停止时，内淋巴的流动均对壶腹嵴形成冲击，产生神经冲动传入，感知旋转运动的开始和停止。

（二）前庭和椭圆囊、球囊

前庭是内耳中部的骨性小腔。椭圆囊和球囊是位于前庭内的两个相连通的膜性小囊。椭圆囊和球囊壁的内面分别有突入囊腔的椭圆囊斑和球囊斑。两囊斑的长轴互相垂直，能感受头静止位和直线运动起止时或加速时的刺激。

（三）骨蜗管和膜蜗管

耳蜗外形似蜗牛壳，由骨蜗管环绕蜗轴旋转约两圈半构成。骨蜗管的管腔被骨螺旋板和膜蜗管隔分为上位的前庭阶和下位的鼓阶（图9－8）。前庭阶和鼓阶在耳蜗顶部相通，它们的另一端分别与前庭窗、蜗窗相接。

膜蜗管是骨蜗管内的一条膜性小管，位于前庭阶和鼓阶之间，横切面呈三角形。其下壁名基底膜，膜上有**螺旋器**（图9－8）。螺旋器能感受声波的刺激。

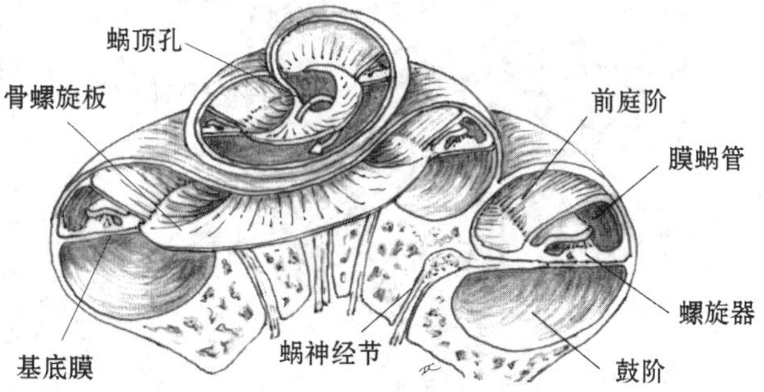

图9－8　耳蜗剖面

声波进入外耳道引起鼓膜的振动，经听小骨传至前庭窗，冲击前庭阶内的外淋巴，继而引起膜蜗管的内淋巴和基底膜振动，使螺旋器受到刺激，螺旋器将刺激转化为神经冲动，经蜗神经传至大脑皮质听区，产生听觉（图9－9）。

（本节编者：李根源　钟翠芬）

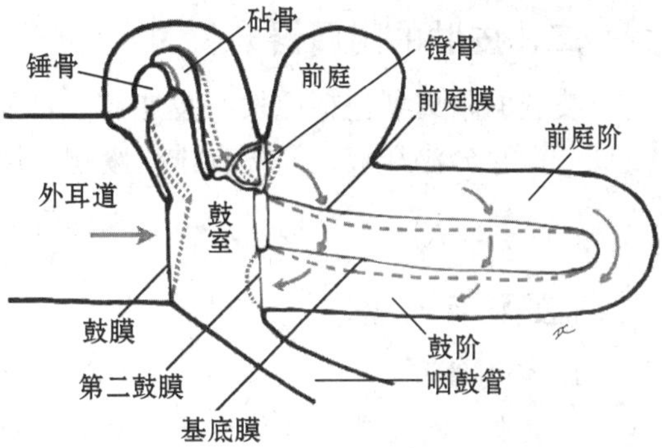

图9－9　声波的传导

第三节　皮肤

皮肤覆盖于体表，借皮下组织与深部结构相连，具有保护深部组织、感受刺激、调节体温、排泄和吸收等功能。

一、皮肤的微细结构

皮肤由表皮和真皮构成（图9－10）。

（一）表皮

表皮为角化复层扁平上皮，厚达十多层。细胞的形态为：深层低柱状；中层多形，细胞质出现角化颗粒；表层扁平细胞核消失；最表层细胞角化，界线消失。与基膜相贴的名基底层，具有很强的分裂增殖能力。新生的细胞逐渐向表层推移。表层名角质层，由数层扁平的角质细胞构成，具有抗摩擦、阻挡有害物质侵入及防止体内物质丢失等作用。角质层表面的细胞逐渐脱落，成为皮屑。

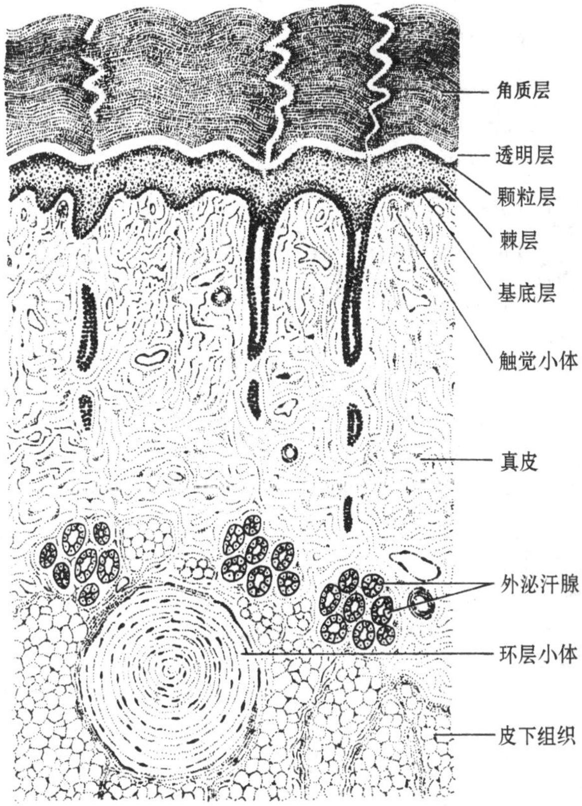

图9－10　手指皮肤的微细结构

（二）真皮

真皮由致密结缔组织构成，富有韧性和弹性，内含许多细小的血管、淋巴管和多种感受器（如感受触觉的触觉小体、感受痛觉的游离神经末梢、感受压觉的环层小体），以及皮脂腺、汗腺等。临床上的皮内注射就是将药液注入此层。

皮下组织又名浅筋膜，由疏松结缔组织构成，与真皮无截然界线，其脂肪含量和松弛程度随年龄而异，变化很大。临床上的皮下注射就是将药液注入此层。

二、皮肤的附属器

皮肤的附属器包括毛发、皮脂腺、汗腺和指（趾）甲等。皮脂腺分泌皮脂，保护皮肤。汗腺分泌汗液，汗液有排泄废物、调节体温和参与水盐代谢的作用。

（本节编者：钟翠芬　赵雁玲）

[复习与思考]

1. 名词解释：

感受器　感觉器　本体感觉　盲点　黄斑　结膜囊　泪器　房水循环　膜迷路

2. 为什么感觉器全长在头上而不是长在屁股上？
3. 用什么方法能检查患者的本体感觉是否丧失？
4. 联系视器结构指出下列疾病与何结构有关：近视　远视　老花　散光　白内障　青光眼　沙眼　瞳孔缩小与散大　色盲　夜盲
5. 为何哭泣时总要流鼻涕？
6. 为什么婴幼儿比成人更容易在咽喉炎之后患中耳炎？
7. 鼓室6个壁各与何结构相邻？设想中耳炎若波及这些结构分别会引起什么后果？
8. 你认为封闭蜗窗的第二鼓膜有何机能意义？
9. 若咽鼓管慢性炎症致堵塞不通，请推测可能导致什么后果。
10. 请写出声波从外耳道传播到螺旋器所经过的详细途径。
11. 皮革是利用动物皮肤的哪一部分制造的？
12. 皮肤有哪些机能？分别由哪些结构来完成？

第十章　神经系统

神经系统是人体内主要的调节系统，它借助于感受器，接受内、外环境各种刺激，与内分泌系统、免疫系统一起，迅速而准确地调节各器官、系统的活动，使人体成为一个统一的有机整体，并使人体与外界环境相适应。

一、神经系统的分部

神经系统按所在位置分两部分（图 10－1）：中枢部包括位于颅腔内的**脑**和椎管内的**脊髓**；周围部包括与脑相连的**脑神经**和与脊髓相连的**脊神经**。中枢部是中间神经元和运动神经元集中的地方，因此所谓中枢不只是位居中心，机能上更处于枢纽地位，是负责分析、决策、指挥、协调的机构。周围部是感觉神经元的所在地，它的神经细胞体集中形成**神经节**，包括脑神经节和脊神经节（还有一种运动性神经节见后述），成为周围部主体结构的是神经。**神经**的纤维成分包括感觉神经纤维和运动神经纤维。感觉神经纤维由感觉神经元向外周发出并进入中枢，运动神经纤维由运动神经元从中枢发出分布至外周。这些纤维由结缔组织被膜包裹，构成神经。神经内不同功能的纤维束有一定的位置，神经外伤后神经束的对位缝合将有利于功能的恢复。

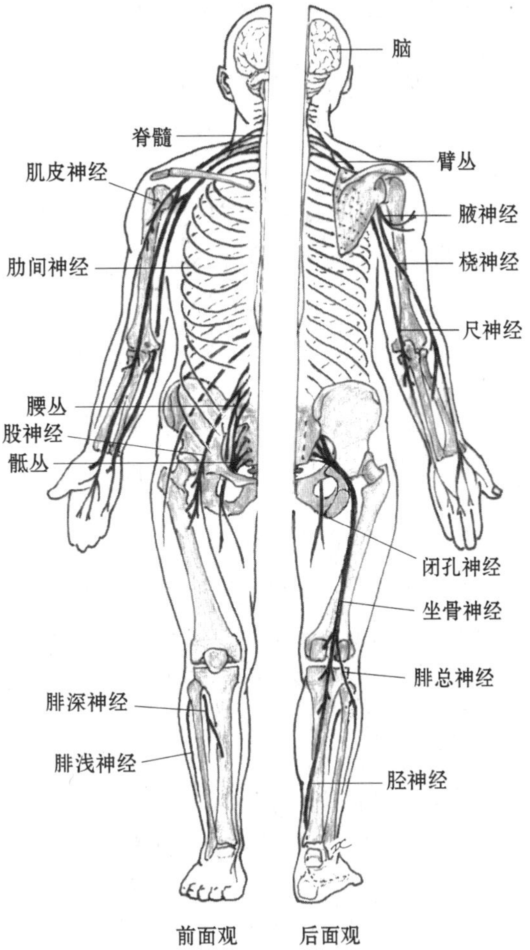

图 10－1　神经系统的分部

神经系统按神经的分布区来划分，可分成躯体神经系统和内脏神经系统，它们的中枢部都在脑和脊髓内，而周围部分别称为躯体神经和内脏神经。躯体神经分布于体表、骨、关节和骨骼肌；内脏神经分布于由平滑肌、心肌或腺上皮构成的所有内部器官，如内脏、脉管系和腺体等。这两种神经都有感觉（传入）部分和运动（传出）部分。从生活经验可知，躯体运动是随意的，而内脏运动是自动的、不随意的。有人把内脏运动神经命名为自主神经，似乎其活动独立而不受影响，这与实际情况不符。现更多人同意将其命名为**植物神经**，因内脏运动实质上是新陈代谢活动，为动、植物所共有。与此命名相对应，躯体运动神经导致随意运动，为动物特有，名为动物神经当无不可。至于内脏感觉神经，除嗅觉和味觉途径外，其余临床应用意义不大，故不纳入学习内容之中。

二、神经系统的基本结构

神经系统活动的基本方式是**反射**，即对来自内外环境的刺激做出反应。完成反射活动的基本结构名**反射弧**（图 10－2），即神经元链。这链条最简单的只有感觉和运动两个神经元组成，复杂的则加上成千上万的中间神经元构成一个立体网络。一个完整的反射弧从机能的角度可分为 5 个部分。

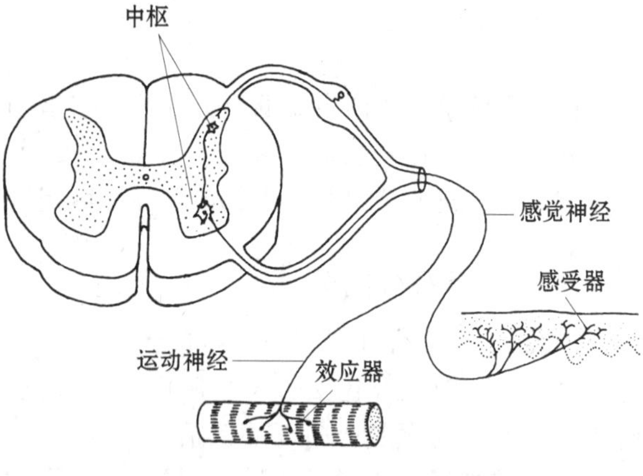

图 10－2 反射弧

1. 感受器 即感觉神经元的外周末梢，功能是把刺激转变为神经冲动传入。

2. 感觉神经 即感觉神经元的突起，功能是传入神经冲动至中枢。

3. 中枢 即中间神经元和运动神经元的所在地，功能从完成简单反射到进行分析综合，做出决策。

4. 运动神经 即运动神经元的外周突起，功能是传出神经冲动。

5. 效应器 即运动神经的末梢，功能是激发横纹肌、平滑肌、心肌和腺体的活动。

三、神经系统的进化

各系统器官进化发展的规律是新的取代旧的、复杂的取代简单的。神经系统却是个例外，结构上古、旧、新并存，机能上旧结构在新结构的调控下，原来的功能执行得更为完善。低等多细胞动物如海绵尚无神经细胞，每个细胞均独立地对刺激做出相同的反应。水螅分化出了神经细胞，各神经细胞连结成网，形成了**网状神经系统**，任何一个感觉细胞受到刺激，均可引起全身的收缩。扁虫类的神经细胞逐渐集中，开始形成位于头端的神经节。环节动物的身体每一环都具有一个神经节，节间相互联系，形成了**链状神经系统**。脊椎动物开始出现**管状神经系统**，其前脑到脊髓末端实际上是一条中空的管子，神经细胞的数目大量增加。随着头部感觉器官的发展，神经管的头端分化出越来越复杂的脑。人脑发展到了前所未有的高度。人脑各段无论外形和内腔有多大差异，总能还原为一条管状结构。各段内结构无论多么复杂，人们仍能通过与动物脑比较解剖学的研究，确定出人脑脊髓内的古、旧、新成分。例如，反映网状神经系统时期的古老成分——**网状结构**仍广泛地存在于除大、小脑之外的脑、脊髓各段中，执行着与生命攸关的机能；又如反映链状神经系统时期神经系统形态的**交感干**，仍几乎纵贯人体躯干全长，掌管着重要的新陈代谢调控机能；**脊髓节段**的存在和周围神经节段性配布的现象，让人们看到，人体鲜明地保留了环节动物神经系统节段性配布的特征。

四、神经系统的常用术语

除前面提到的神经系统周围部两个术语：**神经节**和**神经**外，在中枢部，神经细胞体及其树突所在部位在新鲜标本上呈灰色，称**灰质**；神经纤维聚集部位在新鲜标本上呈白色，称**白质**。大、小脑的灰质主要成层分布于脑表面，故称**皮质**。灰质位于脑和脊髓深部成团成块并执行共同机能者，称**神经核**；神经细胞与神经纤维网杂处散在的区域，称**网状结构**。白质中那些起止、行程和功能相同的纤维，称**束**，包括传入性上行感觉冲动传导束和传出性下行运动冲动传导束。

神经冲动在神经元间的传递叫**交换神经元**（换元）、**换站**、**中继**或**形成突触**。绘图上以“—<•—”表示。

第一节　中枢神经系统

一、脊髓

（一）脊髓的位置和外形

脊髓位于椎管内，上端在枕骨大孔处与延髓相连，下端在成人平第 1 腰椎体下缘，新生儿可达第 3 腰椎体下缘平面。

脊髓全长粗细不均。胸段最细，呈圆柱形，有两个膨大部分。上位的称**颈膨大**，是与上肢有关的神经细胞体集中的地方；下位的称**腰骶膨大**，是与下肢有关的神经细胞体集中的地方；脊髓下端变细，呈圆锥状，称**脊髓圆锥**。位于脊髓前面正中的裂隙称**前正中裂**，位于脊髓后面正中的浅沟称**后正中沟**。上述沟、裂将脊髓分为左右对称的两半。脊髓的两侧连有脊神经的前根和后根，两根在椎间孔处合成**脊神经根**。脊神经共 31 对，每对脊神经所连的一段脊髓称为一个**脊髓节段**（图 10－3），共 31 个节段：8 个颈段，12 个胸段，5 个腰段，5 个骶段和 1 个尾段。

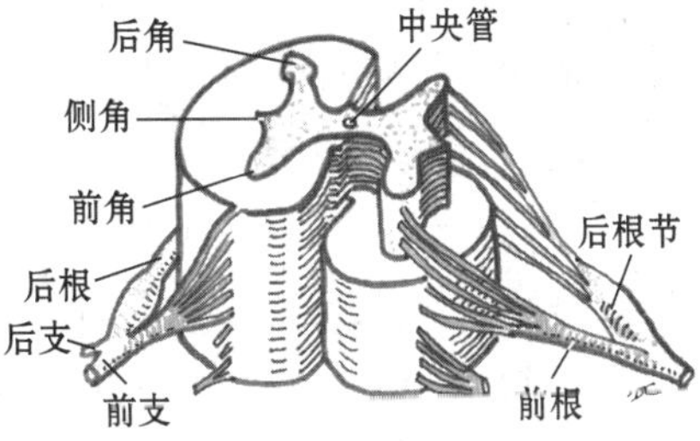

图 10－3　脊髓节段

胚胎长至 3 个月末时，脊髓与脊柱等长，脊神经水平向外出椎间孔。其后，脊髓的生长速度比脊柱慢，脊髓下端逐渐相对上移，因此，连于脊髓腰段以下的脊神经前、后根，要在椎管内下行一段距离才能到达相应的椎间孔。这些在脊髓圆锥下方的脊神经根，总称**马尾**。

（二）脊髓的内部结构

脊髓由位于中央的灰质和周围的白质构成（图 10－4）。

1. 灰质　在脊髓横切面上，呈 H 形。灰质正中有一纵行小管，称**中央管**，向上通第四脑室。灰质前部膨大的一对突起称**前角**，内含躯体运动神经元，其轴突组成脊神经的前根。灰质后部狭长的一对突起称**后角**，内含中间神经元，它与从脊神经后根进

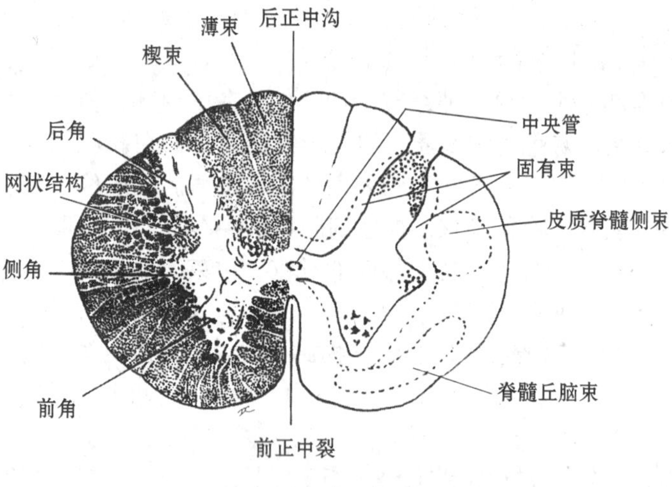

图 10-4　胸脊髓横切面
（左侧半神经纤维染色，右侧半束、核位置示意图）

入的纤维形成突触。脊髓第1胸段至第3腰段的前角与后角之间，灰质有一对向外侧突出的**侧角**，内含内脏运动（交感）神经元，其轴突参与组成脊神经前根。脊髓第2～4骶段的前角与后角之间，并不突出成侧角，但同样含有内脏运动（副交感）神经元，其轴突也参与组成脊神经前根。

2. 白质　每侧脊髓的白质，可分为3条索：前正中裂与前角之间的白质称**前索**；前角与后角之间的白质称**外侧索**；后正中沟与后角之间的白质称**后索**。各索由许多上行、下行的纤维束组成。上行纤维束有位于前、侧索内传导痛、温、触、压觉神经冲动的**脊髓丘脑束**和位于后索内传导本体觉冲动的**薄束和楔束**。下行纤维束有位于侧索内传导随意运动指令的**皮质脊髓侧束**等。贴近灰质的周围，在3条索内均有一层上、下走行的纤维，只限于脊髓范围内，故名脊髓固有束。它们的细胞体位于后角内，其纤维在固有束内分升、降支向上、下行，终止于上、下各脊髓节段的前角运动细胞，完成节间反射活动。

（三）脊髓的功能

1. 传导功能　脊髓内的上、下行传导束是脑与躯干、四肢互相联系的神经通路，具有传导神经冲动引起感觉或随意运动的功能。

2. 反射功能　脊髓的灰质中有某些反射的低级中枢。例如，手遇烫立即缩回（保护反射，又名屈肌反射）、倾侧立即站正（姿势反射，又名伸肌反射）等属于躯体反射；排便反射、排尿反射等属于内脏反射。

二、脑

脑位于颅腔内，可分为脑干、小脑、间脑和端脑四部分（图10-5，封3彩图）。

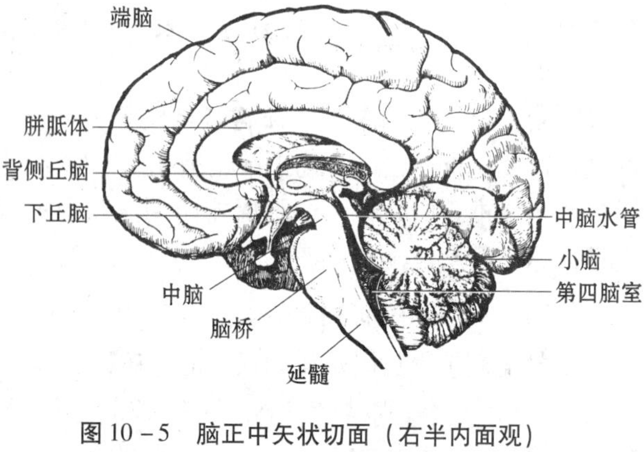

图 10-5　脑正中矢状切面（右半内面观）

（一）脑干

脑干自下而上由**延髓**、**脑桥**和**中脑**组成。脑干下续脊髓，上接间脑，背侧面与小脑相连。

1. 脑干的外形

（1）脑干腹侧面（图10-6）：

延髓腹侧面正中位上的纵裂为前正中裂，与脊髓的同名裂相续。前正中裂两侧的纵行隆起，称**锥体**，内有锥体束通过。锥体外侧卵圆形突起名**橄榄**。锥体的下方，左、右侧锥体束的纤维大部分交叉到对侧，形成**锥体交叉**。交叉到对侧的锥体束纤维构成皮质脊髓侧束。脑桥腹侧面膨隆，两侧逐渐变窄连于小脑。中脑腹侧面有一对柱状结构，称**大脑脚**，内有锥体束纤维通过下行。

脑干腹面连有9对脑神经，它们分别是：动眼神经（Ⅲ）连于大脑脚内侧；三叉神经（Ⅴ）连于脑桥；展神经（Ⅵ）、面神经（Ⅶ）、前庭蜗神经（Ⅷ）从内侧向外侧连于脑桥延髓间沟；舌咽神经（Ⅸ）、迷走神经（Ⅹ）、副神经（Ⅺ）从上向下在橄榄外侧连于延髓；舌下神经（Ⅻ）在锥体和橄榄之间连于延髓。

（2）脑干背侧面（图10－7）：延髓背侧面下份有后正中沟，其两侧各有两个较小的隆起，内侧的称**薄束结节**，内有薄束核；外侧的称**楔束结节**，内有楔束核。两核是薄束、楔束上行到此换元的地方。延髓背侧面上份和脑桥背侧面共同形成的菱形凹窝，称**菱形窝**，又名第四脑室底。中脑背侧面有两对隆起，上位的一对称**上丘**，是视觉反射中枢；下位的一对称**下丘**，是听觉反射中枢。下丘下方连有滑车神经（Ⅳ）。

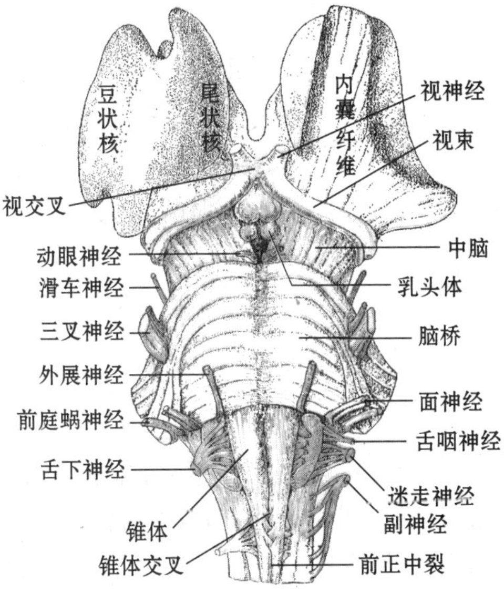

图10－6　脑干（腹侧面观）

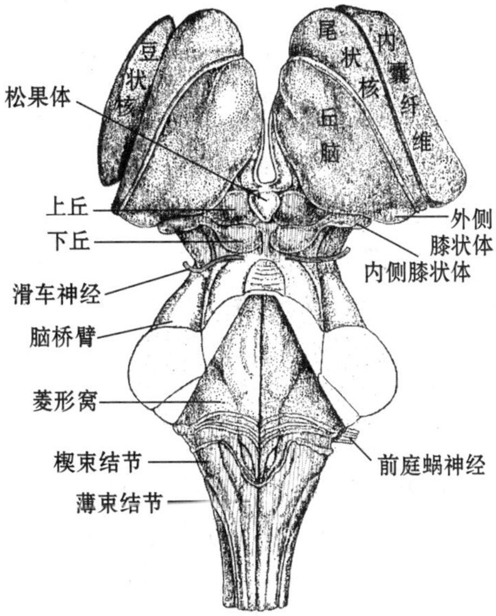

图10－7　脑干（背侧面观）

2. 脑干的内部结构

（1）灰质：脑干内的灰质分散成块状的神经核。其中与脑神经相连的称**脑神经核**，包括脑神经感觉核和脑神经运动核。感觉核相当于脊髓后角，实为中间神经元的聚集处。运动核包括躯体运动核（相当于脊髓的前角）和内脏运动核（相当于脊髓的副交感神经元）。脑干内没有交感神经元。脑神经核的名称与其相连的脑神经基本一致，核的位置亦与各对脑神经与脑相连的部位大致对应。

除脑神经核外，脑干内外还有传导通路的中继核，如延髓内的**薄束核**和**楔束核**，中脑内的**红核**和**黑质**等。

（2）白质：脑干内的白质主要由上、下行束组成。上行的有脊髓丘脑束和从薄、楔束核到丘脑的**内侧丘系**，后者传导本体觉神经冲动。下行纤维主要是从大脑皮质中央前回发出的锥体束。它到脑干后分为皮质核束和皮质脊髓侧束，前者终止于脑干运动核，后者在延髓锥体交叉处交叉到对侧入脊髓。

（3）网状结构：位于脑干腹侧深部，向下与脊髓网状结构、向上与间脑网状结构连成一片。它是中枢内的古老成分，接受所有感受器传入的神经冲动。它发出的纤维向上广泛投射到大脑皮质各个区域，以维持人的清醒状态；向下支配躯体和内脏的运动神经元。它所包含的神经元在形态、机能和联系上尚未全部弄清，通过电刺激动物网状结构的实验和临床病例观察，推断其中有各种与生命攸关的中枢，如心血管活动中枢、呼吸中枢等。那些与生命攸关的中枢统称生命中枢。

3. 脑干的功能

（1）传导功能：传导各种上、下行神经冲动。

（2）反射功能：脑干内有多个反射的低级中枢，如中脑内的瞳孔对光反射中枢、脑桥内的角膜反射中枢、延髓内调节心血管活动和呼吸运动的中枢等。

（3）脑干网状结构有维持大脑皮质清醒、调节骨骼肌张力和调节内脏活动等功能。

（二）小脑

小脑（图 10－8）位于脑干的后方。小脑的两侧部膨大，称**小脑半球**；中间部缩窄，形如弯曲蚯蚓，称**蚓部**。小脑的表层为灰质，称**小脑皮质**；深部为白质，白质中有数对灰质核团，总称**小脑核**，它们发出的纤维进入脑干和间脑，协调躯体运动。

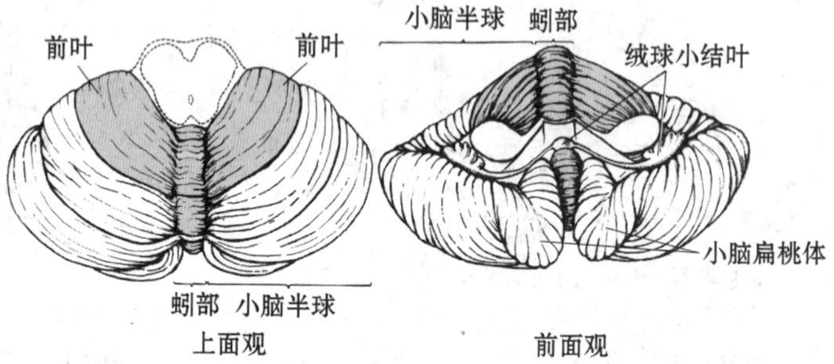

图 10－8　小脑

根据进化和功能，小脑可分为古小脑、旧小脑和新小脑三部分。**古小脑**出现于鱼类，即人小脑的绒球小结叶，是在小脑下面前份的窄细部，接受前庭神经传入，与维持躯干平衡和协调眼外肌—颈肌活动有关。**旧小脑**出现于爬行类，具体包括小脑上面的前份即前叶和小脑中线上狭长的蚓部。旧小脑接受脊髓发出的本体感觉神经冲动，其机能与四肢简单而机械的伸屈肌活动的协调有关。**新小脑**出现于哺乳类，包括除前叶外的小脑半球，它接受从大脑发出、通过脑桥中继的神经冲动，与肢体进行准确而复杂活动时的协调有关。

在小脑半球的下部有一对向下的隆起，名**小脑扁桃体**。它靠近枕骨大孔，当颅内压升高时，它可能被挤入孔内，压迫延髓，损害生命中枢，危及性命。临床上称此为小脑扁桃体疝。

第四脑室（图 10－5）是位于延髓、脑桥与小脑之间的腔室，是神经管腔的扩大部，其底为菱形窝。第四脑室向上经中脑水管（贯穿中脑的细管）通第三脑室；向下通脊髓中央管。第四脑室有 3 个小孔（1 个向后，名正中孔；2 个向外前，名外侧孔），是脑脊液流向蛛网膜下隙的通道。

（三）间脑

间脑位于中脑的前上方，大部分被端脑所掩盖。间脑主要包括背侧丘脑和下丘脑等部分。间脑正中呈矢状位的纵向裂隙称**第三脑室**，它向前经室间孔通侧脑室，向后经中脑水管通第四脑室。

1. **背侧丘脑**　又称丘脑，是位于间脑背侧份的一对卵圆形灰质团块，机能和性质相当于脊髓灰质后角，由中间神经元构成，分为许多核团，担负 3 大功能。

（1）与感觉有关的中继核团：它们分别接受痛、温、触、压和本体、视、听神经冲动，发出投射纤维到大脑，其中痛觉在丘脑已能产生。视觉有关核团名**外侧膝状体**。听觉有关核团名**内侧膝状体**。

（2）与躯体运动有关的中继核团：它们接受来自小脑核、中脑黑质和大脑基底核的纤维，发出投射纤维到大脑躯体运动区，对随意运动起反馈调节作用，保证运动起止适时、力度准确、协调流畅。

（3）与网状结构有关的网状核团：接受来自下位网状结构上传的神经冲动。向上发出投射纤维到各大脑皮质区，维持大脑的清醒状态。

位居左右丘脑后份之间、上丘脑的上方，有一黄豆大呈心形的内分泌腺名松果体。

2. **下丘脑**　位于背侧丘脑的前下方，从底面观自前向后包括：**视交叉**、**视束**、**漏斗**（其下端连垂体）及一对圆形的**乳头体**。第三脑室下部伸入下丘脑，室的侧壁和下壁内含重要的传出核团，核团的机能和性质相当于脊髓侧角。其中有两个特殊核团：位于视交叉上方的**视上核**和位于第三脑室侧壁内的**室旁核**（图 10－9）。它们不是传递神经冲动而是分泌神经激素。纤维行经漏斗，将激素输送到垂体后叶（详见后述）。

下丘脑是调节内脏活动的皮质下高级中枢，还对内分泌、体温、摄食、性欲、水平衡和情绪反应等起重要的调节作用。

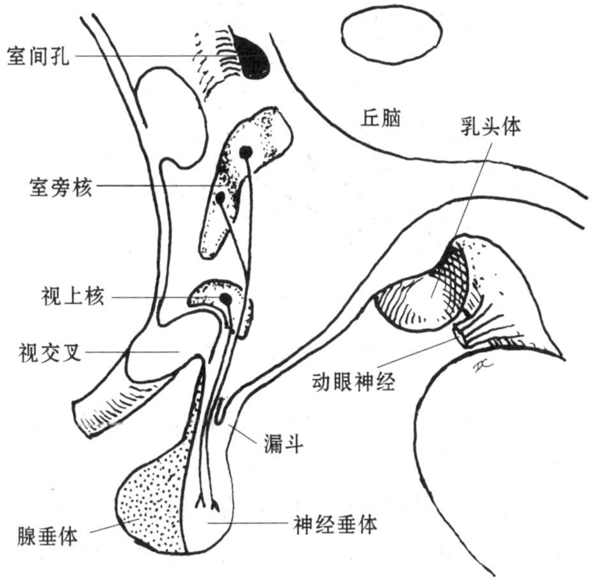

图 10－9　下丘脑的主要核团
（正中矢切右半内面观）

（四）端脑

端脑又称大脑，被位于正中矢状位的**大脑纵裂**分为左、右大脑半球。大脑纵裂的底，为连结两侧大脑半球的宽而厚的白质板，称**胼胝体**（图 10－5）。以大脑为一方，小脑和间脑为另一方之间的横位裂隙为**大脑横裂**。

1. 大脑半球的外形（图 10－10）　每侧**大脑半球**都可分为背外侧面、内侧面和下面。大脑半球表面有许多深浅不同的沟，称大脑沟，相邻大脑沟之间的隆起称大脑回。

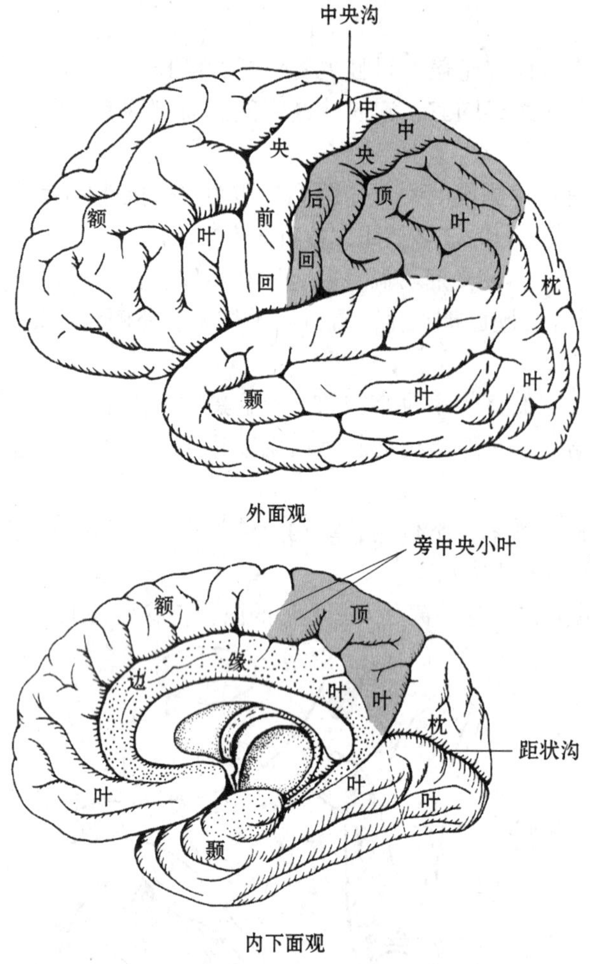

图 10-10　大脑半球的外形

大脑的神经细胞主要集中在表层，称**大脑皮质**。沟的出现，大大增加了大脑组织的表面积，即增加了神经细胞的数量。

（1）大脑半球的分叶：每侧大脑半球均由 3 条恒定的沟分成 5 个叶。这 3 条沟是：①**外侧沟**，位于大脑半球背外侧面，由前下行向后上方。②**中央沟**，自大脑半球上缘中点的稍后方，沿背外侧面向下前方斜行。③**顶枕沟**，在大脑半球内侧面的后部。5 个叶是：①**额叶**，在中央沟之前、外侧沟以上的部分，②**顶叶**，在中央沟与顶枕沟之间、外侧沟以上的部分。③**颞叶**，在外侧沟以下的部分。④**枕叶**，在顶枕沟之后的部分，其内面有**距状沟**。⑤**岛叶**，位于外侧沟的深部。

（2）主要的大脑回及大脑皮质的功能区：大脑皮质随着动物的进化而发展起来。古皮质在鱼类已经出现，担负嗅觉功能。在爬虫类已经形成担负内脏活动功能的旧皮质，并开始出现调节随意运动的新皮质。新皮质的高度发展见于高等哺乳类，到人类，新皮质已占大球半球 96% 以上的面积，成为机体生命活动的最高调节器。

我们对大脑皮质的功能区的认识仍然有限。但通过对动物脑和人脑（脑手术时的志愿者）的电刺激和脑病变者的尸体解剖观察，对一些脑回的功能已有所了解，较重要的有下列几处：

1）**中央前回**：是构成中央沟前壁的纵行脑回，是随意运动的最高中枢。人体各部肌肉在此回的代表区像个倒置的人形（图 10-11）。代表区面积的大小与肌群的大小无关，而与其动作的精细程度有关。例如，手肌和与语言有关的面、舌、咽、喉肌的代表区各占总面积的 1/3 左右。此区内的大锥体细胞的轴突汇成锥体束，下行到中脑开始陆续交叉至对侧，支配对侧脑干和脊髓的运动神经元。

2）**中央后回**：是构成中央沟后壁的纵行脑回，接受同侧丘脑发出的上行投射纤维，对侧半身的痛、温、触、压和本体觉在这里产生。经过对基本感觉冲动在时间和空间上的综合，进一步产生了更细致的二级感觉，如感知方圆、粗滑，分辨两点距离的远近，震动觉等。身体各部在中央后回的代表区同样像个倒置的人形（图 10-12）。

代表区面积的大小与该器官感受器的密度有关，其比例与中央前回基本一致。

3）颞横回：又名**听皮质**，是构成外侧沟后部下壁的1～3条脑回，自颞叶斜向内后方连至脑岛，是听觉的产生处，接受双侧蜗神经传入的听觉冲动。

4）距状沟皮质：又名**视皮质**，位于距状沟底、沟壁和沟两侧的回。一侧视皮质感觉对侧视野的物象。

上述皮质区只占了半球表面积很小的部分。其余的大部分均属新皮质区，在直接电刺激下均无机能反应，曾被命名为“哑区”。其实正是这些皮质区在执行包括语言和思维等属于大脑的最高级功能。这些脑区总名**联络区**，因为高级功能不可能由单一皮质产生，必须以某一或某些皮质为基础，联合其他皮质共同完成。以说话为例，首先以面、舌、咽、喉等的肌肉运动即发音为基础，它们的运动皮质投影区在中央前回下1/3处，说话中枢的联络皮质（又名**运动性语言中枢**）在该投影区的前方。若此联络皮质遭到破坏，病人能够发音却不能形成语言。此种情况早在20世纪30年代就已为尸体解剖所证实。同理，**写话（书写）中枢**应在中央前回中1/3的前方，看话中枢（**视觉性语言中枢**）和听话中枢（**听觉性语言中枢**）也应在视、听皮质的附近。这些后来都得到了证实。

2. 大脑半球的内部结构

（1）侧脑室：位于两大脑半球内，通过室间孔与第三脑室相通（图10－13）。其前角、后角、下角分别在额、枕和颞叶内。

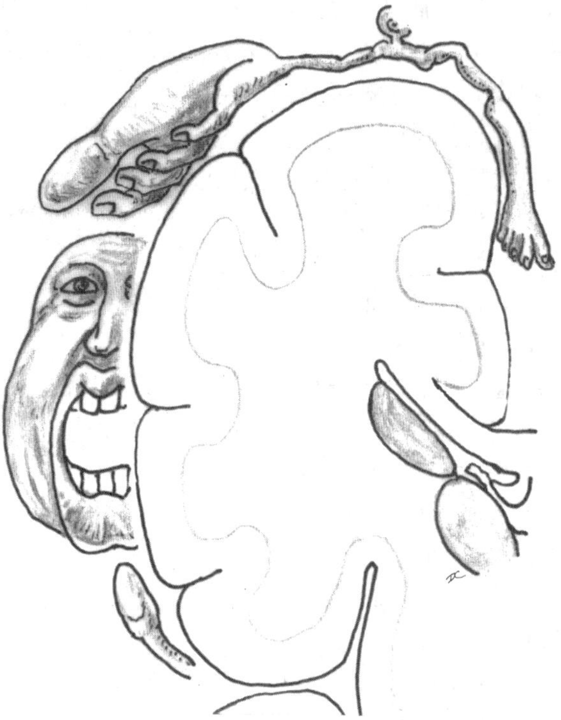

图10－11　**中央前回机能定位**

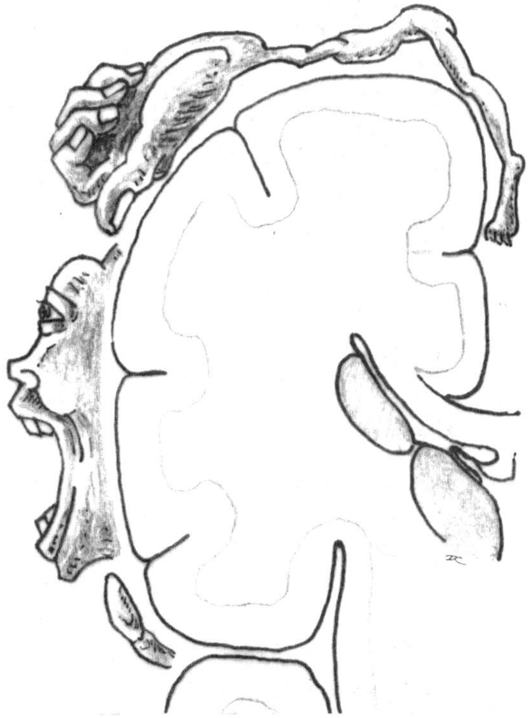

图10－12　**中央后回机能定位**

（2）基底核（图 10－14，图 10－15，图 10－16）：又名纹状体，位于半球基底部的白质内，居脑岛的深面，主要包括豆状核和尾状核。豆状核由苍白球和壳两部分组成。苍白球在鱼类就已出现，是鱼类随意运动的最高中枢。爬行类出现了壳和尾状核，合称新纹状体。这是爬行类的最高随意运动中枢。属于新皮质的中央前回成为哺乳类的最高随意运动中枢后，纹状体仍执行重要的随意运动机能。

（3）白质：包括 3 种类型的纤维。

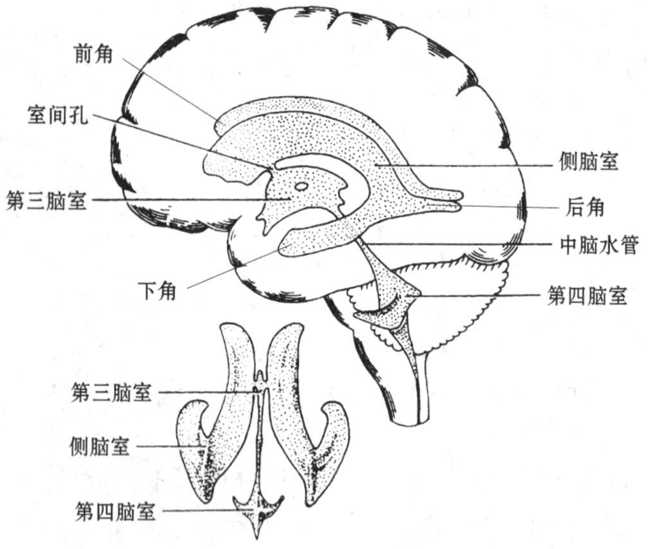

图 10－13　脑室的投影

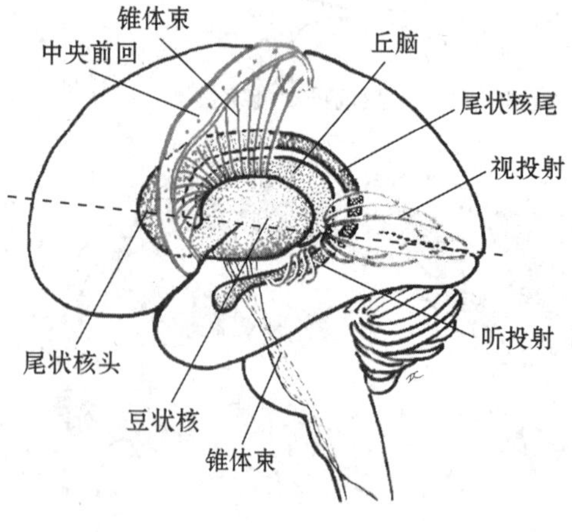

图 10－14　基底核的投影

1）连合纤维：连结左、右半球同名的各叶。最大的结构名**胼胝体**。胼胝体构成大脑纵裂的底，又是两侧脑室的顶。

2）联络纤维：在本半球内联络各叶、各回。

3）投射纤维：最具临床意义，是大脑皮质与下位中枢相互联系的纤维束，包括从丘脑来的上行性感觉投射和从皮质运动区发出的下行性运动投射。上行性有丘脑至中央后回的一般体感觉投射、视投射

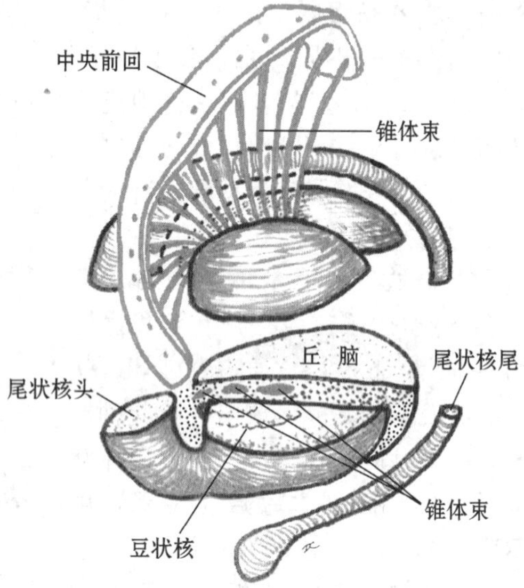

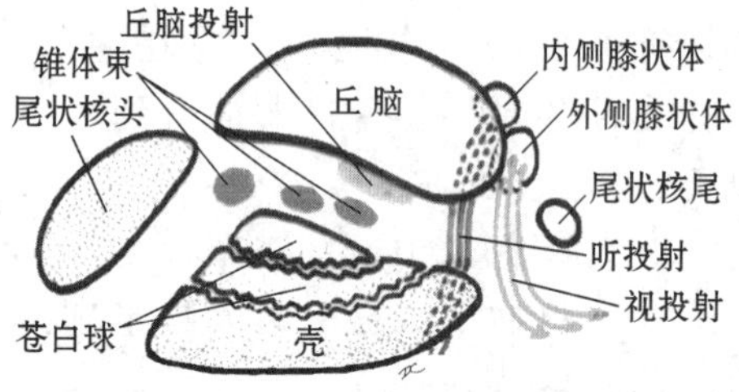

图 10－15　基底核和内囊切面
（经图 10－14 虚线）

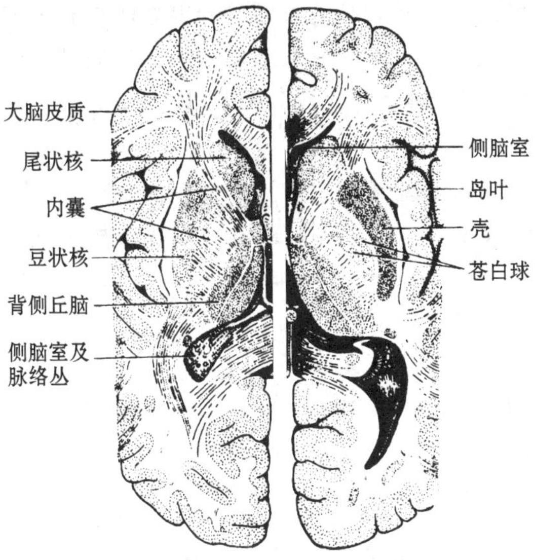

图 10－16　端脑水平切面
（经图 10－14 虚线）

和听投射。下行性主要是锥体束。这些投射纤维都通过以豆状核为一方、丘脑和尾状核为另一方的狭窄空间。此处纤维总名**内囊**。若一侧内囊因脑溢血（中风）等原因而损伤，可出现对侧半身瘫痪、对侧半身感觉丧失和对侧视野缺损的“三偏征”（偏瘫、偏盲、偏身感觉障碍）。

三、脑脊膜、脑和脊髓的血管以及脑脊液循环

（一）脑脊膜

脑和脊髓的外面都包有 3 层被膜，自外向内依次为硬膜、蛛网膜和软膜（图 10－17）。脑脊膜对脑和脊髓具有保护和支持作用。

1. 硬膜　厚而坚韧。呈管状包绕脊髓和脊神经根的部分称**硬脊膜**。硬脊膜与椎管内面的骨膜之间名**硬膜外隙**，其内充满脂肪、血管和神经。硬膜外麻醉就是将麻醉药注入此隙，以阻断脊神经根的传导。呈囊状包被脑的硬膜称**硬脑膜**（图 10－18）。硬脑膜由两层构成，内层向大脑纵裂突入，形成镰刀状的**大脑镰**；向大脑和小脑之间突入形成**小脑幕**，幕前缘游离称**小脑幕切迹**。在镰、幕的基部，硬脑膜的内、外层分开，形成含静脉血的管道，称为硬脑膜窦。重要的硬脑膜窦有：位于大脑镰根部，呈矢状位的**上矢状窦**；在蝶骨垂体窝两侧的**海绵窦**等。

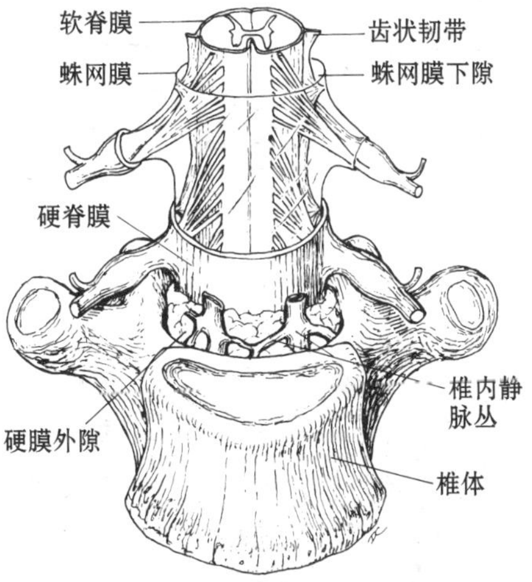

图 10－17　脊髓的被膜

2. 蛛网膜　薄而透明，它与软膜之间的腔隙称**蛛网膜下隙**，内含脑脊液。蛛网膜在大脑镰基部的两侧，形成菜花状的突起，穿过硬脑膜内层，突入上矢状窦内，称为**蛛网膜粒**。

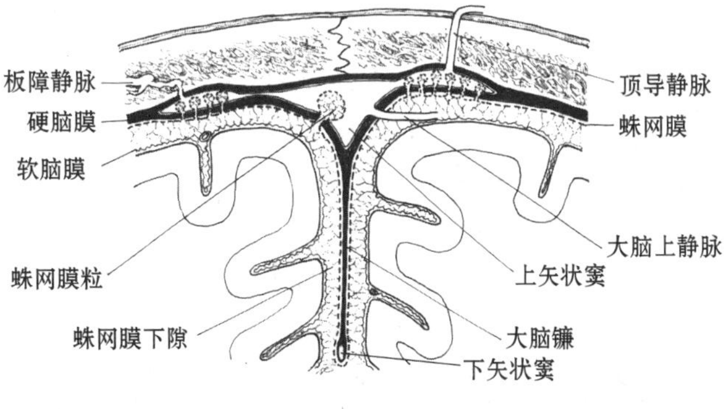

图 10－18　脑的被膜

3. 软膜　薄而透明，富含血管。软膜紧贴在脊髓和脑的表面，分别称**软脊膜**和**软脑膜**。在四个脑室的某些部分，软脑膜的血管反复分支形成毛细血管丛。它们被软脑膜的结缔组织及脑室壁上皮包裹突入脑室内，形成**脉络丛**。其上皮细胞分泌脑脊液。

（二）脑和脊髓的血管

（1）脑的动脉（图 10－19）：来自颈内动脉和椎动脉，在脑的下面通过交通支互相吻合形成**大脑动脉环**。大脑动脉的分支有两类：分布于大脑半球浅层的**皮质支**和分布于大脑白质深部、基底核、内囊和间脑等处的**中央支**。患有高血压病或出现动脉硬化时，若供应内囊及其附近结构的中央支破裂出血（脑溢血），可出现严重的症状。

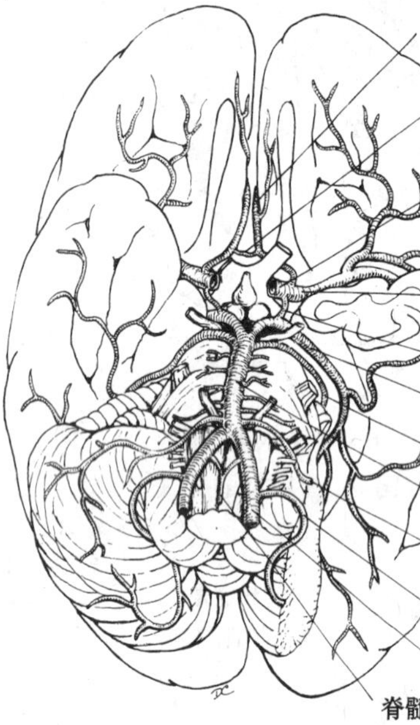

图 10－19　脑的动脉（下面观）

脑的静脉分别汇入邻近的硬脑膜窦，最后汇成颈内静脉出颅。

（2）脊髓的动脉：来自椎动脉、肋间后动脉和腰动脉的分支。它们互相吻合，形成脊髓前、后动脉，分别行于脊髓前、后面，分支进入脊髓。静脉伴动脉回流。

（三）脑脊髓的屏障

我们前面学习过肺的气—血屏障和肾的滤过屏障，同样，脑脊髓与外界进行物质交换或病原体入侵必须通过脑脊屏障。与前两者不同的是，后者多了一个脑脊液环节。例如，若要药物入脑起治疗作用，可有 3 条途径。

（1）口服或注射，药物先入血，透过毛细管壁和神经胶质膜入脑（血—脑屏障）（图 10－20）。

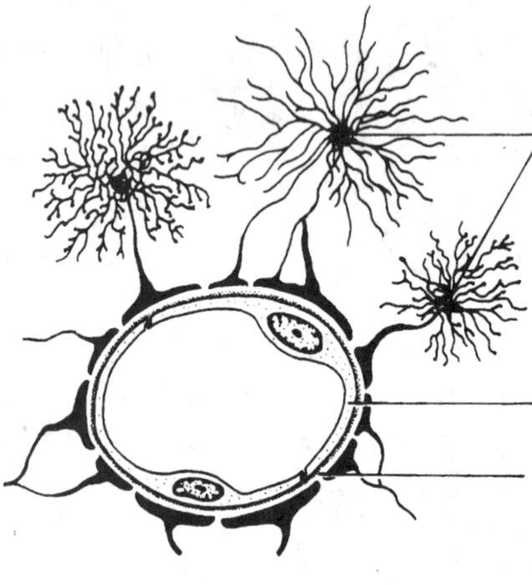

图 10－20　血—脑屏障

（2）口服或注射，药物先入血，透过毛细管壁和脉络丛上皮入脑脊液（血—脑脊液屏障）。

（3）药物直接注入蛛网膜下隙的脑脊液内，透过脑室壁或软脑膜入脑（脑脊液—脑屏障）。

研究表明，最后一个屏障通透性很大，基本上无屏障作用。口服或注射药物因透不过前两个屏障而无效时，改用蛛网膜下隙穿刺给药即可收到效果。

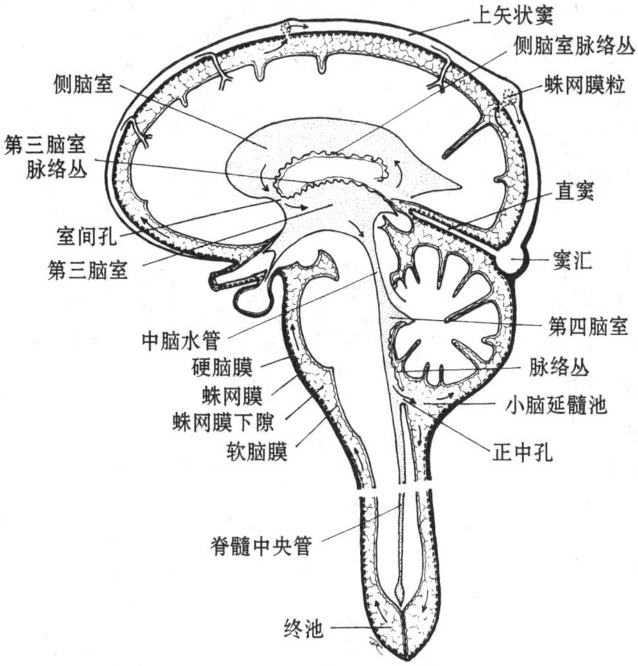

图 10－21　脑脊液循环

（四）脑脊液及其循环

脑脊液是由各脑室脉络丛产生的无色透明液体，在脑室蛛网膜下隙内循环流动（图 10－21）。脑脊液循环的途径如图 10－22 所示。

通过脑脊液循环，将营养物质运送到脑和脊髓，并带走代谢产物。脑脊液还具有缓冲震荡、分散压力和调整颅内压等保护功能。当脑或脑膜发生病变时，常在第 3、4 腰椎棘突之间，穿刺脊髓蛛网膜下隙即**终池**处，抽取脑脊液进行检验。若脑脊液循环途中发生阻塞，可引起脑积水、颅内压增高，导致脑组织受压萎缩或脑组织向下移位。常见的移位是小脑扁桃体疝入枕骨大孔压迫延髓，颞叶前内侧部疝入小脑幕切迹压迫中脑和动眼神经。

左、右侧脑室 —室间孔→ 第三脑室 —中脑水管→ 第四脑室 —正中孔/外侧孔→ 蛛网膜下隙 —蛛网膜粒→ 上矢状窦 ⟶ 颈内静脉

图 10－22　脑脊液循环的途径

（本节编者：林伟贞　董炘　廖顺顺）

第二节　周围神经系统

一、脊神经

脊神经（图 10－23）连于脊髓，共 31 对，其中**颈神经** 8 对、**胸神经** 12 对、**腰神经** 5 对、**骶神经** 5 对、**尾神经** 1 对。每条脊神经都由前根和后根在椎间孔处合成。前根含传出纤维，发自

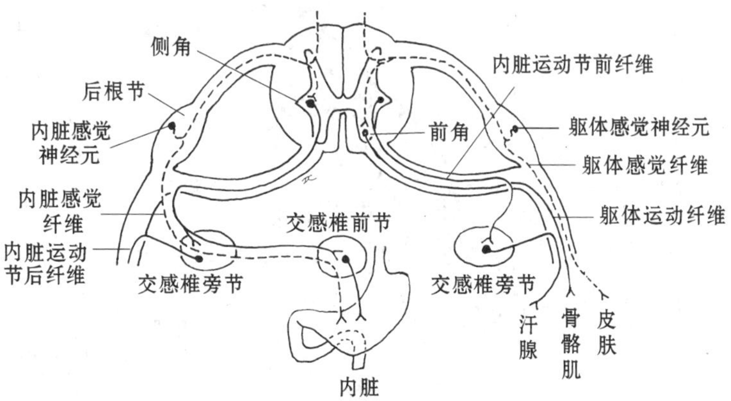

图 10－23　脊神经

脊髓灰质前角和侧角的运动神经元；后根上有一膨大的**脊神经节**，节内含假单极神经元即感觉神经元的胞体，其中枢突组成后根；周围突构成脊神经的传入纤维。可见，每条脊神经都是含有传入纤维和传出纤维的混合性神经。

脊神经出椎间孔后，立即分为前支和后支。后支细小，分布于躯体背面的深群肌和皮肤。前支粗大，除胸神经外，其余的脊神经前支均先交织成脊神经丛，如颈丛、臂丛、腰丛和骶丛，再由这些丛发出分支至各自分布的区域。

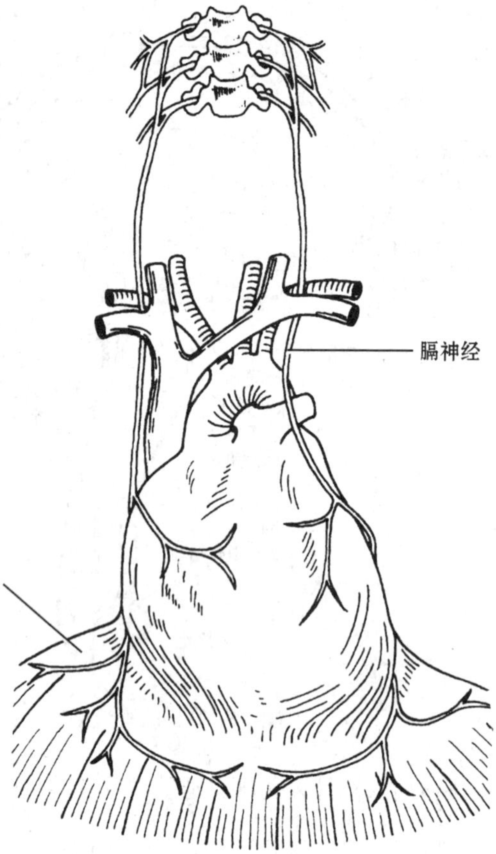

图 10－24　膈神经

（一）颈丛

颈丛由第 1～4 颈神经的前支组成，位于胸锁乳突肌上份的深面。其分支分布于颈部、肩部、枕区和耳郭的皮肤以及部分颈肌和膈。颈丛的分支中最重要的是膈神经。

膈神经：由胸廓上口进入胸腔，经肺根前方，沿纵隔两侧面下行至膈。膈神经的传出纤维支配膈，传入纤维分布于胸膜、心包和膈下面的腹膜，右膈神经还有分支到肝、胆囊和胆总管等处（图 10－24）。

（二）臂丛（图 10－25）

臂丛由第 5～8 颈神经的前支和第 1 胸神经的部分前支组成，经锁骨后方进入腋窝，入腋窝后围绕腋动脉排列。其分支分布于上肢的肌和皮肤以及胸、背部的浅层肌（斜方肌除外）。臂丛的主要分支有：

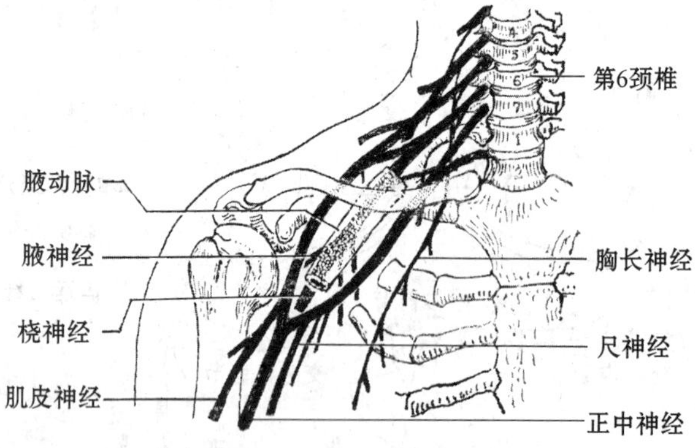

图 10－25　臂丛

1. **正中神经**　沿肱二头肌内侧伴肱动脉下行到肘窝内侧份，然后行经前臂正中，在前臂前面浅深肌之间下降至手掌。正中神经的分支分布于前臂前群肌、手外侧群肌以及手掌面桡侧的皮肤（图 10－26）。

2. **尺神经**　伴肱动脉内侧下行，绕过肱骨内上髁的后方，行经此髁与鹰嘴之间的沟内，再向前下行，至前臂前面尺侧，伴尺动脉下行至手掌。尺神经的分支分布于前臂前群尺侧肌、大部分手肌以及手掌、手背两面尺侧的皮肤（图 10－26）。

3. **桡神经** 经腋动脉后方，贴肱骨中份后面向外下方行至前臂前面，分出浅支伴桡动脉下行至腕再布于手背，深支穿肌至前臂后区。桡神经分布于肱三头肌、前臂后群肌以及手背桡侧的皮肤（图 10－26，图 10－28）。

4. **腋神经** 从腋窝绕肱骨外科颈后方支配三角肌。

5. **肌皮神经** 支配肱二头肌、臂前群肌。

臂丛神经的按摩点、分布区及受损症状见表 10－1。

表 10－1 臂丛神经的按摩点、分布区及受损症状

神经名称	按摩点	分布区	受损症状
正中神经	1. 肘窝肱动脉内侧 2. 腕前正中两肌腱间	前臂前面大部分屈肌群，手肌外侧群（鱼际肌）	拇指不能伸屈，鱼际皮肤感觉丧失
尺神经	肱骨内上髁与鹰嘴之间的沟内	前臂前面尺侧小部分屈肌，手肌（内侧群、中间群）	手指间夹物无力，掌内侧缘感觉丧失
桡神经	1. 臂后面中份 2. 桡骨头下方约 5 cm	肱三头肌（伸肘肌），前臂后面伸肌	垂腕（腕、肘不能伸），虎口皮肤感觉丧失
腋神经	三角肌后缘中点	三角肌	上肢不能外展
肌皮神经	二头肌内缘上份处	肱二头肌（屈肘肌）	不能屈肘

（三）胸神经的前支

除第 1 对和第 12 对的部分纤维外，其余胸神经的前支均不形成丛。第 1～11 对胸神经的前支行于各自相应的肋间隙内，称**肋间神经**；第 12 对行于第 12 肋的下方，称**肋下神经**。胸神经的前支分布于肋间内、外肌和腹前外侧壁的肌以及胸壁、腹壁的皮肤。

（四）腰丛（图 10－27）

腰丛由第 12 胸神经的部分前支和第 1～4 腰神经的前支组成，位于腹后壁内。其分支主要分布于腹前壁下份、股前区和股内侧区

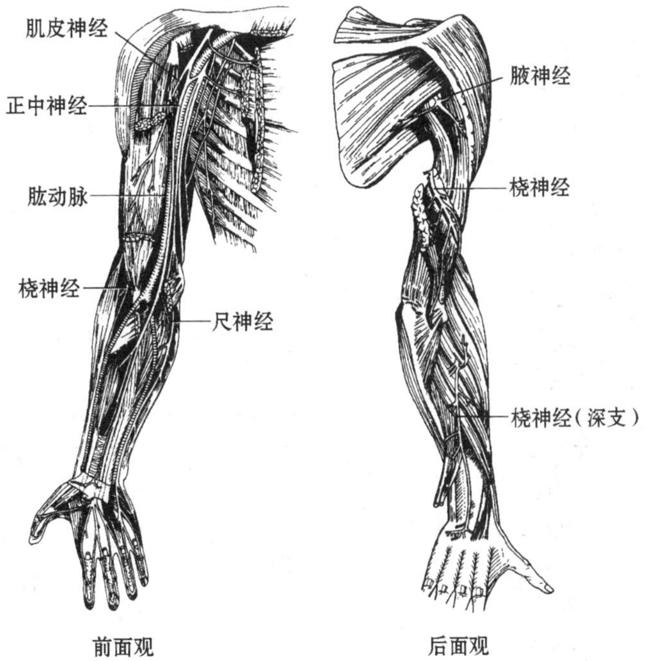

图 10－26 上肢神经

的肌和皮肤。腰丛的分支中最重要的是股神经和闭孔神经。

股神经：经腹股沟韧带中点深面至股前区。其分支分布于股前群肌以及股前区、小腿内侧份和足内侧缘的皮肤（图 10－27，图 10－29）。

闭孔神经：穿闭孔至股，支配股内侧群肌。

（五）骶丛（图 10－27）

骶丛由第 4～5 腰神经、全部骶神经和尾神经的前支组成，位于小骨盆的后外侧壁。其分支分布于会阴、臀区、股后区、小腿及足的肌肉和皮肤。骶丛最重要的分支是人体中最粗大的神经——坐骨神经。

坐骨神经：经臀大肌深面进入股后区。其分支分布于股后群肌，本干继续下行至腘窝上角，分为胫神经和腓总神经两大支（图 10－29）。**胫神经**经小腿三头肌深面下行。其分支分布于小腿后区及足底的肌和皮肤。**腓总神经**向外下方斜行，绕过腓骨颈分为两支，分别分布于小腿前、外侧群肌及小腿外侧、足背的皮肤。

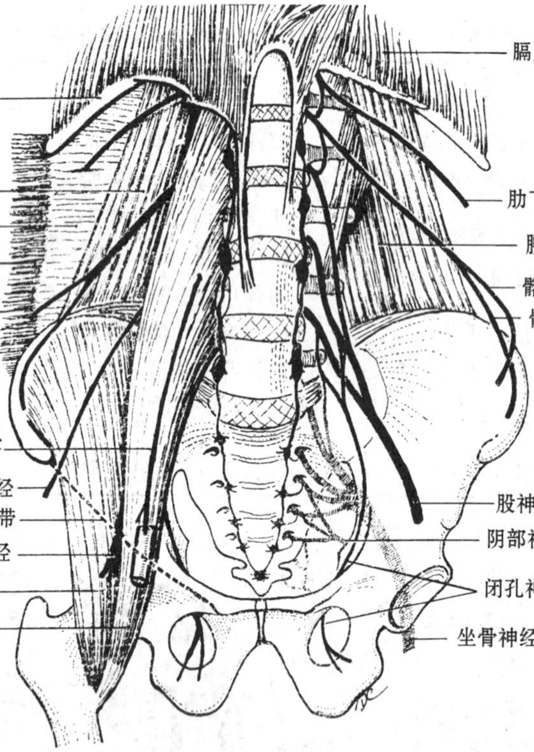

图 10－27　腰、骶丛

腰、骶丛神经的按摩点、分布区及受损症状见表 10－2。

表 10－2　腰、骶丛神经的按摩点、分布区及受损症状

神经名称	按摩点	分布区	受损症状
股神经	腹股沟韧带中点	大腿前群肌	膝关节不能伸
闭孔神经	耻骨结节下外 3 cm	大腿内侧群肌	单足站立不稳
坐骨神经	坐骨结节与大转子连线的中点偏内	大腿后群肌	膝关节不能屈
胫神经	1. 腘窝中线 2. 跟骨与内踝间沟	1. 小腿后群肌 2. 足底肌	足底不能离地
腓总神经	腓骨颈处	小腿前群、外侧群肌	马蹄内翻足

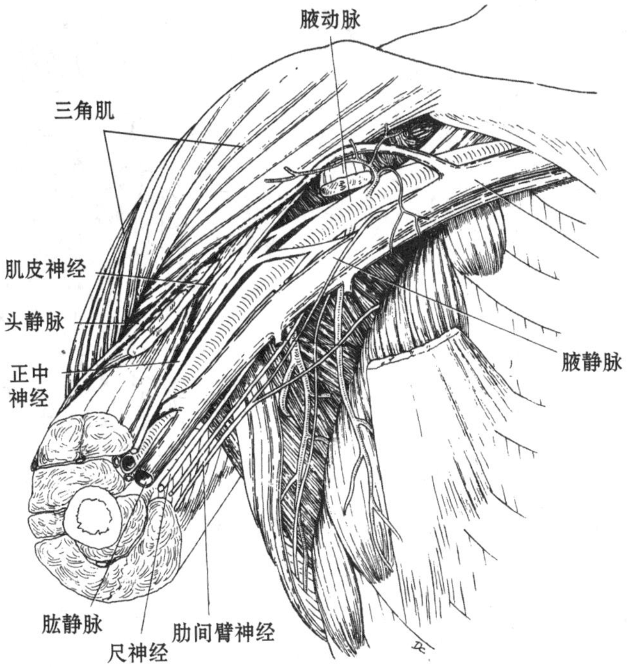

腋窝

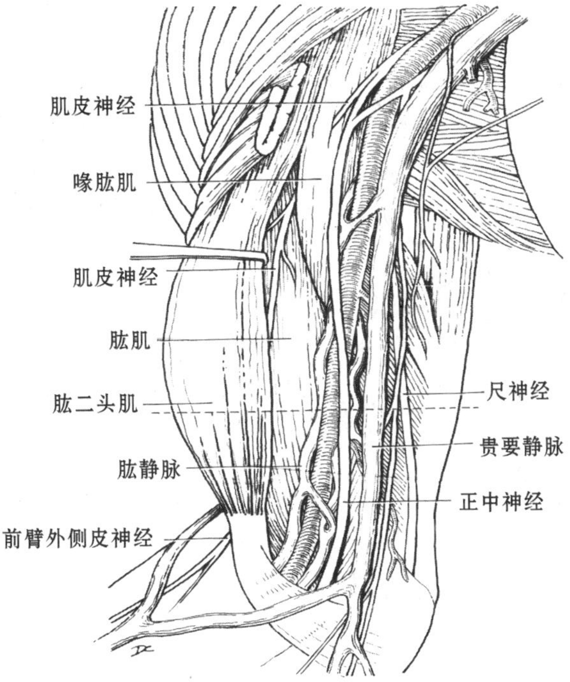

右臂的内侧面

图 10－28A　上肢神经、血管

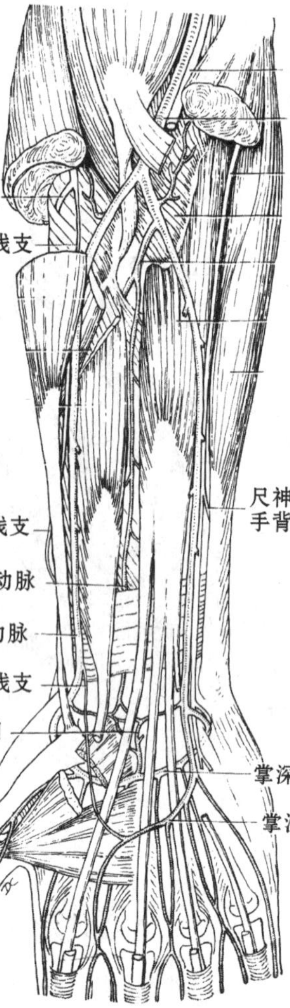

前臂前面及手掌

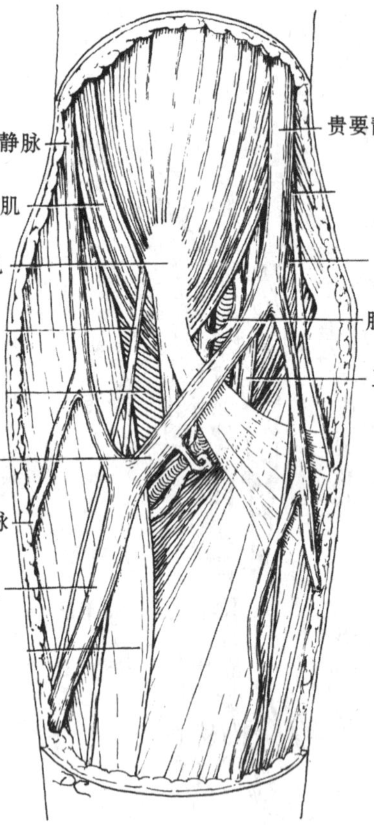

肘窝

图 10－28B　上肢神经、血管

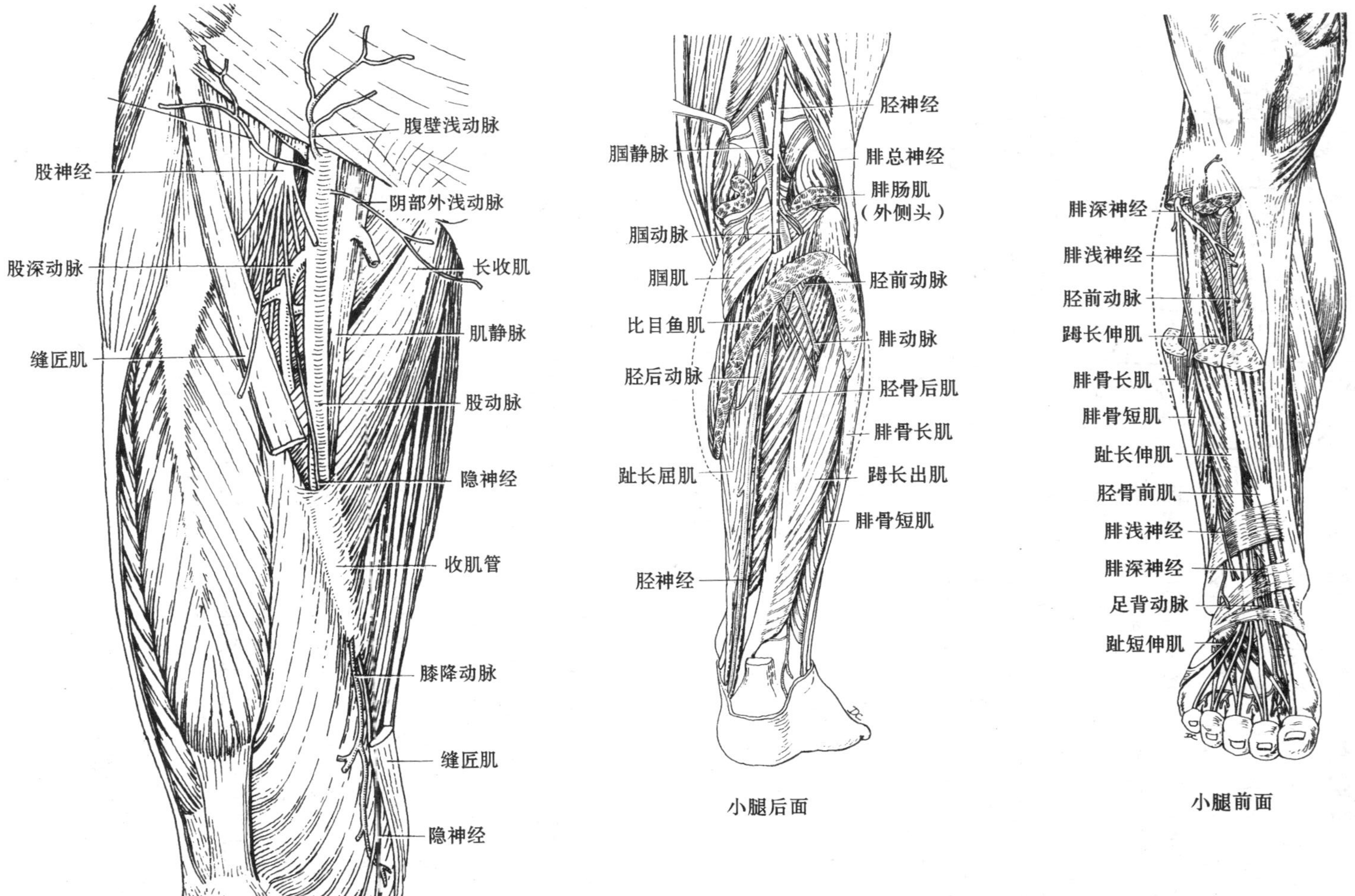

图 10 - 29　下肢神经、血管

（六）脊神经的节段性配布（图 10－30）

人体神经系统的节段性配布保持了环节动物阶段链状神经系统的配布情况。一个脊髓节连结一对脊神经，脊神经依次分布于一定的皮肤区域，这种情况以肋间神经保持得最为明显，从口腔到肛门，全身皮肤神经配布呈环圈状。研究表明，相邻皮神经的配布区是重叠的，两节段神经受损才表现皮肤感觉丧失，一个节段受损只表现感觉减退。肌肉的神经配布同样也存在节段性。节段性配布规律对神经系统损伤的定位诊断有重要意义，可从皮肤感觉受损区域和何肌肉的瘫痪或肌力减弱推断脊髓的受损节段。记忆下列区域的皮肤节段性配布数字有实用意义：胸骨角平面为胸$_2$；乳头平面为胸$_4$；剑突平面为胸$_6$；双侧肋弓中点连线平面为胸$_8$；脐平面为胸$_{10}$；腹股沟为腰$_1$；足背为腰$_5$；足底为骶$_1$。

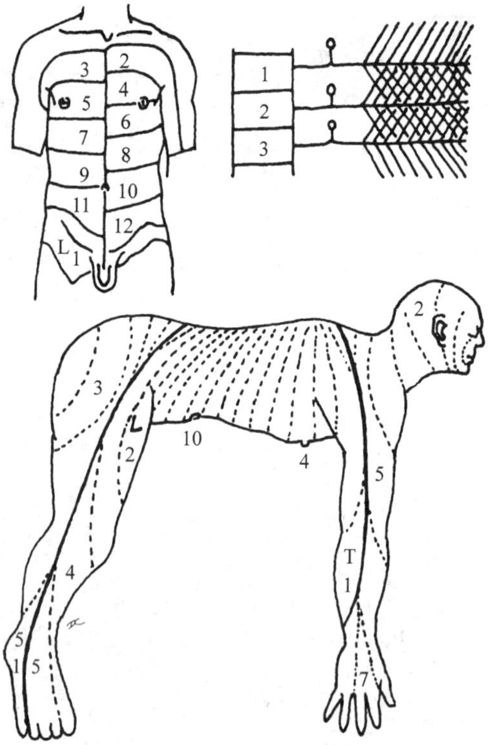

图 10－30 脊神经的节段性配布

二、脑神经

脑神经连于脑，共 12 对（图 10－31）。脑神经的排列顺序和名称，常用下列顺口溜表述，以便于记忆（“神经”两字均省略，括号内的字不念）：

一嗅、二视、三动眼，四滑（车）、五（三）叉、六外展，

七面、八（前庭）蜗、九舌咽，迷（走）、副、舌下神经全。

脑神经根据其所含纤维的成分，可分为三类：第Ⅰ、Ⅱ、Ⅷ对脑神经只含传入纤维，为感觉神经；第Ⅲ、Ⅳ、Ⅵ、Ⅺ、Ⅻ对只含传出纤维，为运动神经；第Ⅴ、Ⅶ、Ⅸ、Ⅹ对含有传入和传出两种纤维，为混合神经。

（一）嗅神经

由鼻黏膜嗅区内嗅细胞的中枢突组成，共 20 多条，名嗅丝。向上穿过筛骨的小孔，连于大脑半球额叶下方的嗅球，传导嗅觉冲动。

（二）视神经

由视网膜节细胞的轴突组成。视神经离开眼球后，行于眶内，向后进入颅腔，连于视交叉，再经视束止于外侧膝状体，传导视觉冲动。

（三）动眼神经

由中脑发出，进入眶内。动眼神经含有两种传出纤维：躯体传出纤维和内脏传出纤维（副交感纤维）。前者支配大部分眼球外肌，后者支配瞳孔括约肌和睫状肌。

（四）滑车神经

由中脑背面发出，支配一块眼外肌（上斜肌）。

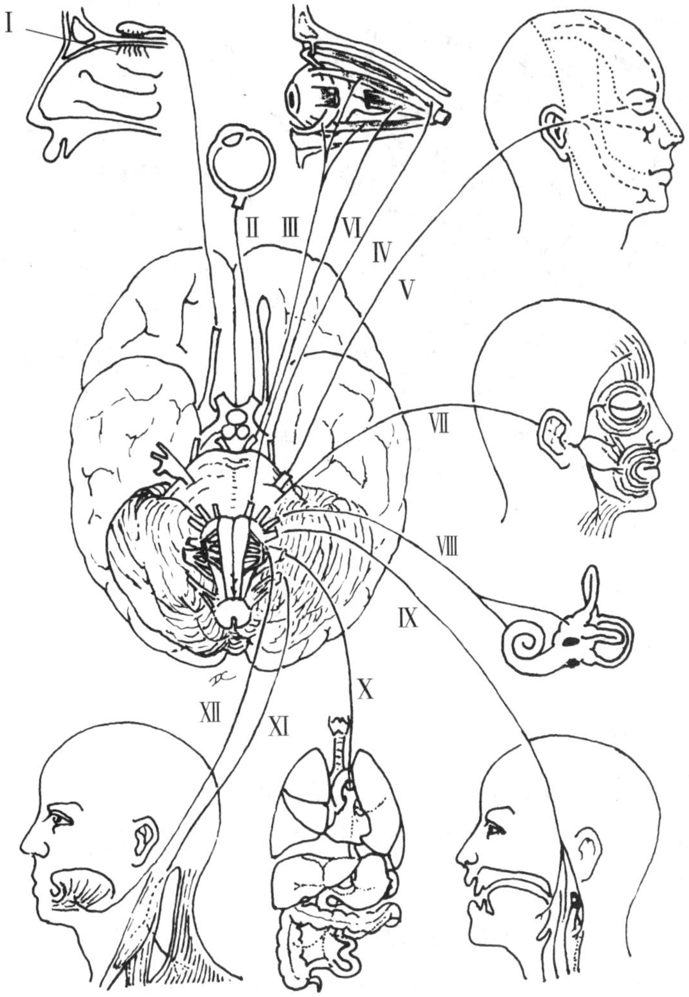

图 10-31　脑神经的分布

（五）三叉神经

连于脑桥，含有传入纤维和传出纤维。三叉神经上有**三叉神经节**。节内含感觉神经元，其周围突构成传入纤维，分别组成三叉神经的三大分支，即眼神经、上颌神经和下颌神经（图 10-32）。三叉神经的传出纤维加入下颌神经内。

1. **眼神经**　为感觉神经，分布于眼球、鼻背和睑裂以上的头皮。按摩点为眶上孔处。

2. **上颌神经**　为感觉神经，分布于上腭、鼻的黏膜、上颌牙齿、牙龈以及睑裂与口裂之间的皮肤。按摩点为眶下孔处。

3. **下颌神经**　为混合神经，其传入纤维分布于下颌牙齿和牙龈、口腔底和舌体的黏膜以及颞区和口裂以下的皮肤；其传出纤维支配咀嚼肌。按摩点为颏孔处。

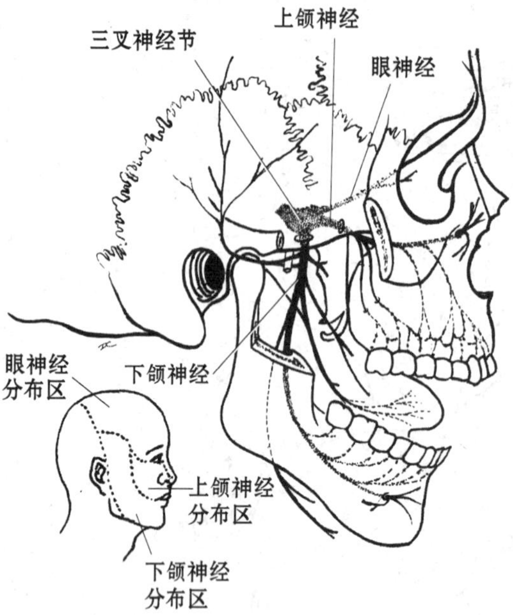

图 10－32　三叉神经

（六）展神经

展神经由脑桥发出，进入眶内，支配眼外直肌，令瞳孔外展（向外看）。

（七）面神经

连于脑桥，含有传出纤维和传入纤维。面神经出颅前行经中耳鼓室内侧壁的骨管内，易受中耳炎的损害。出颅后，面神经穿过腮腺到达面部，呈辐射状发出许多分支（均由传出纤维构成），支配面肌。面神经中的副交感纤维分布于泪腺、下颌下腺和舌下腺，支配腺的分泌。面神经中的传入纤维来自舌体黏膜，传导味觉冲动。一侧面神经的传出纤维受损，同侧眼睑不能闭，同侧额不能皱，笑时口角歪向对侧。

（八）前庭蜗神经（位听神经）

进入脑桥，由前庭神经和蜗神经组成。**前庭神经**分布于内耳球囊斑、椭圆囊斑和壶腹嵴，传入头部位置觉冲动；**蜗神经**分布于螺旋器，传入听觉冲动。

（九）舌咽神经

连于延髓，含有传入纤维和传出纤维。舌咽神经的传入纤维分布于咽和舌根的黏膜，传导一般感觉和味觉冲动；并有**颈动脉窦支**分布于颈动脉窦和颈动脉小球，参与血压、心跳和呼吸的反射性调节。舌咽神经的传出纤维支配部分咽肌；其副交感纤维支配腮腺的分泌。

（十）迷走神经

连于延髓，含有传出纤维和传入纤维。迷走神经是行程最长、分布最广的脑神经，它出颅后，行经颈部、胸部至腹部，沿途发出许多分支，主要有喉返神经，支配喉肌（图 10－33）。在颈部时发支至喉，与颈动脉伴行。在胸部时发支至心肺，与食管伴行。到腹部后，其纤维分散开来，伴随腹腔干、肾动脉、肠系膜上动脉的分支分布到各器官。迷走神经内副交感纤维数量最多，支配心、消化系统、呼吸系统各器官及肾、脾等器官的活动和腺的分泌。迷走神经的传入纤维主要传导内脏感觉冲动。

（十一）副神经

由延髓发出，支配胸锁乳突肌和斜方肌。

（十二）舌下神经

由延髓发出，支配舌肌。一侧舌神经受损后，伸舌时舌尖偏向受损侧。

三、内脏神经系统

内脏神经系统主要分布于内脏、心、血管和腺，含有传出和传入两种神经纤维。传出纤维调节心肌、平滑肌的活动和腺的分泌，又名**植物神经**（图 10－34）。内脏感觉神经元与躯体感觉神经元一样位于脑、脊神经节内，其传入纤维将冲动传入中枢。强烈的脏器活动或手术中牵拉脏器时，才引起痛觉。

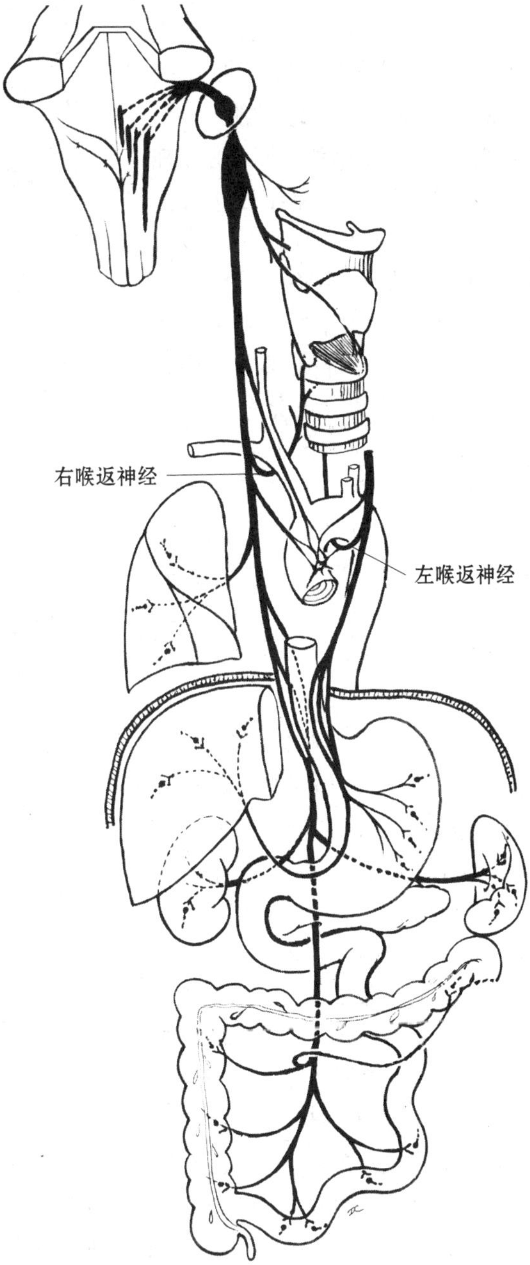

图 10－33　迷走神经的分布

（一）植物神经与躯体运动神经的不同点

植物神经与躯体运动神经相比较，在结构、分布和功能上，主要有下列不同点：

（1）植物神经由两个神经元组成：第一个神经元的胞体位于脊髓或脑干内，其轴突名**节前神经纤维**，终止于周围部的**植物神经节**；第二个神经元的胞体位于植物神经节内，其轴突名**节后神经纤维**，分布于平滑肌、心肌和腺。躯体运动神经从脑干或脊髓直接到达它所支配的骨骼肌，只有一个神经元。

（2）植物神经分交感、副交感两种成分，各来自不同的中枢，它们支配同一器官，功能上却互相拮抗。如交感神经使某脏器兴奋，副交感神经就抑制该脏器；反之亦然。躯体神经的传出纤维只有一种成分，执行来自同一中枢的指令，但对横纹肌既执行兴奋指令也执行抑制指令。

（3）植物神经的兴奋传导不受意志支配，而躯体运动神经的兴奋传导受意志支配。

（二）植物神经的分部

1. **交感部**（图 10－23，图 10－34）　交感部节前神经元的胞体位于脊髓第 1 胸段至第 3 腰段的灰质侧角内。交感神经节有位于脊柱两旁的**椎旁节**和位于脊柱前方、腹主动脉分支根部的**椎前节**（如**腹腔神经节**）两种，内含节神经元的胞体。每侧的椎旁节通过节间支互相连结，构成左、右**交感干**（图 10 - 35）。交感干上达颅底，下至尾骨。与脊神经一样，交感节可分为颈、胸、腰、骶、尾5部分，但节的数目比脊神经少。在椎旁节与脊神经之间有交通支相连。椎旁节的节后纤维一部分经交通支返回脊神经，随脊神经分支分布于外周血管的平滑肌、汗腺和立毛肌；另一部分缠绕动脉成丛，并随主动脉的分支分布，支配主动脉壁内及各分支主干壁内的平滑肌。椎前节主要位于腹腔干（图 8 - 18）的根部两侧，名腹腔节（图 10 - 35）。它接受通过交感干胸段来的节前纤维（图 10 - 34，图 10 - 35）。节后纤维沿腹腔干等血管分布于腹、盆部脏器。

2. **副交感部**　副交感部的节前神经元位于脑干和脊髓第 2 ~ 4 骶段灰质内。副交感神经节位于其所支配的器官附近或器官壁内。脑干的副交感部节前纤维，分别加入第Ⅲ、Ⅶ、Ⅸ、Ⅹ对脑神经内分布于头、颈、胸、腹的各个器官。脊髓骶段的副交感部节前纤维随骶神经前支入骨盆腔内成丛，分布于骨盆腔内脏器（图 10 - 36）。

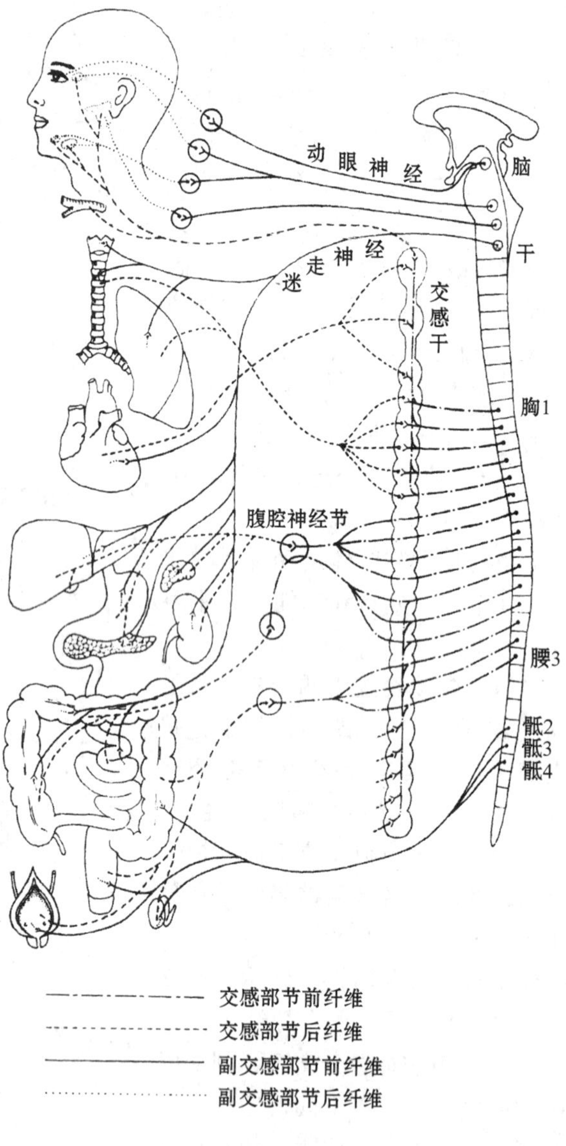

图 10 - 34　植物神经

副交感神经节的位置与交感节不同，它们绝大部分位于被支配器官的壁内。成堆的神经细胞只能在显微镜下看到，它们的节后纤维很短。只有头面部几个副交感节位于被支配器官的附近（图 10 - 34）。

副交感部的分布范围不如交感部广。汗腺、肾上腺髓质和全身绝大部分血管等无副交感神经纤维分布（图 10 - 36）。

（三）交感部与副交感部机能上的矛盾统一

植物神经对平滑肌、心肌和腺体活动的管理采取了“双管齐下”的方式，即有关器官接受交感和副交感纤维的双重支配。观察发现，两种纤维的作用是拮抗的，如交感兴奋传出，消化、泌尿、生殖等内脏器官的活动都受到抑制，它们的血管收缩，血流量减少，括约肌收缩，但心跳、呼吸加快、加强，横纹肌的血管扩张，皮肤血管收缩，汗腺分泌，分解代谢加强以产生更多的能量；副交感兴奋传出后，表现则恰恰相反。

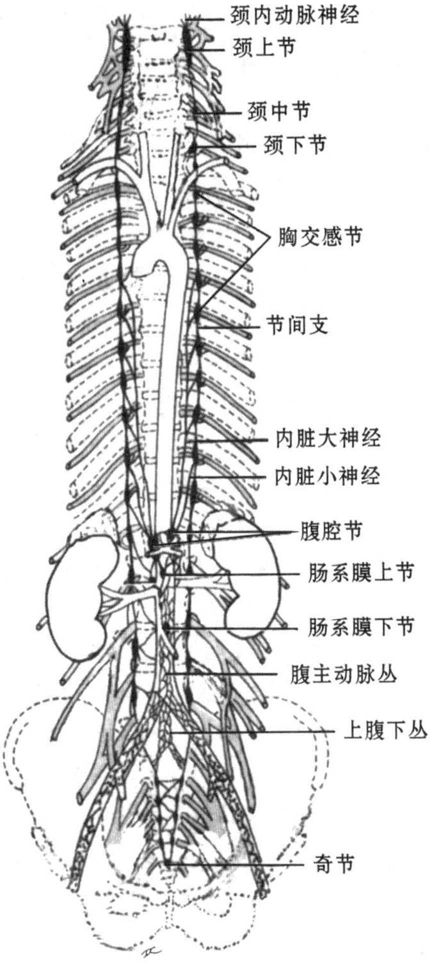

图 10－35　交感干（前面观）

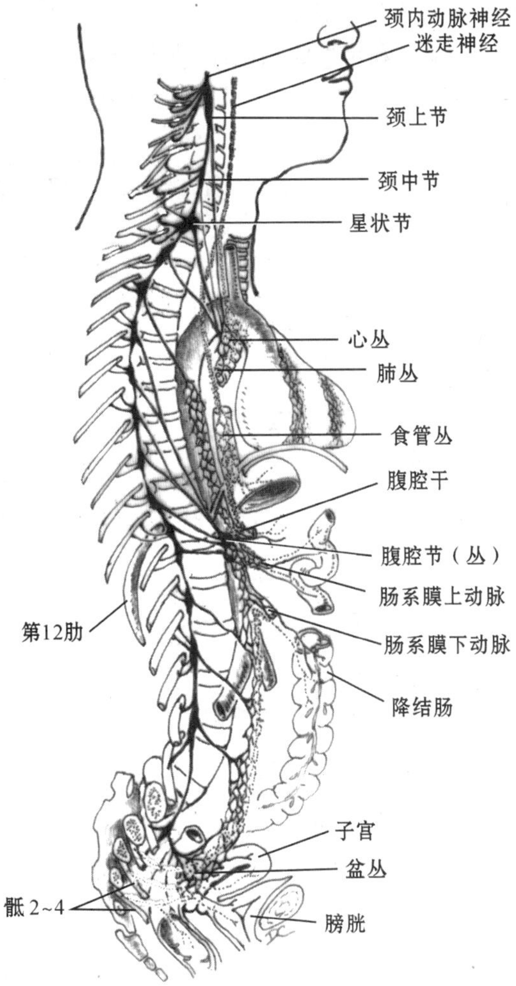

图 10－36　植物神经
（右侧面观，虚线代表副交感神经纤维）

人们得出结论，副交感神经的功能是维持人体平静时的新陈代谢活动；交感神经的功能则是人体应付环境突发变化的需要。实验表明，交感神经并非在环境突变时才起作用；副交感神经亦非环境突变时不起作用，它们在生活中总维持着一定的紧张度，在神经系统的调节下协调统一，共同维持新陈代谢活动的平衡和应付突发事件的需要。

（四）牵涉性痛的解剖学基础

某些内部器官病变时，一定区域的皮肤常表现为感觉过敏或疼痛，这种现象称**牵涉性痛**。例如，冠心病可不表现为心痛而自觉左胸壁或左臂内侧疼痛；患肝胆病常表现为右肩部疼痛；女性内生殖器疾病或月经期间常出现腰痛等。

发生牵涉性痛的机理尚缺乏定论，但较为可能的解剖学依据是：相关的脏器和皮肤受相同的脊髓脊神经节段配布。有研究还表明，同一个脊神经节的神经元，其周围突可以分支（分支投射现象），一支分布于躯体，一支分布于内脏。

临床上，牵涉性痛常导致误诊，特别在该痛源器官不痛而只表现出牵涉痛的时候。人们应该利用这些知识提高诊断水平。

（本节编者：黄灵钏　程亚涛　廖顺顺）

第三节　脑和脊髓的传导通路

脑和脊髓的传导通路是从感受器到大脑皮质，以及从大脑皮质到效应器的神经元链。其中，从感受器到大脑皮质的部分，称感觉传导通路；从大脑皮质到效应器的部分，称运动传导通路。

一、感觉传导通路

它们共同的结构特征是由三级神经元组成，第一级神经元在周围部；第二级神经元在中枢部，其纤维行程中都交叉到对侧；第三级神经元都在丘脑。

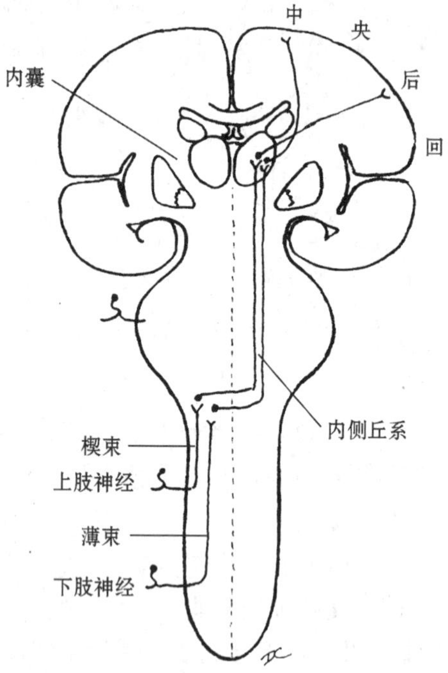

图 10－37　本体感觉传导通路

（一）躯干和四肢的本体感觉传导通路（图 10－37）

本体感觉冲动来自骨骼肌、腱、滑膜关节的本体感受器。第一级神经元的胞体位于脊神经节内，其周围突的末梢构成本体感受器，中枢突经脊神经后根进入脊髓，在同侧的后索内组成薄束和楔束上行至延髓。第二级神经元的胞体在延髓的薄束核和楔束核内，其轴突交叉到对侧组成**内侧丘系**，上行至丘脑。第三级神经元的胞体在丘脑，其轴突组成上行投射纤维，经内囊投射到大脑皮质中央后回的上 2/3，有一些纤维到中央前回。

（二）躯干和四肢的痛、温、触、压觉传导通路（图 10－38）

第一级神经元的胞体在脊神经节内，其周围突随脊神经分布，末梢构成皮肤的感受器；中枢突随脊神经后根进入脊髓灰质后角。第二级神经元的胞体位于脊髓后角内，其轴突组成的纤维交叉到对侧，组成脊髓丘脑束上行至丘脑。第三级神经元的胞体在丘脑，其轴突组成上行投射纤维，经内囊投射到大脑皮质中央后回的上 2/3。

（三）头面部的痛、温、触、压觉传导通路（图 10－38）

第一级神经元的胞体位于三叉神经节内，其周围突组成三叉神经的三大分支，分布于头面部的皮肤和口、鼻腔黏膜，末梢构成感受器；中枢突经三叉神经根进入脑干内的三叉神经感觉核。第二级神经元的胞体在三叉神经感觉核内，其轴突交叉到对侧，随脊髓丘脑束一起上行至丘脑。第三级神经元的胞体在丘脑，其轴突组成的上行投射纤维经内囊投射到大脑皮质中央后回的下 1/3。

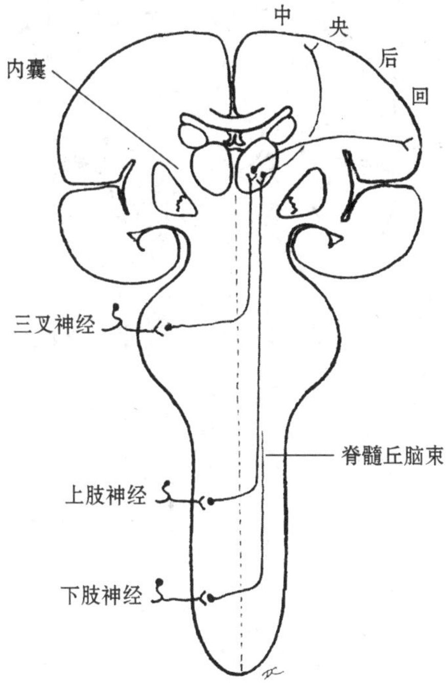

图 10－38 痛、温、触、压觉传导通路

（四）视觉传导通路（图 10－39）

第一级神经元是视网膜内的双极细胞。第二级神经元是视网膜内的节细胞，它的轴突组成视神经。视神经中来自视网膜鼻侧半的纤维，在脑垂体的上方交叉到对侧，构成视交叉，与对侧不交叉的纤维合成视束。视束绕过大脑脚，其大部分纤维止于外侧膝状体，即第三级神经元的所在地。其轴突组成视放射，经内囊抵达视皮质。

视觉传导通路不同部位的损伤，症状表现不同：一侧视神经损伤，伤侧眼全盲；视交叉因垂体瘤压迫受损，两眼的颞侧视野偏盲，病人自觉“管中看景，天地变窄”；视束受损与同侧的视皮质受损一样，病人自觉对侧视野的景物全部消失，“天地只剩下一半”（同侧眼的鼻侧视野偏盲，对侧眼的颞侧视野偏盲）。

视束的小部分纤维终止于中脑上丘，换站后的纤维到达两侧动眼神经的缩瞳核。该核属副交感性质，其轴突随动眼神经到达眼球附近的副交感神经节换站，其节后纤维支配虹膜的瞳孔括约肌，这是**瞳孔对光反射**的反射通路。一眼受强光刺激，引起双侧瞳孔缩小，称瞳孔对光反射存在。瞳孔对光反射消失是深昏迷的标志。

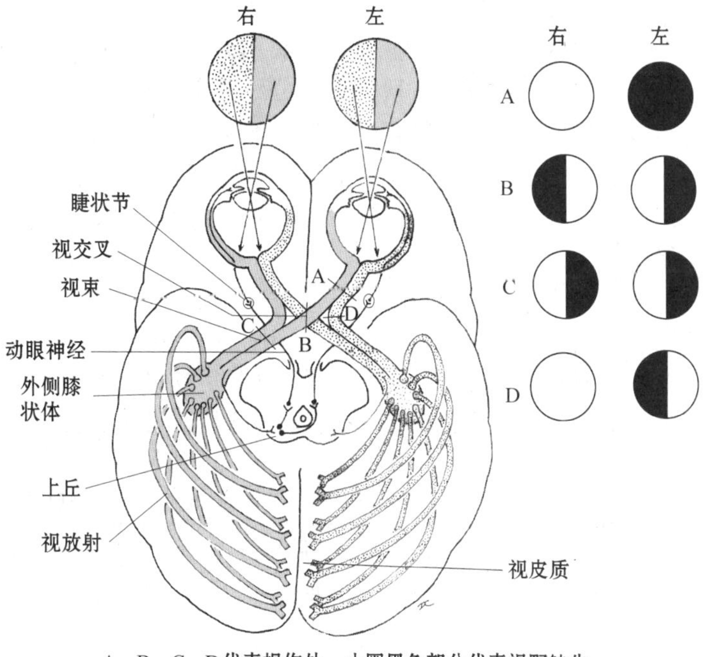

A、B、C、D代表损伤处，小圈黑色部分代表视野缺失

图 10－39 视觉传导及反射通路

二、运动传导通路

（一）锥体系（图 10－40）

锥体系管理着骨骼肌准确、精细的随意运动，如手和眼球的运动。它由上、下两级运动神经元组成。上运动神经元（实为中间神经元）的胞体在大脑中央前回，下运动神经元的胞体在脑干躯体运动核或脊髓前角内。上运动神经元的下行投射纤维名锥体束，包括皮质核束和皮质脊髓束。

1. 皮质核束　位于一侧大脑皮质中央前回下 1/3 内的上运动神经元，其轴突组成该侧的皮质核束，经内囊下行至脑干，沿途支配双侧的脑神经躯体运动核，但面神经核的下一半（支配口周肌）和舌下神经核除外，它们只接受对侧皮质核束的支配，因此一侧皮质核束受损，只有对侧的口周肌和舌肌才表现出瘫痪症状。下运动神经元的胞体在脑神经躯体运动核内，其轴突组成脑神经的传出纤维，分布到头、颈、咽、喉的骨骼肌。

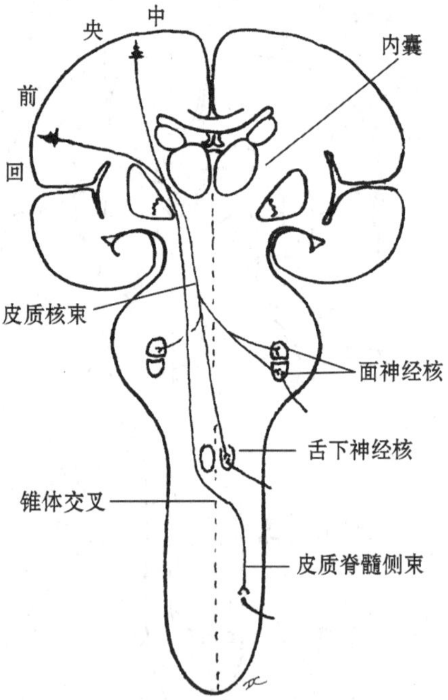

图 10－40　锥体系

2. 皮质脊髓束　位于大脑皮质中央前回上 2/3 的上运动神经元，其轴突组成皮质脊髓束，经内囊，在延髓下段，大部分纤维交叉到对侧，形成锥体交叉。交叉后的纤维行于脊髓侧索内，称**皮质脊髓侧束**；不交叉的行于脊髓颈胸段的前索内，称皮质脊髓前束。它们都止于脊髓前角。下运动神经元位于脊髓前角内，其轴突组成脊神经前根，随脊神经分布到躯干和四肢的骨骼肌。躯干肌特别是呼吸肌接受双侧的皮质脊髓束纤维支配。

从上述纤维交叉支配的情况可知：一侧上运动神经元（皮质或束）受损，肢体瘫痪表现在对侧；一侧下运动神经元（细胞体或神经）受损，瘫痪表现在同侧。一侧锥体束在交叉前受损，瘫痪表现在对侧；交叉后受损，瘫痪表现在同侧。

上、下运动神经元受损的症状有明显区别，具体见表 10－3。

表 10－3　上、下运动神经元损伤症状比较

	上运动神经元损伤	下运动神经元损伤
瘫痪表现	硬瘫（痉挛性）	软瘫（迟缓性）
肌张力	高（上肢屈曲，下肢拉伸）	丧失
腱反射	亢进	消失
病理反射	有（阳性）	无（阴性）
肌萎缩	不明显	明显

（二）锥体外系

锥体外系指锥体系以外的调节骨骼肌活动的传导通路。具体包括两套结构：一套是被保留下来的鱼类爬行类时期的运动中枢和运动束，主要是受新皮质支配的纹状体—黑质系统，功能是调节肌张力和通过反馈协调肌群运动。若受损不至导致瘫痪，但可表现为肌张力增高、运动不协调，出现静止性震颤（运动时停止），名帕金森氏症；又可表现为肌张力降低，出现不能自控的运动，名舞蹈病。另一套是随锥体系发展而发展起来的新皮质—新小脑系统，功能是反馈调控锥体系从而实现精细随意运动。若受损表现为运动性震颤（静止时停止），动作不准确，不协调（如指鼻不准、轮替动作不能、醉汉步态等）。

（本节编者：廖顺顺　许穗平）

［复习与思考］

1. 名词解释：

反射　反射弧　中枢神经系统　周围神经系统　植物神经系统　神经核　神经节　神经　脊髓圆锥　脊髓节　脑干　基底核　内囊　脑脊髓屏障　神经丛　牵涉痛　锥体系

2. 右半脊髓在胸段被横断后：①下半身何侧丧失痛、温、触、压觉？②何侧下肢丧失了本体感觉？③何侧下肢不能随意运动？属于硬瘫还是软瘫？这时叩击该侧的髌韧带还有膝跳反射出现吗？

3. 某女，68 岁，从香港回内地旅游，因饮食不宜致腹泻就医。在静脉输液时护士见她嗜睡总不说话，引起注意，欲详问病情却受其家属阻止，说不要多打扰。乃测血压，为 170/110 mmHg，脉搏慢而有力。病人表情淡漠，应答半句又睡着了。护士立即减慢输液速度，将情况报告医生，并做好必要准备。腰椎穿刺抽出血性脑脊液，证实脑出血诊断。第三天症状更加明显，左侧上下肢不能动，口角歪向右侧，左眼睑不能闭，伸舌尖偏左，左半身痛、温觉丧失，两眼视正常。请作损伤定位并解释症状出现的原因。

4. 请列表对脊髓、延、桥、小、中、间各脑（纵列）的位置、管腔名称、形态分部、机能特征等（横列）作简要比较。

5. 表列本体觉传导束、痛温觉传导束、随意运动传导束三者在内囊、脑干、脊髓三处的名称。

6. 要抽取脑脊髓液做检查，你认为选择什么位置穿刺为好？针尖要刺到什么位置？从皮肤起依次要穿过哪些结构和腔隙？

7. 请在下图上分别画出下列两动作的神经冲动传导途径，并标注有关解剖结构的名称。

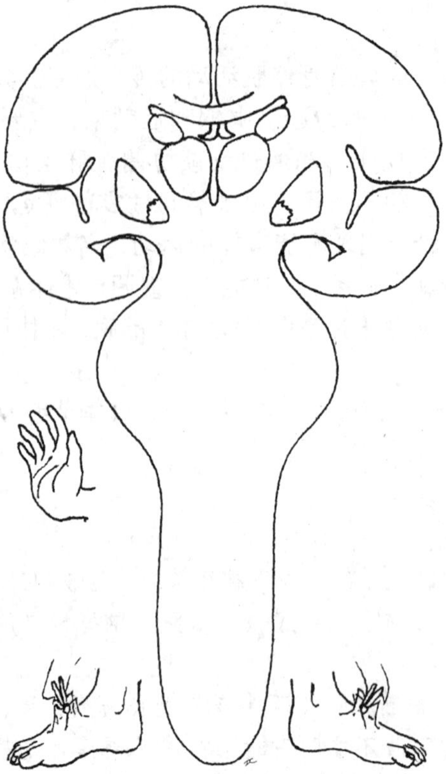

反射途径

（1）右足被蚊叮咬，来不及想右手就反射性地打了过去。

（2）左足被蚊叮咬，感到痛之后用右手准确地打过去。

8. 列表比较躯体运动神经与植物神经的神经元数量、神经元位置、纤维行走途径、支配对象和支配方式。

9. 列表比较交感神经与副交感神经的节前神经元位置、节位置、节后纤维的长短、分布区及机能。

10. 写出角膜反射（刺激角膜引起眼轮匝肌收缩）及瞳孔对光反射的神经传导途径。

第十一章　内分泌系统

内分泌系统由内分泌腺（图 11－1）和存在于其他器官中的内分泌细胞组成。内分泌腺在结构上是独立存在的器官。

内分泌腺的结构特点是：没有导管，但含有丰富的毛细血管，其分泌物称**激素**，激素直接进入血液，对机体的代谢、生长、发育和生殖起调节作用。

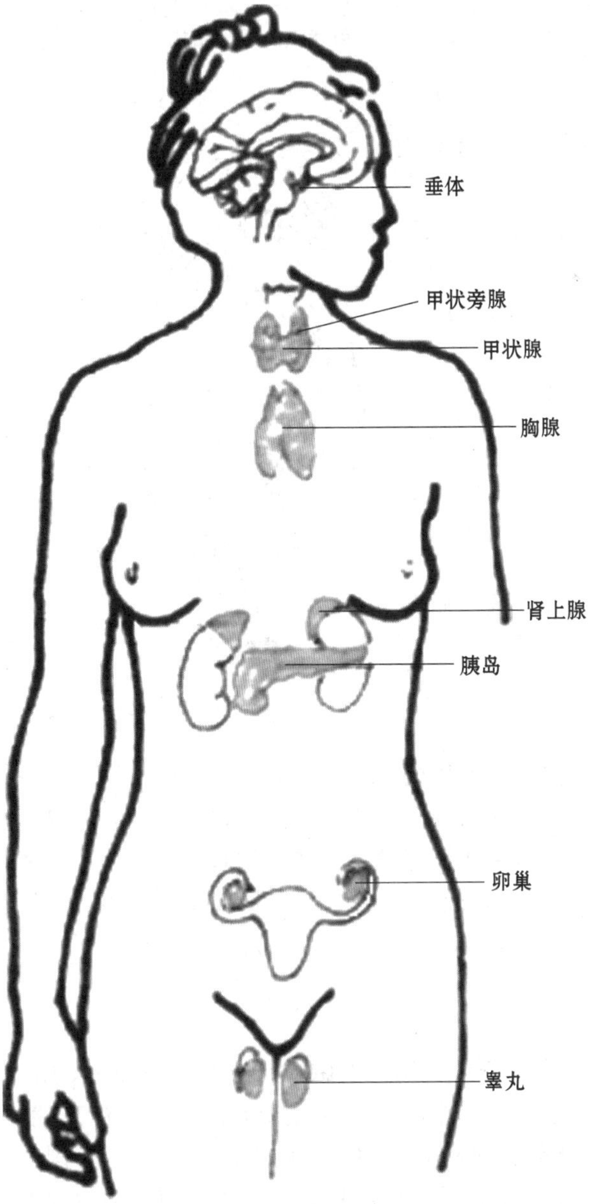

图 11－1　内分泌腺

本章仅介绍甲状腺、甲状旁腺、肾上腺和垂体。存在于其他器官中的内分泌细胞，如胰腺中的胰岛、睾丸中的间质细胞、卵巢中的卵泡和黄体以及消化管壁内的内分泌细胞等已分别在相关章节内叙述。

第一节　甲状腺

甲状腺附着于喉下部和气管上段的两侧，分为左叶、右叶和居中的峡部。峡部的上缘常有一向上伸出的锥状叶。甲状腺随吞咽上下移动，可通过触诊鉴别颈部肿块是否为甲状腺。

甲状腺的实质内含有许多甲状腺滤泡，**甲状腺滤泡**大小不等，呈圆形或椭圆形。**滤泡上皮细胞**呈立方形，排列成单层（图 11－2）。滤泡腔内充满胶体。胶体是滤泡上皮的分泌物，是甲状腺素的贮存形式。甲状腺素是含碘的有机物，当碘缺乏时则影响甲状腺素的合成。

甲状腺素的主要功能是增强人体的新陈代谢，促进生长发育，尤其对婴幼儿的骨骼和中枢神经系统的发育影响较大。小儿甲状腺素缺乏则患呆小症。

在甲状腺滤泡之间或滤泡上皮

细胞之间，有一种数量较少、染色较淡、单个或成群分布的细胞，称**滤泡旁细胞**。滤泡旁细胞分泌降钙素，降钙素促进造骨细胞造骨，使钙沉积于骨。

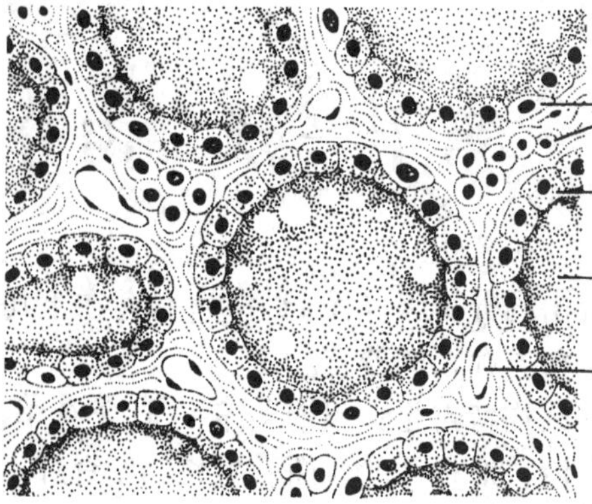

图 11－2　甲状腺的微细结构

第二节　甲状旁腺

甲状旁腺（图 11－3）为绿豆大小的扁椭圆形小体，位于甲状腺左、右叶的后面，一般每侧两个。

甲状旁腺的主细胞排列成索状或团状，呈圆形或多边形，分泌甲状旁腺素。甲状旁腺素能使血钙升高，和降钙素、维生素 D 一起共同维持血钙稳定。如手术误切甲状旁腺或甲状旁腺素分泌不足，可引起血钙过低，导致手足搐搦症（抽筋），甚至因喉肌、膈肌痉挛，呼吸停止而死亡。

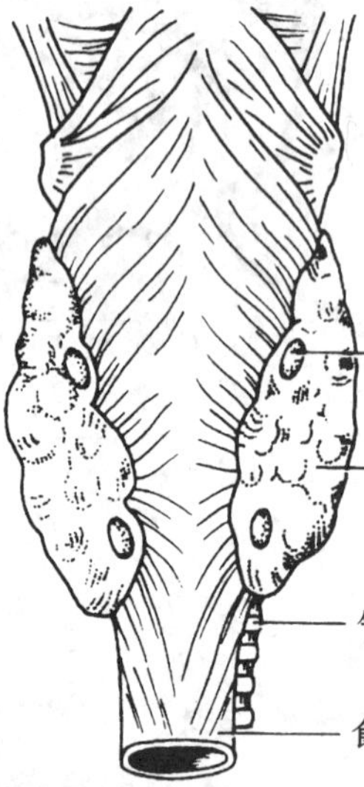

图 11－3　甲状旁腺

第三节　肾上腺

肾上腺位于肾的上方，左、右各一。左肾上腺呈半月形，右肾上腺为三角形。肾上腺的实质分为位于周围部分的肾上腺皮质和位于中央部的肾上腺髓质两部分。

一、肾上腺皮质

肾上腺皮质占肾上腺的大部分，根据细胞的排列和形态，由浅入深可分为球状带、束状带和网状带（图 11－4）。球状带细胞分泌醛固酮，作用于肾，保 Na^+、保水、保血量以维持血压正常。束状带细胞分泌糖皮质激素，调节糖和蛋白质的代谢，还有抑制免疫应答及抗感染的作用。网状带细胞分泌雄激素和少量的雌激素。

二、肾上腺髓质

肾上腺髓质细胞的细胞质内有易被铬盐染成黄褐色的颗粒，故称**嗜铬细胞**。嗜铬细胞分泌肾上腺素和去甲肾上腺素。交感神经节后纤维的末梢所释放的神经递质就是这两种物质，所以对人体的机能起十分重要的调节作用，但两者的功能迥异。例如，肾上腺素使心跳加快、加强，小动脉扩张，血压下降；去甲肾上腺素则使小动脉收缩，外周阻力增加，从而使血压升高，使心跳减慢、加强。

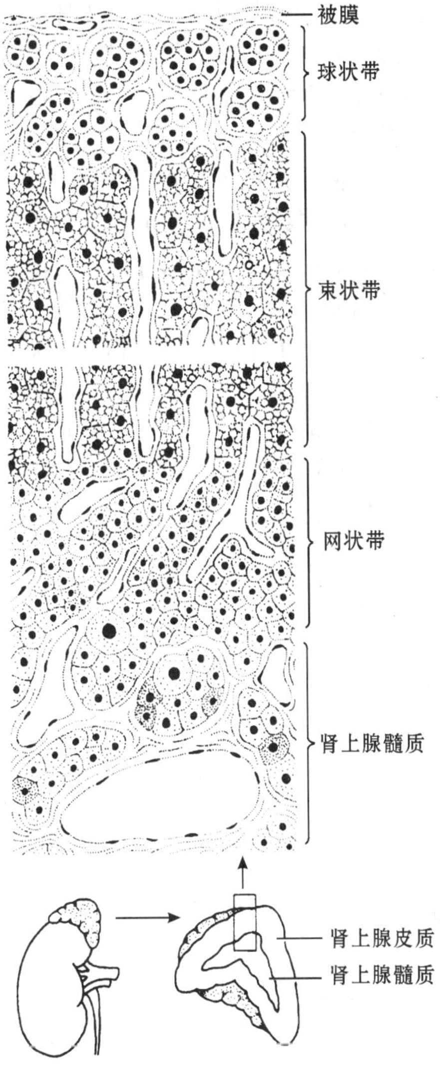

图 11－4　肾上腺的微细结构

嗜碱性细胞分泌 3 种激素：促甲状腺激素、促肾上腺皮质激素和促性腺激素。

二、神经垂体

神经垂体主要由无髓神经纤维和神经胶质构成，其间有丰富的血窦。无髓神经纤维是下丘脑的视上核和室旁核内分泌神经元的轴突。由视上核和室旁核神经元分泌的激素经轴突输送到神经垂体，再向血

第四节　垂体

垂体（图 11－5）位于颅腔底面的垂体窝内，呈椭圆形，连结下丘脑。垂体可分为前部的腺垂体和后部的神经垂体。

一、腺垂体

腺垂体是垂体的主要部分。腺细胞排列成团状或索状，细胞团索之间有丰富的血窦。在 HE 染色的标本上，腺细胞可分为嗜酸性细胞、嗜碱性细胞和嫌色细胞 3 种（图 11－6）。

（一）嗜酸性细胞

嗜酸性细胞数量较多，细胞呈圆形或椭圆形，细胞质内含有嗜酸性颗粒。

嗜酸性细胞分泌两种激素：①生长激素，能促进骨的生长。幼年时期生长激素分泌过多，可致巨人症；分泌过少则致侏儒症。成人生长激素分泌过多可致肢端肥大症。②促乳激素，能促进乳腺发育和乳汁分泌。

（二）嗜碱性细胞

嗜碱性细胞数量较少，细胞呈圆形或多边形，细胞质内含有嗜碱性颗粒。

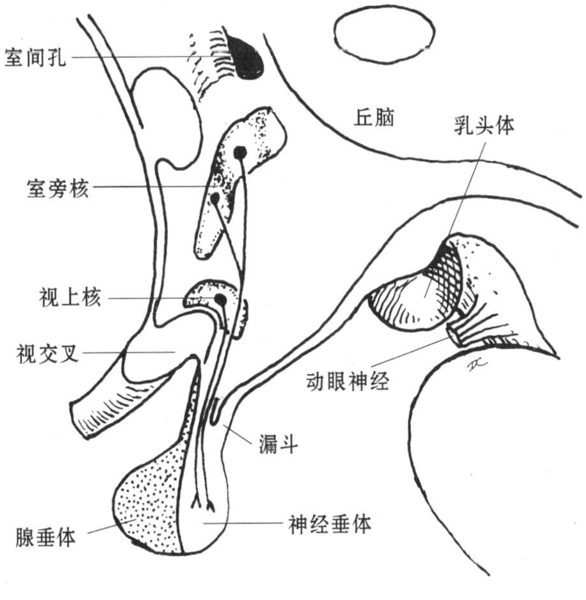

图 11－5　垂体

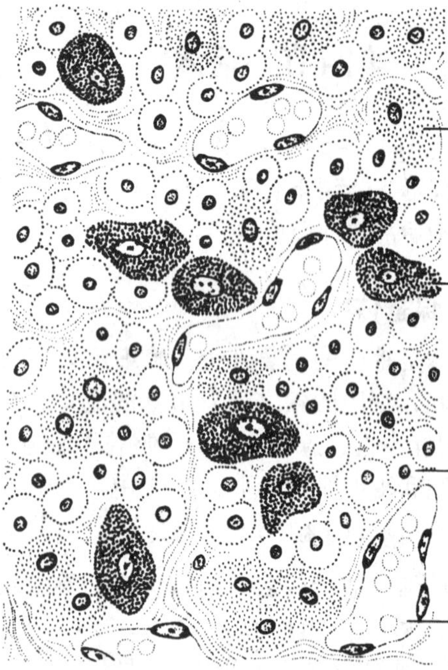

图 11－6　腺垂体的微细结构（高倍）

窦释放。由此可见，神经垂体并无分泌激素的功能，只是贮存、释放视上核和室旁核神经元分泌的激素。

神经垂体释放的激素有两种：①抗利尿激素，又称加压素，由视上核的内分泌神经元合成，可促进肾远端小管对水的重吸收，使尿量减少。如机能障碍，将产生尿崩症。正常人 24 小时尿量不超过 2 000 ml，尿崩症患者尿量可超过 10 000 ml。②催产素，由室旁核的内分泌神经元合成，能引起子宫平滑肌收缩和促进乳腺的分泌。

（本章编者：许穗平　姚前尹　梁军）

［复习与思考］

1. 名词解释：

内分泌腺—外分泌腺—内分泌组织　激素—神经激素

2. 表列内分泌腺的名称、位置、主要激素名称及该激素的作用。

第十二章　人胚胎发育概要

人胚胎发育从受精卵开始。受精卵发育至成熟的胎儿娩出，历时约 266 天（38 周）。老百姓说“十月怀胎”，这个“月”指一个月经周期，即 28 天，十月合计 280 天，多了 14 天。这是因为怀孕的直观依据是以末次月经来潮那天算起，而排卵日期是月经来潮后第 14 天。这 14 天其实与胚胎发育无关。

人体发育在前 8 周称胚，第 9 周即第 3 个月起称胎儿。满 8 周的胚胎，各器官的原基已建立，具备了人体的外形。本章将简要介绍人胚胎及其附属结构的发育过程、产后血液循环的变化和双胎、畸胎的类别。

第一节　胚胎的发育

一、精、卵细胞的成熟

人体细胞（包括初级精母细胞和初级卵母细胞）都含有 23 对共 46 个染色体，其中 22 对为常染色体，一对为性染色体。女性的性染色体是 2 个 X 染色体；男性的性染色体是 1 个 X 染色体和 1 个 Y 染色体。每对染色体中，一个来自父亲，另一个来自母亲。受精时若精母和卵母细胞染色体直接相加，受精卵染色体数目会比正常多一倍，因此从精（卵）母细胞变成成熟的精（卵）子须经历两次减数分裂（图 12－1），结果 1 个初级精母细胞产生 4 个精子，其中 2 个含 X 染色体，2 个含 Y 染色体，它们都有授精能力。1 个初级卵母细胞经两次减数分裂后，只产生 1 个卵子，含 X 染色体，其余 3 个为无受精能力的极体。卵子受精时若和带 X 染色体的精子结合将发育成女孩；若与带 Y 者结合则发育成男孩。

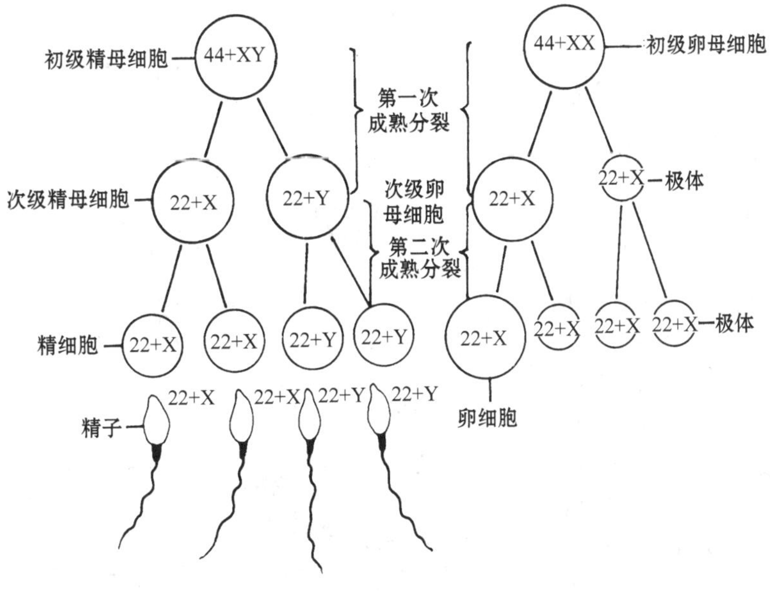

图 12－1　精子和卵子的发生

二、受精与卵裂

卵子与精子结合，形成受精卵的过程叫**受精**。卵子排出后其受精能力只能维持数小时，精子在女性体内的授精能力约可维持两天。受精地点多在输卵管的壶腹段。精子进入次级卵母细胞质内之后，次级卵母细胞才完成第二次成熟分裂。精子和卵子两细胞核融合成为具有23对染色体的受精卵细胞核，并立即开始有丝分裂，名**卵裂**。这时受精卵外周仍受透明带的约束，细胞越分裂数量越多，而每个细胞的体积越来越小。这团细胞形如桑椹，名**桑椹胚**。受精后第4天桑椹胚已进至子宫腔，透明带消失。桑椹胚发育成空心的**胚泡**，胚泡中心的腔称胚泡腔，泡壁的细胞名**滋养层**，以后参与形成胎盘和胎膜；泡内贴泡壁有一团细胞名**内细胞团**，将来主要形成胚胎（图12－2）。

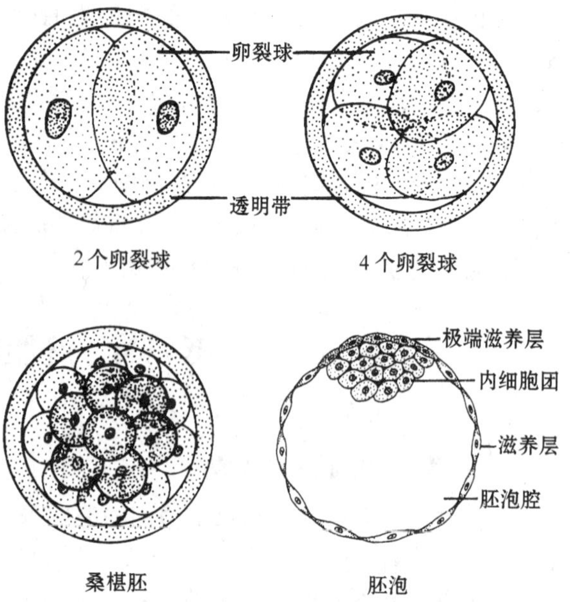

图12－2 卵裂与胚泡

三、植入与蜕膜

胚泡埋入子宫内膜的过程叫**植入**（图12－3），始发于受精后第5～6天。

胚泡中有内细胞团的一端贴附子宫内膜，该端的滋养层细胞侵蚀内膜细胞，进入内膜内繁殖，全部埋入历时5～6天。植入的缺口由子宫内膜上皮细胞修复。植入口有时可能出血，这是因为滋养层细胞侵蚀了螺旋动脉壁，大量涌血而口又没封闭。出血时间正好与月经周期来潮时间相近，易误认为末次月经，

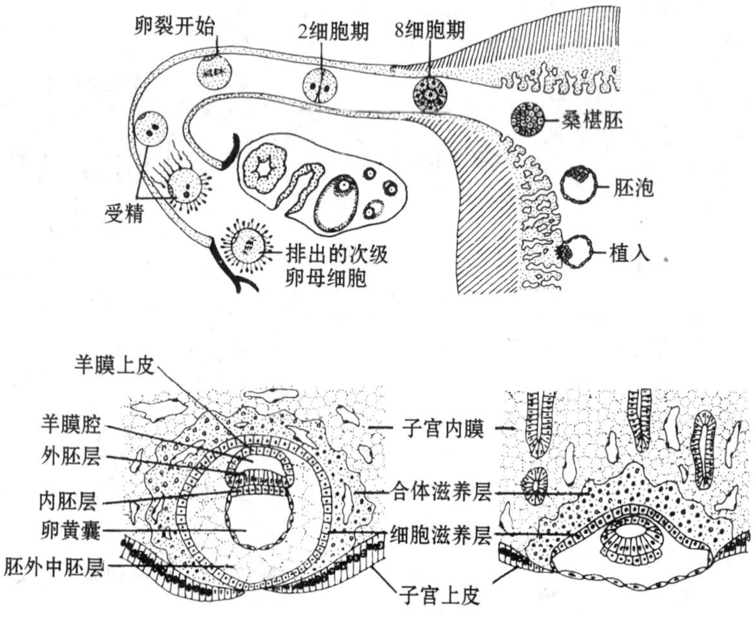

图12－3 植入过程

导致推算预产期延后1个月的错误。植入部位通常在子宫底、子宫体前壁或后壁的内膜。若植入点在宫颈附近，未来胎盘可能覆盖子宫内口，生产时胎盘先行剥离致大出血。胚泡在子宫之外的地方植入称宫外孕。宫外孕多发于输卵管，也可在腹膜腔内或卵巢内，发育中造成破裂大出血。

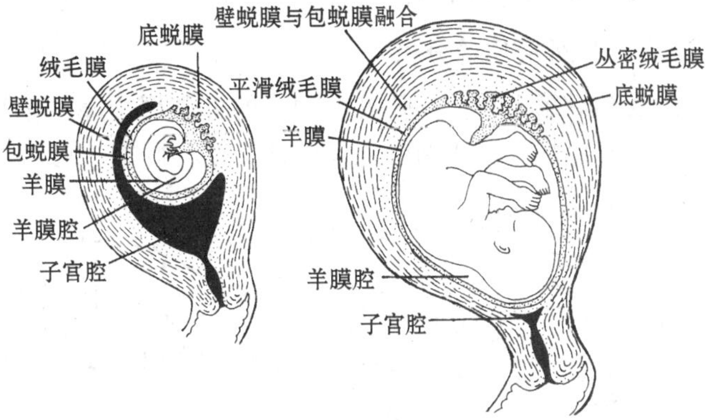

图 12－4　胎膜和蜕膜

植入后的子宫内膜功能层改名**蜕膜**（图 12－4），因它将在生产时剥离脱落。蜕膜因与胚胎位置关系不同而分成3部分：位于胚胎基底部的名**底蜕膜**，将来发育成胎盘的母体部分；包在胚胎外周的名**包蜕膜**；其余部分名**壁蜕膜**。随着胚胎的长大，子宫腔最终消失，包蜕膜和壁蜕膜融合为一层。

四、胚盘形成

胚泡开始植入，内细胞群的细胞即行增殖分化，先后形成两个由单层细胞围成的囊。与滋养层挨靠的名**羊膜囊**，紧贴羊膜囊的名**卵黄囊**（图 12－3，图 12－5）。羊膜囊的底和卵黄囊的顶共同构成一个双层圆盘名**胚盘**，底名**外胚层**，顶名**内胚层**，此时的胚盘由内、外两个胚层构成。胚盘乃胎儿的原基。受精后第2周，与胚盘形成的同时，滋养层细胞向内分化出疏松连结成网的细胞，充满胚胞腔内，名**胚外中胚层**。随后，腔隙再次出现，胚外中胚层细胞贴附在羊膜囊外表面、卵黄囊外表面和滋养层内表面。这时羊膜囊已与滋养层脱离，靠胚外中胚层细胞连结，此连结名**体蒂**。其后羊膜腔越来越大，羊膜将体蒂和卵黄囊遗迹包裹在一起，形成未来的脐带（图 12－5）。受精后第3周初，外胚层细胞向胚盘中线聚集、下沉并扩散

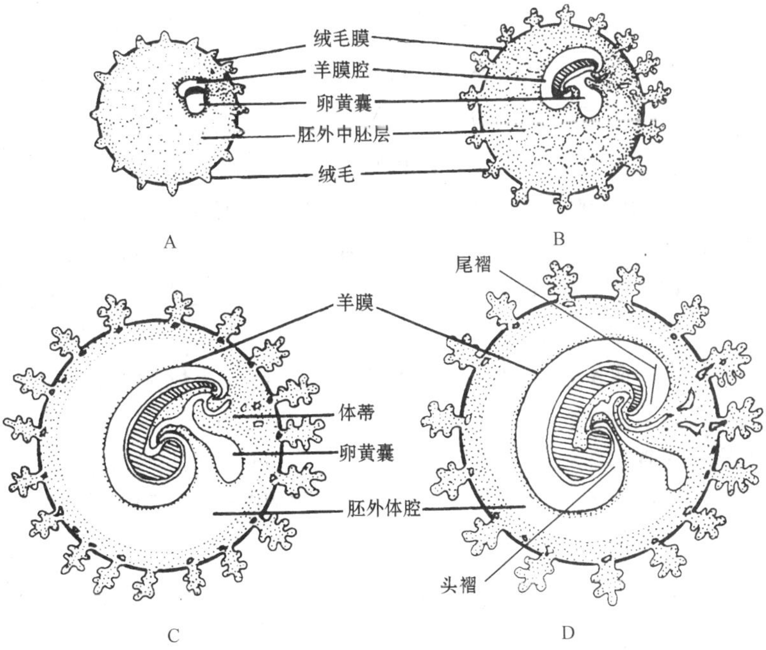

图 12－5　胎膜与体蒂的形成

入两胚层之间，形成**胚内中胚层**。两胚层的胚盘乃成了三胚层的胚盘（图 12－6）。

五、胚体形成与胚层分化

（一）外胚层的分化

受精后第 3 周初，胚盘纵轴上的外胚层增厚，名神经板。神经板在中线处沿纵轴下沉成神经沟，沟两侧壁隆起成神经褶，两褶接触融合，形成一条埋在中胚层内的纵行**神经管**（图 12－6）。神经管头段是脑的原基，其中段和尾段是脊髓的原基。其余位居体表的外胚层将发育成皮肤的表皮和附属结构。神经管前端未闭，将导致无脑畸形；后端未闭，将导致脊柱裂。

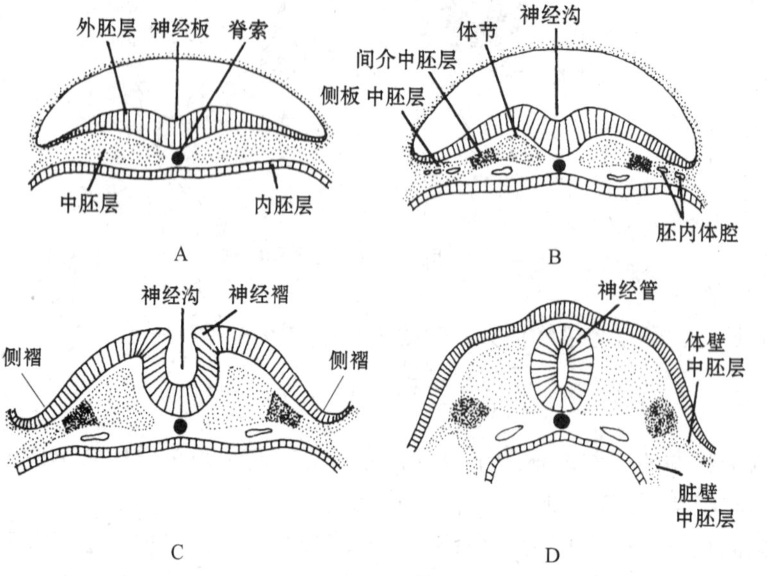

图 12－6 神经管（胚盘横切）形成

（二）中胚层的分化

中胚层介于内外胚层之间，因此它分化成各类结缔组织和肌组织。中胚层在躯干部分分裂成两层，外层贴附外胚层，内层贴附内胚层，两层之间的空腔名**胚内体腔**，后来演化为胸膜腔、心包腔、腹膜腔和睾丸鞘膜腔。

（三）胚体形成和内胚层分化

随着神经管的形成，胚盘出现侧摺、头摺和尾摺（图 12－5，图 12－6 及封 3 彩图），平板状的胚盘乃变成圆筒状的胚体。内胚层围成一条位于神经管腹侧的圆管，称**原肠**。原肠的头尾端是盲闭的，在那里，内、外胚层相贴，各构成一块暂时的膜分别称口膜和肛膜。后来膜被吸收消失，原肠经口腔和肛门与外界相通。原肠通向卵黄囊处的一段称**中肠**（图 12－7）。中肠头侧和尾侧的原肠分别称**前肠**和**后肠**。前肠头段腹侧先长出**呼吸芽**，演化为呼吸系统上皮；再长出**肝胆芽**，演化为肝胰细胞和胆道的上皮；前肠本身演化为口、咽、食道、胃和大部分小肠的上皮。后肠演化为回肠末段、大肠、膀胱和尿道的上皮。中肠与卵黄管的连结处越来越窄，终至消失。若卵黄管与回肠连结处不消失，可发育成一截与回肠相通的盲管名**麦克尔憩室**，形如粗大的阑尾，发炎时症状似此。

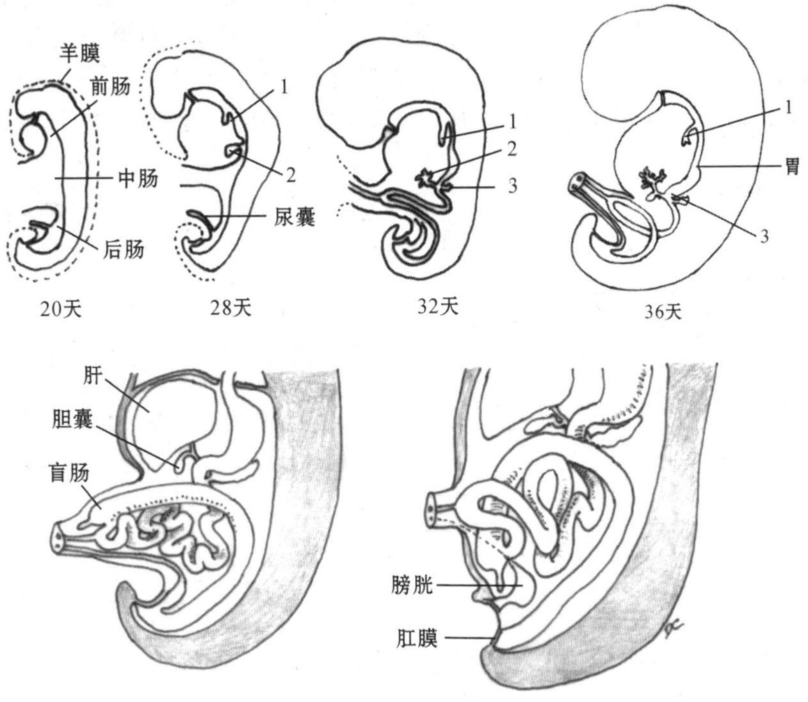

1. 肺芽　2. 肝芽　3. 胰芽

图 12－7　消化管和膀胱的个体发生

第二节　胚胎的附属结构

胚胎的附属物包括**胎膜**、**羊水**、**胎盘**和**脐带**。它们是胎体的营养和保护结构。胎膜和胎盘更是重要的内分泌器官，两者均由胎部的绒毛膜、羊膜和母部的蜕膜共同构成。

一、绒毛膜

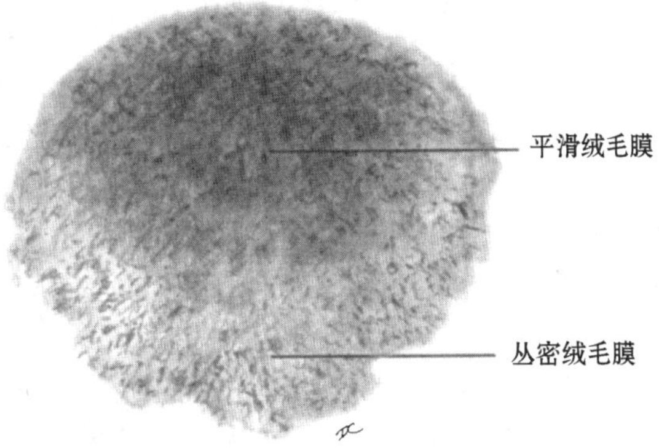

图 12－8　绒毛膜

胚泡植入后，滋养层细胞增殖，向着蜕膜长出许多突起，一再分支，侵蚀蜕膜，形成绒毛状结构，遍布胚泡表面。胚外中胚层长入绒毛内，滋养层即改称绒毛膜（图 12－5）。最初滋养层细胞直接向蜕膜吸取营养供应胚胎，至胚胎 3 周末，绒毛内的胚外中胚层分化出各级血管，这些血管通过体蒂与胎体的血管连通，完成胚胎血循环。绒毛之间称**绒毛间隙**，由滋养层细胞侵蚀蜕膜形成。蜕膜的小动脉直接开口于间隙形成血窦，绒毛浸泡于充满母体血的血窦中。随着胚胎成长，底蜕膜内的绒毛长得特别茂密，成为未来胎盘的一部分；包蜕膜内的绒毛因日渐缺乏营养来源而退化，绒毛消失，称平滑绒毛膜（图 12－8），参与构成胎膜。若绒毛膜上皮恶变，称绒毛膜上皮癌。胚外中胚层高度水肿，绒毛形成大小不等的水泡结构称**葡萄胎**。

二、羊膜

羊膜囊除其底构成胚盘外，其余部分称羊膜，包围的腔名**羊膜腔**，腔内充满**羊水**。随着胚盘变成胚体突入羊膜腔内，羊膜的附着线从胚盘的周缘移到胚体的腹面，包贴于卵黄囊遗迹、体蒂和体蒂内血管的四周，形成了**脐带**（图 12－9）。羊膜腔日渐扩大，羊膜最终与绒毛膜贴到一起，进而其最外层的包蜕膜和壁蜕膜贴到一起，子宫腔消失，构成了完整的一层**胎膜**。这时的胎膜腔，即原来的羊膜腔，其内充满羊水。羊水主要源自母体，由胎膜分泌产生，含有影响胎儿发育的激素，因此羊水除有传统认为的保护、防粘连和助产功能外，它还和胎膜一起被命名为胎儿—母亲交流系统的旁分泌部（该系统的另一部分为胎盘部）。羊水内含有胎儿脱落细胞，可抽取羊水检测脱落细胞的染色体，判断胎儿的性别及诊断某些遗传性疾病。

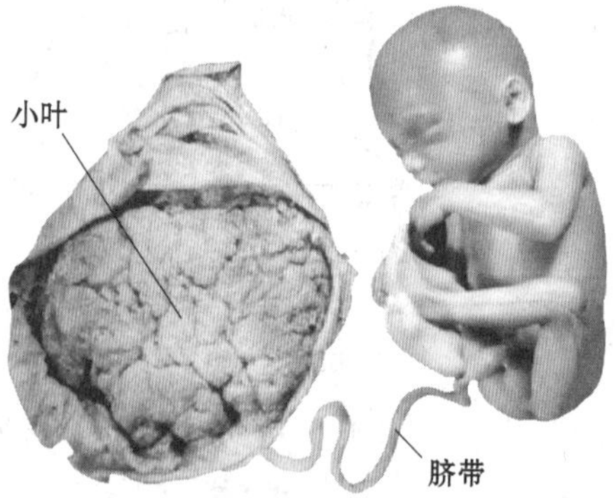

图 12－9　脐带与胎盘

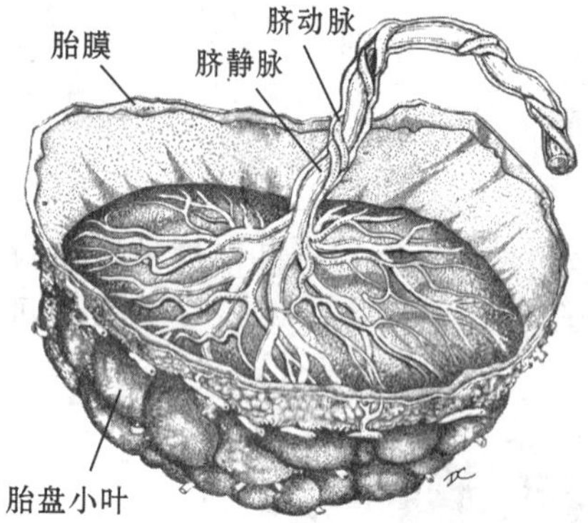

图 12－10　胎盘

三、胎盘和脐带

（一）形态结构（图 12－10）

足月胎盘直径约 15～20 cm，重约 500 克，分子、母两面。子面覆盖光滑的羊膜，中部附着一条长约 50 cm、小指般粗的**脐带**，带内居中为一条**脐静脉**，两条**脐动脉**呈螺旋状缠绕在静脉外周。母面为底蜕膜的剥离面，可见 15～20 个被浅沟分界的小叶。一个小叶由一组绒毛树构成。在胎盘的垂直切面上（见封底彩图），可见羊膜的深面为小叶的界壁，称**胎盘隔**。胎盘隔属蜕膜组织，表面覆盖着滋养层细胞。胎盘隔不与子面组织接触，故每个小叶的血窦是互通的。蜕膜的小动脉主要开口于每小叶血窦底部的中央，而小静脉开口于窦底周边靠近胎盘隔，保证每小叶内母血的均匀流动。

从上述结构可知胎体和母体血在胎盘内循各自的管道运行，它们之间的物质交换必须通过三层结构：①绒毛内毛细血管壁；②绒毛表面的滋养层细胞；③两者之间的结缔组织。三者合称**胎盘膜**，又名**胎盘屏障**。从第 4 个月开始，绒毛内结缔组织消失，滋养层细胞只剩下边界不清的极薄一层，屏障变得极薄，有利于物质交换，但屏障功能力减弱。此时孕妇患病毒性疾病的病毒、服用的药物等均可透过胎盘屏障，影响胎儿，使胎儿致病、致畸、成瘾等。

（二）生理功能

胎盘除执行物质交换功能外，还是重要的内分泌器官。激素由绒毛膜的滋养层细胞产生，包括以下几种：

1. 绒毛促性腺激素　使黄体发育成妊娠黄体以维持妊娠。此激素在胚泡植入后即可在孕妇尿中出现，乃作为诊断早期妊娠的有效手段。

2. 雌激素和黄体素　卵巢的妊娠黄体至妊娠满4个月即退化，绒毛膜接续分泌雌激素和黄体素以维持妊娠，直至胎儿娩出。

3. 催乳素　促进母亲乳腺发育分泌。

第三节　胎血循环及产后的变化

一、胎儿心血管系的特殊结构（图12－11）

（一）脐静脉

发自胎盘，经脐带和脐入肝，分小支布于肝内，主干续为**静脉导管**，开口于下腔静脉。脐静脉内流动的是新鲜血液。

（二）卵圆孔

位于心脏房间隔上。胎儿后期，该孔发展成两膜相贴的裂隙。血液自右心房流向左心房时，裂隙张开；反向则裂隙关闭。

（三）动脉导管

自肺动脉分叉处通连至主动脉弓。

（四）脐动脉

发自左、右髂内动脉，经脐和脐带至胎盘。脐动脉内流动的是带有代谢废物的血液。

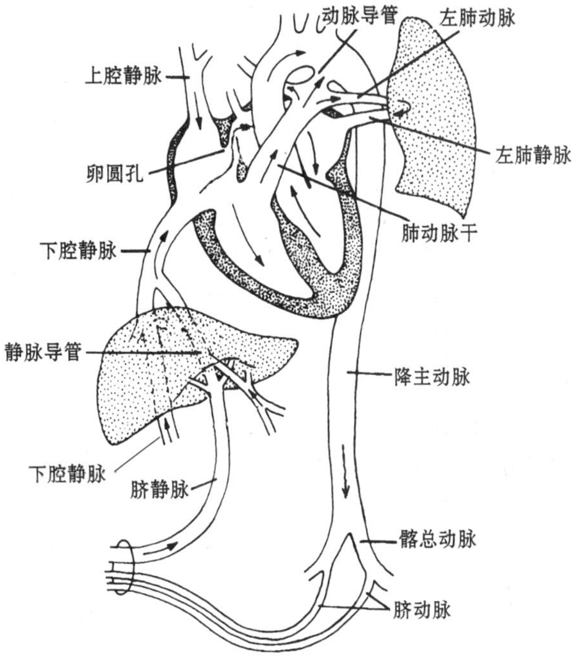

图12－11　胎儿血液循环途径

二、胎血的循环途径

既是呼吸器官又是消化器官的胎盘位于胎儿体外，这是造成胎儿血循环途径特殊的客观原因。特殊表现为以下4个方面。

（1）富含营养物的脐静脉血先进入肝。肝既是营养物的加工厂，又是胎儿的造血基地之一。因来血量很大，肝不能全部承受，大部分血经静脉导管直接入下腔静脉回心。

（2）富含氧气的脐静脉血不须进入肺循环而经卵圆孔直接进入体循环。下腔静脉口正对卵圆孔，经下腔静脉瓣引导，大部分来血经卵圆孔注入左心灌流全身。

（3）从右心入肺动脉的血主要来自上腔静脉。因肺未张开，容量有限，大部分血液通过动脉导管流入降主动脉。

（4）导出胎儿污血至胎盘的脐动脉源自髂内动脉，导流的是混合血。

由上可知，血液从胎盘流到胎儿各部分的过程中，先后数处有污血混入，但胎儿心脏、头颈和上肢可获得较多的鲜血供应，保障了它们的优先发育。

三、产后的变化（图 12－12）

产后的变化由胎盘断流和开始呼吸两大因素引起。由于左心房内压变得高于右心房，卵圆孔瓣膜贴合而日渐闭合直至封闭。各动、静脉和导管因断流而渐成纤维索样的韧带。脐静脉封闭成连于肝门和脐之间的**肝圆韧带**。

第四节　多胎和畸胎

一、双胎

近年来，因开展激素治疗不孕及试管婴儿的培养，多胎有增加的趋势。多胎中以**双胎**较常见。双胎有单卵和双卵之分。单卵分裂成两胚泡或一胚泡中有两个内细胞团，各自发育成胎儿，两儿性别相同，外貌十分相似。一胚泡中两内细胞群若没彻底分开，将发育成各种**连体畸形**（图 12－13，图 12－14）。双卵双胎的性别可同可不同，外貌有差异。

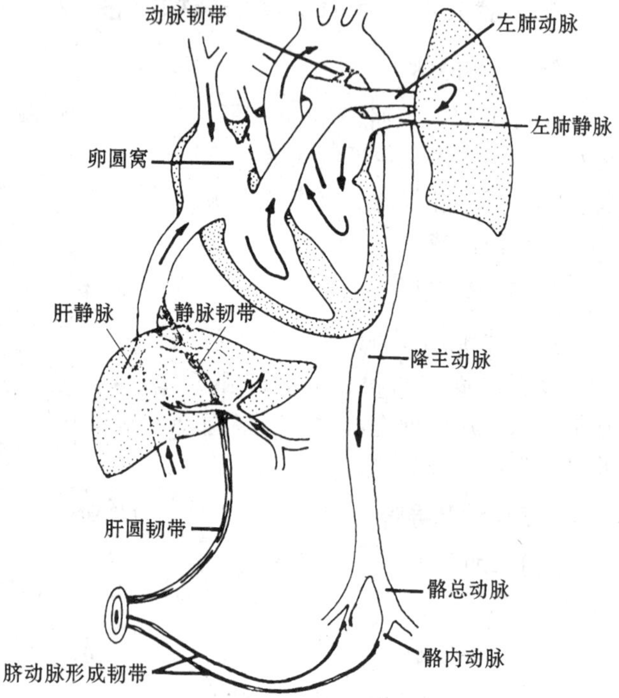

图 12－12　胎儿出生后血液循环途径的变化

二、畸胎

畸胎（图 12－15）即**先天性畸形**，包括外形的异常和器官位置、数量的异常。原因在于胚胎发育过程中特别是在早期受到致畸因素的作用，导致胚基不发育、发育中途停止或过度。致畸因素包括基因突变、病毒、化学物、射线等。常见的先天性畸形有：多指（趾）、兔唇、裂腭、隐睾、肛门或处女膜闭锁等。

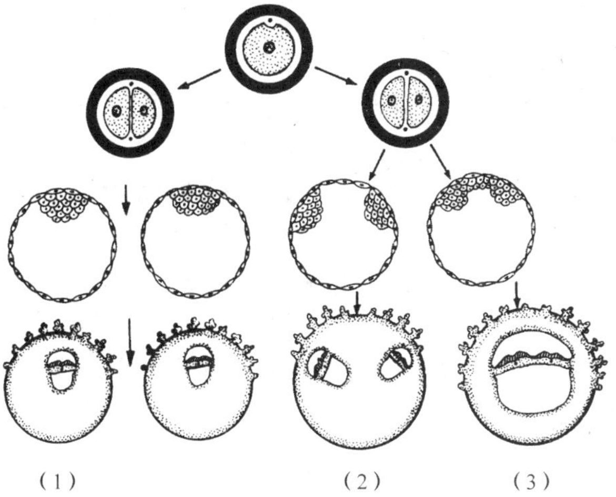

图 12－13　双胎与连胎

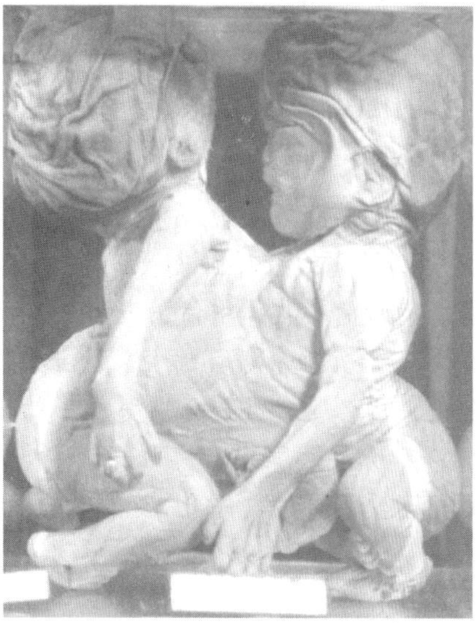

图 12－14　连胎

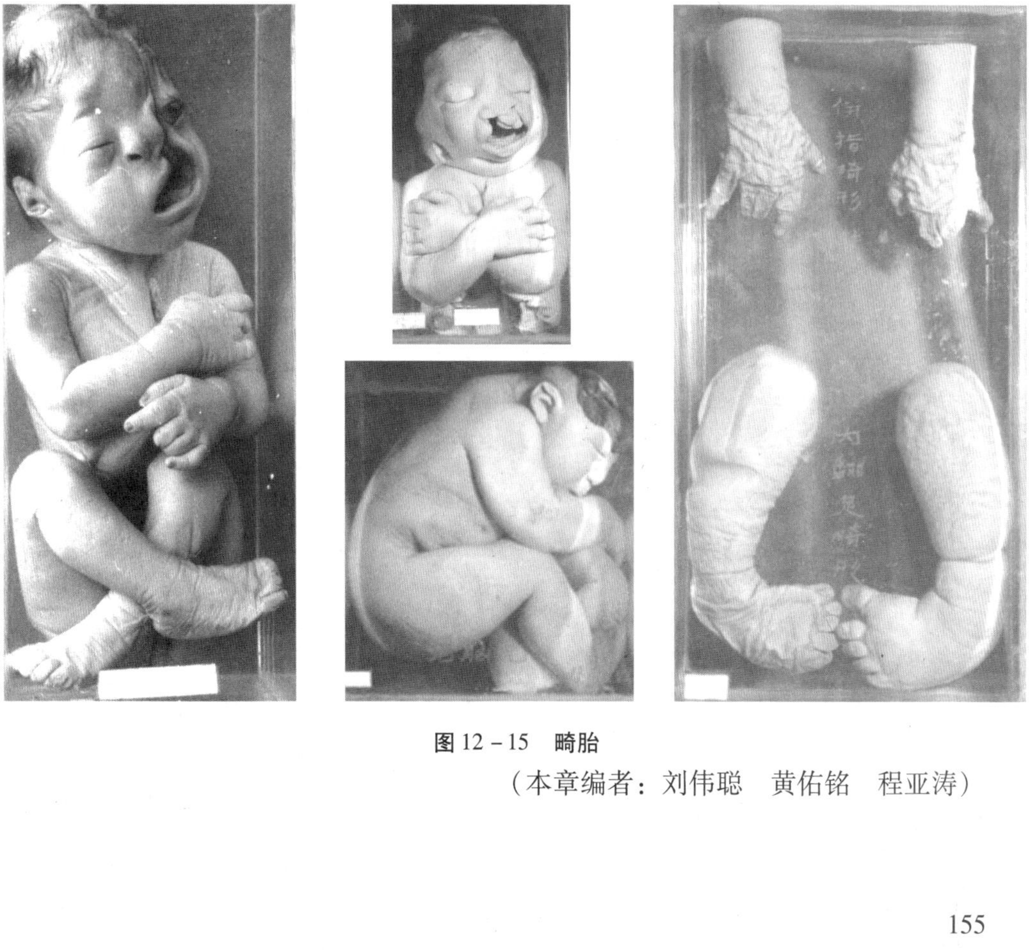

图 12－15　畸胎

（本章编者：刘伟聪　黄佑铭　程亚涛）

[复习与思考]

1. 名词解释：

受精　卵裂　胚泡　植入　蜕膜　羊膜囊—卵黄囊—胚盘—胚层—胚体　神经管　原肠　胎膜　胎盘　脐带　胎盘屏障

2. 胎儿的新鲜血液从脐静脉流入，混合血从脐动脉流出。请依次写出其间所经脏器、管道的名称，用箭头表示其流动方向。

3. 胎儿血液循环途径转为正常人血液循环途径，先后有哪些结构发生了变化？变化的原因各是什么？分别变成了什么结构？

4. 分娩过程中，流血、流水（羊水）、胎儿娩出三者的先后顺序你认为是怎样的？可能出现怎样的次序异常？原因是什么？有何危险性？

第十三章　应用解剖

学习完系统解剖学后，从临床应用角度出发，还须进一步学习某些局部内器官的**层次和毗邻**的知识。这些知识对理解某些疾病的解剖学原因及其症状，正确实行检查、诊断及护理是必不可少的。

有关知识包括：体位的应用解剖，重要局部的应用解剖，注射的应用解剖，穿刺的应用解剖和插管的应用解剖等 5 个方面。这些并非新知识，有关结构大都在系统解剖中学过了，这里不作重复，应做的是横向综合联系，提供知识运用的思路。

第一节　体位的应用解剖

指导病人采取适当的体位，目的在于让病人舒适、放松以利于诊治和康复。可取的体位有卧位和坐位。坐位是健康人工作生活的基本体位。为了维持姿势平衡，肌肉和神经系统都在紧张地工作，为了保证脑部的血供，脉管系统的工作也有所加重。因此，对康复中的病人，我们鼓励他逐渐采取坐位，早日离床活动。若在病中则只有在病人体力能够承受而坐位又有其独特优点的情况下，才让病人暂时采取坐位。某些疾病卧位会加重其症状，这时病人被迫采取坐位，如肺心病、哮喘和某些脊柱疾患等。

卧位是病人最常采用的体位，主要有仰卧位、半坐卧位（斜坡卧位）和侧卧位。采取卧位，病人可获得较好的放松和脑部供血。临床上为了达到检查时暴露清楚、手术时操作方便、治疗时引流或灌注的目的，还设计了各种特殊卧位，常用的有半俯卧位、膝胸卧位和截石卧位等（图 13－1）。

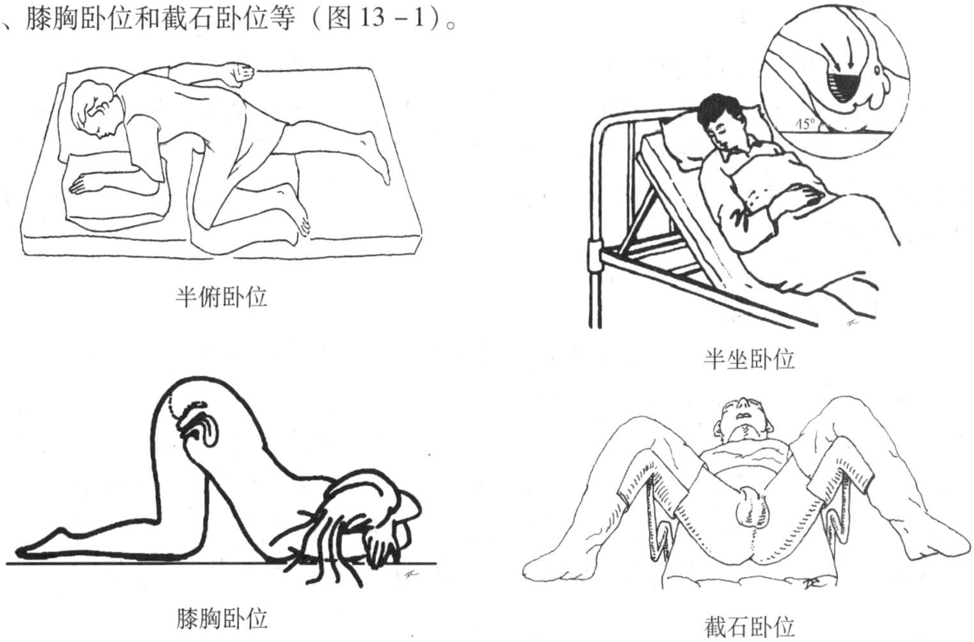

图 13－1　各式卧位

在上述各种卧位状态下，常再辅以头高足低或足高头低的变化，以达到治疗或预防的目的。

采用正确的体位，对病人的休息、检查和治疗都能产生积极的效果。若采取了错误的体位，轻则贻误病情，重则导致发生意外甚至危及生命。其机理是：体位改变后，各结构的位置及其相互位置关系即发生改变，在重力的作用下将出现压迫或松开、堵塞或畅通、引流或积聚等后果。这种变化有可能成为致病因素，但也可加以利用作为治疗手段。

一、体位与压迫

皮肤受骨突压迫超过 4 个小时即可因缺血溃烂而形成褥疮。不同的体位下，有不同的骨突成为褥疮制造者。学生应复习各骨性体表标志，思考在仰卧、俯卧、斜卧、侧卧等体位下各涉及哪些标志。

表浅的神经干也可成为压迫的受害者，常见的有尺神经。当屈时达到或小于 90°时，尺神经即从骨沟中滑出至肱骨内上髁的骨面上，在俯卧或侧卧时尺神经将受到压迫。腓总神经绕经腓骨颈处位置表浅，侧卧时也易受压迫。

无论采取何种卧位，只要是头低足高，都会引起腹部内脏向头侧移位而顶压膈肌，间接压迫胸腔内的心肺，导致呼吸困难和循环障碍。这种情况对肥胖者的影响更大。头低足高位是肺心病患者的大忌。

体位性压迫还可表现在心脏本身。仰卧时左心房被心脏本身的重力压在脊柱的前面（其间隔有食管），令其容量减少，增加了肺静脉血回心的阻力。肺回血不畅，病人自觉气短，这时若取头高足低的俯卧位，病人会感到比仰卧舒服。

二、体位与检查

导致紧张的体位都可能有碍检查，如卧位时作腹内脏器的触诊必须同时屈膝，使骨盆向头侧靠拢以松弛腹肌；对下颌下腺、下颌下淋巴结和甲状腺等的检查，不应令病人仰头绷紧而应两眼平视或头微俯，检查者站在病人后方或侧方才便于触知；腹内脏器的位置多随体位和呼吸而变动，对肝、脾、胆囊的触诊只有在斜卧及深吸气时方能更好地感知。

三、体位与堵塞

昏迷病人肌张力降低，仰卧时在重力作用下舌根后坠，可能阻塞口咽腔，这时若再高枕低头屈颈，舌根将更向后，靠贴咽后壁，导致窒息死亡。正确的头位应为去枕伸颈，颈部尽量向前以拉起舌根。为防止呕吐物流入气管，在伸颈基础上头再偏向侧方。体位导致阻塞的情况还见于十二指肠。肠系膜上动静脉紧贴十二指肠横部的前面，向下连至空回肠。腹壁松弛的老人长久站立，空回肠下坠，将肠系膜上血管绷紧，十二指肠横部被勒住，压于血管与腹后壁之间造成慢性阻塞。转为卧位即可缓解。

四、体位与引流

引流指变动体位让液体自行流向体外以达到治疗的目的。采取何种体位取决于液腔（管）开口的方向或切口的方向。对溺水急救、服毒者催吐、肺脓肿或支气管扩张积液引流等当取头低足高位。进行硬脊膜外麻醉时向椎管内注入麻醉药物，借调整头足位置的高低来调控麻醉平面的高低，亦属体位引流原则的具体运用。

与体位引流方向相反的治疗措施是体位灌注。体位灌注指通过体位调整让灌注液自行流入腔内，如鼻旁窦滴药、洗胃、灌肠等。灌肠即把液体灌入大肠某段，分清洁灌肠和保留灌肠两种。后者保留药液于某肠段内一定时间，以达到治疗的目的。熟知大肠各段的位置及走向，是在灌肠过程中能正确变动体位，让灌注液准确抵达既定部位的保证。

液体流动方向与体位相关的原理还运用于以下场合，以免发生意外：全身麻醉后尚未清醒的病人应取头低足高位，以免分泌物积聚于气管、支气管内；抽取脑脊髓液后的病人同样应取头低足高位，以免颅内压降低引起头痛甚至脑疝；休克病人亦应取头低足高位以保证脑部血供；颅脑血管损伤的患者则恰好相反，应取头高足低位，以免压力升高而出血不止。

第二节　某些局部的应用解剖

一、一些特殊的皮区

（一）眼睑皮区

眼睑皮是全身最薄的皮肤之一，其皮下组织特别疏松且缺乏脂肪组织。肾脏疾病致钠潴留引起全身性水肿时，首先表现在眼睑皮下，即所谓的“眼皮浮肿”，特别在晨起时较明显，可作为诊断的参考依据。

（二）手、足皮区

两者掌面的皮肤特别厚，主要是其角化层能保持较大的厚度，且其真皮与深筋膜连结紧密，以致掌面的炎症在掌面无任何表现反而在背面浮肿明显。指（趾）掌面的皮肤与腱鞘（或与骨膜）之间有纤维隔相连，构成蜂格状的小区。此种结构在末节指（趾）腹处表现特别明显。如局部发炎，可在格内形成高压，压迫其内的神经，形成剧烈的疼痛。

（三）婴儿大腿内侧皮区

婴儿大腿肌肉相对不发达，大腿内侧皮下组织较厚而疏松。在颞浅静脉不易找到，静脉输液难以进行时，可于此处穿刺进行静脉滴注。

（四）头皮（图 13－2）

头皮指颅顶部自眶上缘至枕外隆突之间的皮区。头皮由皮肤、皮下组织和**枕额肌** 3 层组

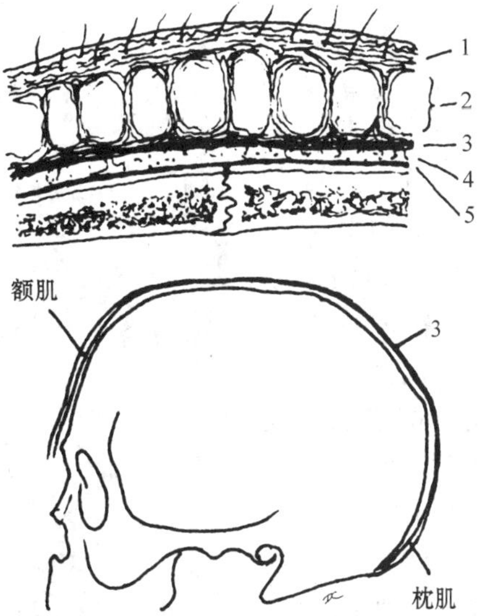

1. 皮肤　2. 皮下浅筋膜　3. 帽状腱膜
4. 疏松结缔组织　5. 颅骨骨膜

图 13－2　头皮

成。枕额肌起于枕骨止于额部皮肤，两端为肌腹，中间为宽阔的**帽状腱膜**。枕额肌与颅顶骨骨膜间的连结十分疏松，所以头皮可以被成层撕脱。头皮的皮下组织的结构与指（趾）类似，炎症时同样疼痛剧烈。因小血管壁与纤维隔结合紧密，外伤断裂后管口不能塌陷致流血不止，宜用纱布局部压迫止血。若头皮伤口为冠状位，切断了枕额肌或帽状腱膜，则伤口因肌的牵拉会向前后移动而流血不止，这时必须作缝合处理。

二、腹股沟管

腹股沟管位于腹股沟韧带内侧份的上方，实为腹肌间一条斜行的裂隙，男性有精索通过，女性有子宫圆韧带通过，是腹壁的薄弱区之一。腹内肠管等可经此处突出成疝，称**腹股沟疝**（图13－3），男女均可发生腹股沟疝，以男性多见，比例约为15∶1。突出物在男性可沿精索降入阴囊，在女性可进入大阴唇内。

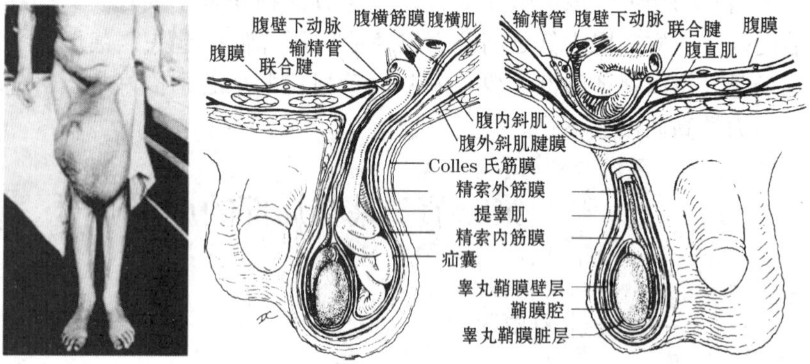

巨大腹股沟斜疝　　腹股沟斜疝　　腹股沟直疝

图13－3　腹股沟疝

三、股管

股管位于大腿根部前面内侧，耻骨结节外下方，腹股沟韧带深面。此处的股动、静脉被深筋膜包裹构成**股鞘**。鞘的内侧份有一漏斗状的裂隙，称**股管**。股管的下口盲闭，上口朝向腹腔，是腹壁又一薄弱区。病理情况下，小肠或大网膜等可从上口疝入管内，突出于大腿

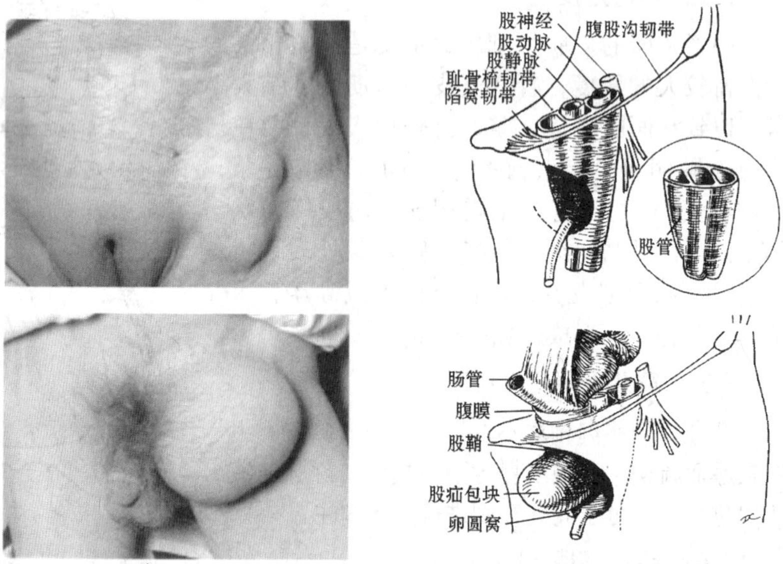

图13－4　股疝

根部，形成**股疝**（图 13－4）。股疝以女性多见，与女性骨盆上口较大有关。男女患此症的比例约为 1：3。

第三节 肌肉注射的应用解剖

药物注射有皮内注射、皮下注射、肌肉注射和血管注射（又名血管穿刺）4 种方式。皮内注射药液注入表皮或真皮即不规则致密结缔组织的组织间隙内。由于结构紧密，入药量很少，扩散速度最慢，注入后常肿起一个小包块。皮内注射多用于过敏试验观察，故选用颜色较淡的前臂屈侧皮肤。皮下注射药液进入皮下疏松结缔组织间隙内。由于毛细血管不够丰富，药的扩散速度较慢，入药量也较少，若采用滴入方式则量可较大。肌肉注射药液注入肌纤维间疏松结缔组织的组织间隙内。由于毛细血管丰富，故药物吸收快。血管注射药液直接进入血浆中，可很快作用于全身。用滴注方式时药量可很大。在紧急抢救情况下可作动脉注射输血或心腔内注射药物。

成人或儿童进行肌肉注射，药物量少时多选用三角肌；量稍大且须多次反复时则选用臀部肌肉，其中以选用臀中肌最为安全。

三角肌的穿刺点应在其外侧面的中份。其后份深面有桡神经、腋神经，前份靠近腋窝有大血管和臂丛，上份深面有肩关节囊，下份靠近止点，肌质多腱性且较薄弱，故都不宜穿刺。

臀中肌位于臀部的上外侧份，其注射点的确定如图 13－5A 所示，分开中、示指，一指尖置于髂前上棘，另一置于髂结节，两指与髂嵴间的三角区内近下角处即为臀中肌注射点。此处的皮下组织厚约 1 cm，其深面为强厚的臀（深）筋膜，再深面即为臀中肌，肌厚达 2 cm 以上。针刺入臀筋膜时有明显的阻力感，穿过后有落空感，提示针尖已进入肌内。此处无大血管神经，药液也不会流向坐骨神经。

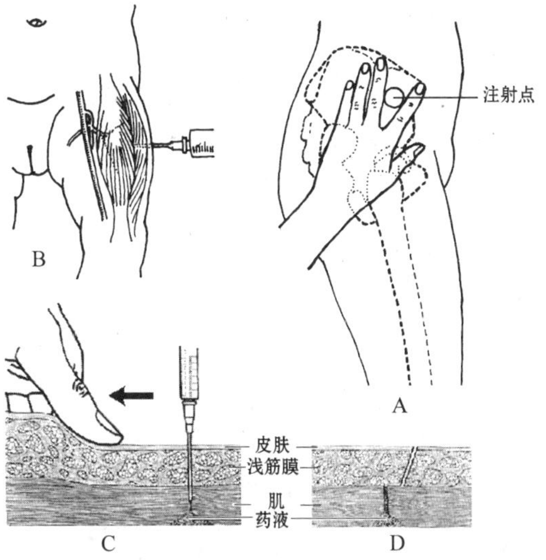

图 13－5 肌肉注射

现行教材仍广为使用的臀大肌的注射法，于臀部上外象限注入。此法在实践时缺乏明确的界线做依据，较易偏内偏下。成人臀大肌表面的皮下组织可厚达 4 cm 以上，有报道肌肉注射 70% 成了皮下注射。臀大肌表面的筋膜薄弱，是否穿入并无明确感觉。臀大肌深面为梨状肌，对儿童穿刺过深，药液即沿梨状肌上下缘流向坐骨神经，这是因注射而误伤儿童坐骨神经的主要原因。

两岁以下的婴幼儿的臀部肌肉薄弱，不宜注射，可改为从大腿外侧穿刺股四头肌（图 13－5B）。针尖从大腿中份偏下向股骨前方刺入，不应超过股骨抵达内侧。

因为皮下组织疏松、皮肤可在肌面滑动，穿刺前应先用拇指拉动皮肤，然后插针。

注毕抽针，皮肤即自动滑回原位将针道封闭，从而防止药液外溢（图 13 －5C，图 13 －5D）。

第四节　常用穿刺的应用解剖

一、静脉穿刺

静脉穿刺用于注射药物、取血或插管检查。成人一般的注射首选手背静脉网。若注入浓度大、刺激性大的药物或须快速抽血则须选用较粗的静脉，如肘正中静脉。插管检查则选用较粗的深静脉干，如股静脉、颈内静脉。若须留置插管，长时间输入静脉营养液则选用入心距离最短又易于固定插管的右侧锁骨下静脉，婴儿只能选用易见的颞浅静脉，幼儿、儿童可选用颈外静脉。

浅静脉干穿刺注入有刺激性的药物时应注意与其伴行的皮神经。若不慎漏出药液，会引起不小的麻烦。

（一）颞浅静脉

有耳颞神经伴行，穿刺时务必注意不要误穿颞浅动脉，否则将引起局部疼痛甚至红肿。静脉色暗红且较粗，易于区别。

（二）颈外静脉

选用行经胸锁乳突肌浅面一段进行穿刺（图 13 －6A），在此处有多支颈丛的皮神经与它伴行或横跨它的浅面。颈外静脉穿刺抽血完毕后须用棉签压迫针口止血，这时应注意避免按压到位于附近的颈动脉窦。曾有报道因小孩挣扎，叫家属帮忙按压，误压了颈动脉窦，造成血压下降、心跳停止而死亡的严重事故。

（三）头静脉

有肌皮神经的终支即前臂外侧皮神经伴行。头静脉恒定行经桡骨茎突后方 1 cm 处，这是寻找头静脉的可靠标志。有些肥胖妇女看不到浅静脉而无法注射，可在此处轻触，感知其存在，估计深浅后进行穿刺。积累经验后常能做到一针见血。

（四）颈内静脉

颈内静脉位于颈动脉鞘内，沿胸锁乳突肌深面下行，至胸锁关节外上方 1 cm 处与锁骨下静脉汇合成头臂静脉。胸锁乳突肌胸骨头与锁

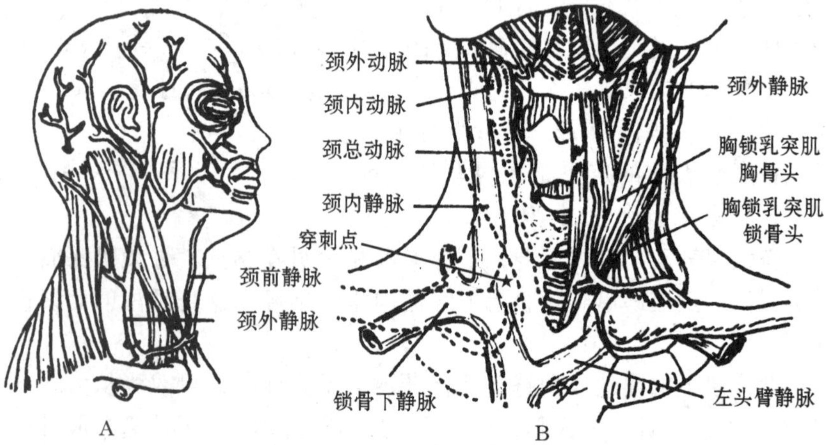

图 13 －6　颈内、外静脉穿刺

骨头共同围成一个三角形，其上角顶点即为颈内静脉穿刺点（图 13－6B）。针尖向下后外，避免伤及其内侧的颈总动脉。穿过的层次为皮肤、浅筋膜、颈阔肌和颈鞘。

（五）锁骨下静脉

锁骨下静脉穿过一个三角形空间，其下边为第 1 肋，上边为锁骨，后边为前斜角肌腱。该静脉与周边结构贴附紧密，吸气或臂上举时其管腔扩大，穿刺或拔出留置管时应让病人屏住吸气，以防发生空气栓塞。锁骨下静脉后方贴邻胸膜顶及锁骨下动脉，穿刺时过深易误伤此两结构。穿刺点在锁骨中点下方 1 cm 处，针与胸壁成 15° 从内下后方刺入，依次穿过皮肤、浅筋膜、胸大肌、锁骨下肌，成人的进针深度约为 5 cm（图 13－7）。

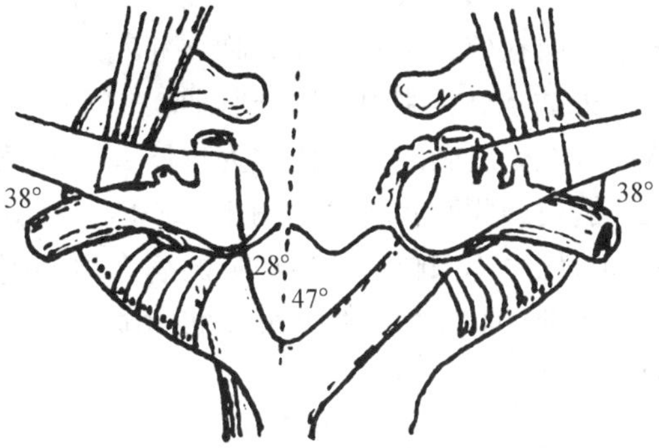

图 13－7　锁骨下静脉穿刺

二、环甲膜穿刺

环甲膜位于环状软骨与甲状软骨之间，在正中线上增厚，穿刺点即在其上，穿过时会感到一定的阻力。膜的两侧部有环甲肌覆盖，肌的浅面还有舌骨下肌组诸肌覆盖。双侧舌骨下肌组在颈部正中线上相互靠拢，其间的筋膜名颈白线。因而由浅至深穿过的结构依次为皮肤、浅筋膜、颈白线、增厚的环甲膜。有的人在白线与环甲膜之间可能存在甲状腺的锥状叶。

环甲膜穿刺时针尖应斜向下后，若向上有可能伤及声襞。穿刺叶应仰头伸颈，喉和气管严格保持于正中位（图 13－8）。

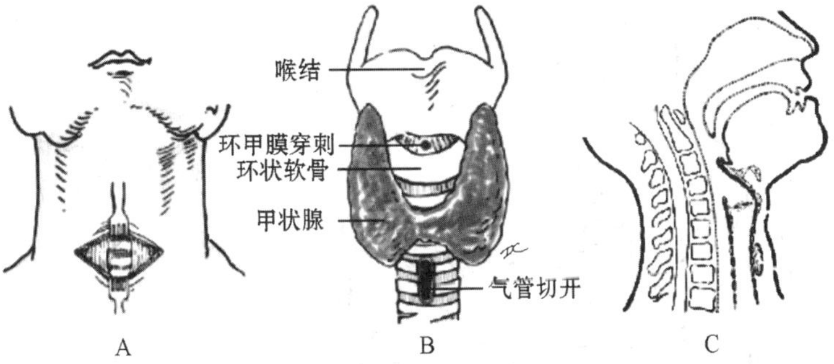

图 13－8　气管切开与环甲膜穿刺

三、心包穿刺

穿刺点在胸骨下角内剑突与左肋弓之间，针与腹壁成 40° 向上后刺入 3～4cm，依次穿过皮肤、浅筋膜、腹直肌鞘前壁、腹直肌、胸横肌、心包（图13－9A）。也可在左第 5 或第 6 肋间，积液心浊音界内侧向内后刺入，依次穿过胸壁、胸膜腔、纵隔胸膜、心包（图 13－9B）。

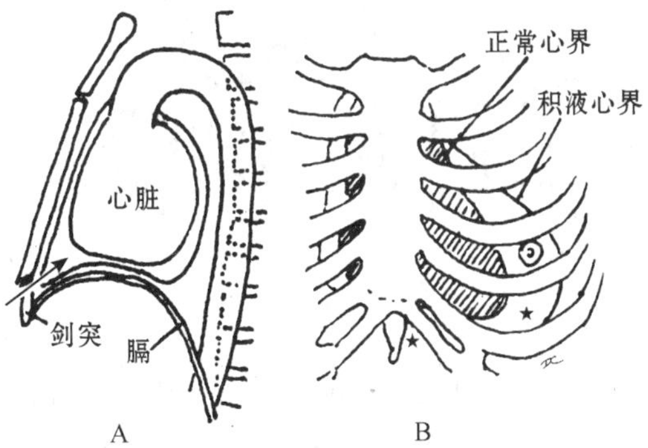

图 13－9　心包穿刺

注：各穿刺点用★号表示

四、胸膜腔穿刺

对穿刺抽液的病人，取坐位者穿刺点在肩胛线上的第 8 或第 9 肋间；取卧位者在腋中线上的第 6 或第 7 肋间。鉴于肋间神经血管及其分支所在位置不同，经肩胛线穿刺应在近下位肋上缘处插入，经腋中线穿刺则应在间隙的中份插入。穿经壁胸膜的结构依次为皮肤、浅筋膜、肋间肌、胸内筋膜和肋胸膜（图 13－10）。对胸膜腔内积气且压力越来越高影响呼吸的病人须穿刺放气减压，穿刺点取锁骨中线上第 2 肋间隙，针插过间隙的中份。

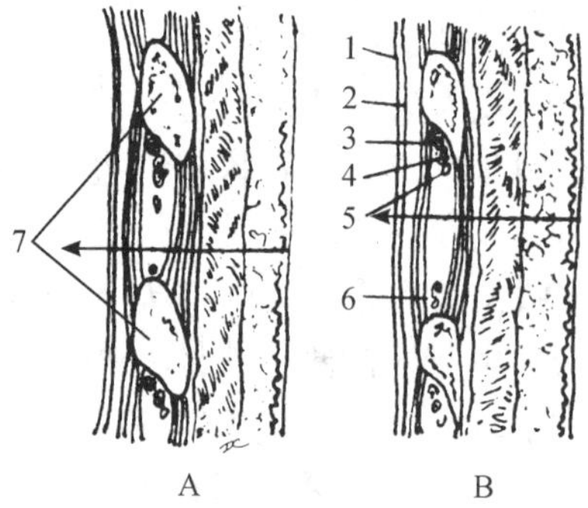

1. 胸膜壁层　2. 胸内筋膜　3. 肋间后静脉　4. 肋间后动脉　5. 肋间神经　6. 肋间动脉、神经的分支　7. 肋骨

图 13－10　胸膜腔穿刺

五、腹膜腔穿刺

穿刺点选在无大血管且位置偏下的腹壁。通常取左侧髂前上棘与脐连线的中、外 1/3 交点处，穿经的结构依次为皮肤、浅筋膜、腹外斜肌腱膜、腹内斜肌、腹横肌、腹横筋膜和壁层腹膜（图 13－11）。

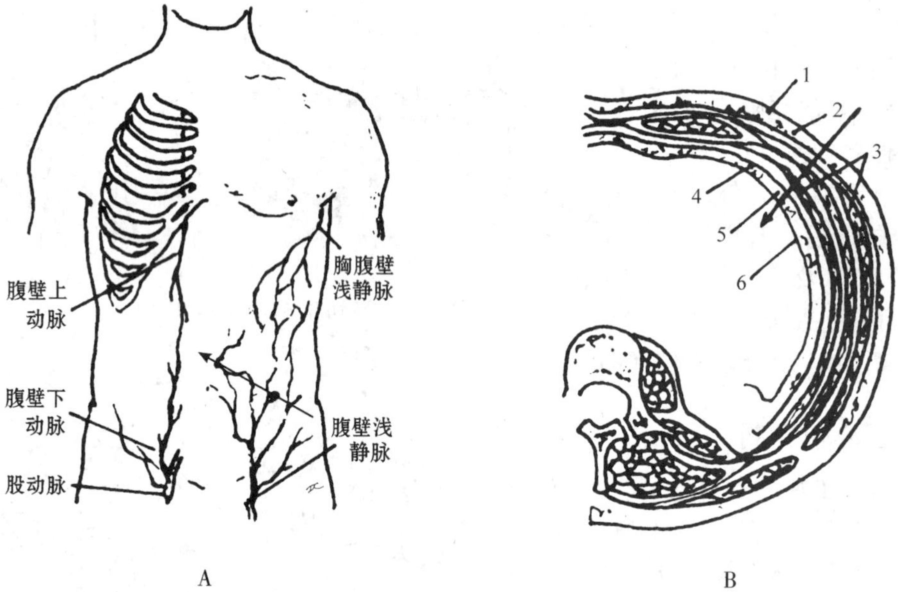

1. 皮肤　2. 浅筋膜　3. 腹肌　4. 腹横筋膜　5. 腹膜外脂肪　6. 腹膜壁层

图 13－11　腹膜腔穿刺

六、阴道后穹穿刺

实为腹膜腔穿刺的另一途经，目的是查验女性腹膜腔积液的性质，以便紧急处理。穿经的结构依次为阴道壁、脏层腹膜，针尖到达直肠子宫陷凹抽取积液（图 13－12）。

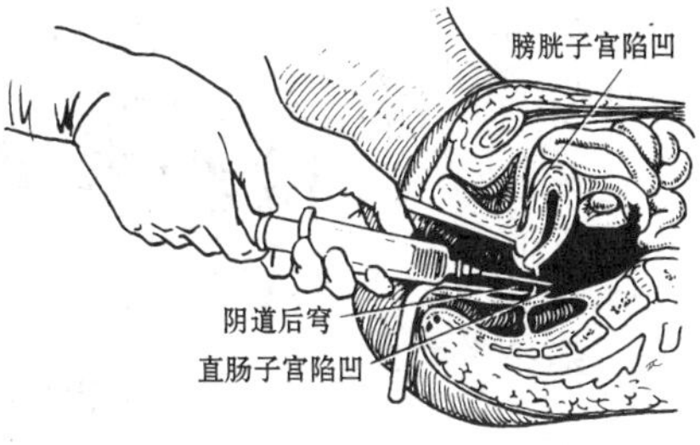

图 13－12　阴道后穹窿穿刺

七、腰椎穿刺

腰椎穿刺是临床沿用的误称，正确说法应为终池穿刺，目的是测量脑脊液的压力并抽取液体检查其成分。

穿刺时取侧卧位，脊柱尽量屈曲，以最大限度地扩宽腰椎棘突间的距离。穿刺点取第 3 与第 4 腰椎棘突之间。穿经的结构依次为皮肤、浅筋膜、棘上韧带、棘间韧带、黄韧带、硬膜外腔、硬脊膜、蛛膜而达终池（图 13－13）。成人的穿刺深度为 5～7 cm。

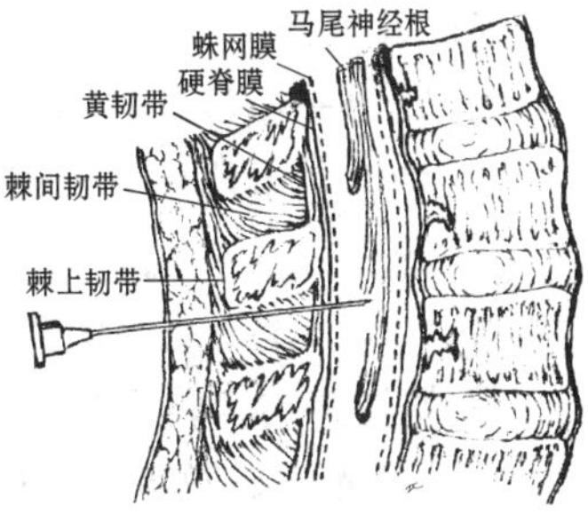

图 13－13　腰椎穿刺

第五节　插管的应用解剖

插管包括胃、十二指肠插管，肛门、直肠插管和导尿。有关应用解剖已分别见于系统解剖有关章节，这里不再重复。

（本章编者：黄佑铭　董炘　程亚涛）

[复习与思考]

1. 名词解释：

腋窝　肘窝　头皮　腹股沟管　股管　疝

2. 请总结全身哪些地方可能出现疝，出现疝的解剖学因素各是什么？

3. 是什么原因须让病人保持头底脚高卧位，这种卧位可能带来什么不良的副作用？

检验专业组织学实验指导

（护理、助产专业只做实验一）

实验一　光学显微镜的构造和使用、细胞（2学时）

【实验目标】

1. 学习光镜各部件的名称和性能。

2. 学会正确使用光镜观察细胞的结构。

【实验内容】

一、光学显微镜的构造和使用方法

教师先介绍实验室的规章制度，然后边讲解边让学生操作。

（一）光学显微镜的构造

光学显微镜的构造可分为机械部分和光学部分（图实-1）。

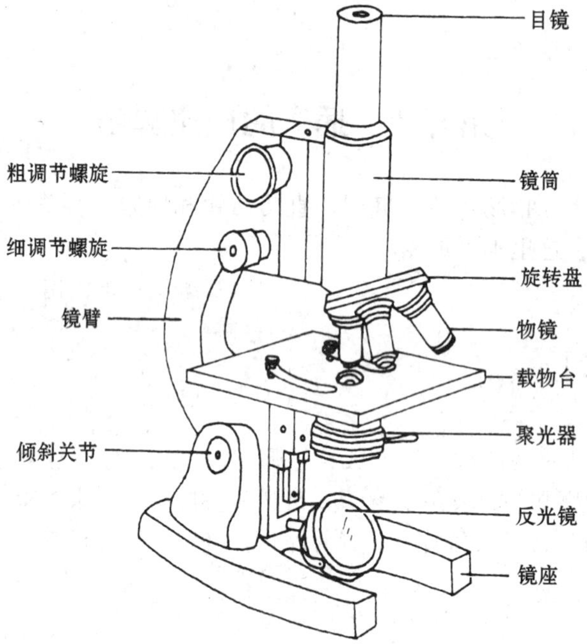

图实-1　光学显微镜的构造

1. 机械部分

（1）镜座：是显微镜的底座，大多为马蹄形。

（2）镜臂：是显微镜的支柱和握持显微镜的部分，常呈弧形。镜臂与镜座由倾斜关节连接，可使镜筒作适度倾斜。

（3）镜筒：是空心圆筒，连接目镜和物镜。

（4）调节螺旋：分粗、细两种，在镜臂上端两侧，可使镜筒上升或下降，以调节焦距。

（5）旋转盘：是镜筒下端的圆盘，可转换装于其上的物镜。

（6）载物台：是镜臂下部前方放置切片标本的平台，中央有一圆孔。载物台上装有移动器或压片条，用以固定标本。

2. 光学部分

（1）目镜：装在镜筒上端，可换装标有5×、10×等放大倍数的目镜。镜内装有指针，以指示观察物。

（2）物镜：装在旋转盘下面，分低倍镜（<10×）、高倍镜（40×）和油镜（100×）三种。

物镜放大倍数×目镜放大倍数=显微镜放大倍数

（3）反光镜：装在镜座上，有平、凹两面，可向各个方向转动，用以采光、聚光，并将光线反射到切片上。

（4）聚光器：装在载物台下方，可升降。上升时射入物镜的光线强，下降时光线弱。聚光器底部装有光圈，可以放大或缩小，用以调节射入光量。

（二）光学显微镜的使用

（1）应以右手握镜臂，左手托镜座，取镜、放镜的动作要轻。

（2）显微镜应放在胸部的左前方，书或记录本放右前方。观察时两眼睁开，用左眼观察，右眼看书或绘图。

（3）使用低倍镜时，应先转动粗调节螺旋，上升镜筒（有的显微镜是降低载物台），再转动旋转盘，将低倍镜对准载物台圆孔。然后打开光圈，将聚光器上升，将反光镜对向光源。

（4）从目镜中观察视野，适当调整反光镜方向、聚光器高度及光圈大小，使视野的亮度均匀、适中。

（5）将切片标本置于载物台上，有盖玻片的一面朝上，并用移动器或压片夹固定切片，把要观察的组织移至圆孔中央，镜内视野可见红影。转动粗调节螺旋，使镜筒缓慢下降（或使载物台上升），至低倍镜与切片相距0.5 cm为止。然后用左眼观察镜内视野，缓慢转动粗调节螺旋，上升镜筒（或下降载物台），到视野内出现物像为止。再转动细调节螺旋，使看到的物像达到最清晰的程度。

（6）使用高倍镜时，先用低倍镜看清物像，把需要放大观察的结构移至视野中央，然后换用高倍镜，再转动细调节螺旋到能看清物像为止，应避免镜筒下降过多而压烂切片。要观察不在同一视野内的其他结构时，应重新换用低倍镜，找到后移至视野中央，再用高倍镜观察。

（7）如需使用油镜时，应在用高倍镜观察后，把要进一步放大观察的结构移至视野中央，再移开高倍镜，将镜油（香柏油）滴一滴在切片上，然后转换油镜，使油镜与切片上的油滴接触，缓慢转动细调节螺旋，至获得清晰的物像为止。

（8）显微镜使用完毕后，先取下切片标本，再用柔软的绸巾轻轻擦拭显微镜的机械部分。光学部分要用拭镜纸擦拭，如用过油镜应先用拭镜纸擦去油，再在拭镜纸上滴一小滴二甲苯，将镜头上的油擦掉，再用干燥的拭镜纸把镜头擦干净。然后将镜臂复原，转动旋转盘使物镜转成“八”字形，下降聚光器，下降镜筒。

（9）将显微镜放回橱内或送还显微镜室。

【附】　苏木精—伊红染色（简称 HE 染色）

苏木精—伊红染色是组织切片最常用的染色方法。苏木精（hematoxylin）是一种碱性（蓝色）染料，使细胞核和细胞质内的嗜碱性物质染成蓝紫色。伊红（eosin）是一种酸性（红色）染料，使细胞溶胶和细胞间质内的胶原纤维等染成红色。

二、观察细胞

观察肾小管的上皮细胞（肾，HE 染色）。

（一）低倍镜观察

观察管状结构的断面，其管壁多数由一层立方形细胞组成。选择清晰的部位，换高倍镜观察。

（二）高倍镜观察

细胞质呈红色或淡红色，细胞膜不清晰。细胞核多呈圆形，染成紫蓝色。

实验二　上皮组织和结缔组织（2 学时）

【实验目标】

1. 光镜辨认单层柱状上皮、复层扁平上皮、疏松结缔组织的形态结构。

2. 光镜下示教：单层立方上皮、假复层纤毛柱状上皮、变移上皮。

【实验内容】

（一）单层柱状上皮（小肠横切，HE 染色）

1. 肉眼观察

先辨别朝向小肠腔的黏膜层，此层不平整，且有突起。

2. 低倍镜观察

黏膜面有许多指状突起，朝向管腔。选择一较完整的突起纵切面，观察其表面一层排列整齐的细胞，即单层柱状上皮。

3. 高倍镜观察

上皮细胞呈柱状，排列整齐。细胞核呈椭圆形，多靠近细胞的基底部。在柱状上皮细胞之间，有散在的杯形细胞，其形态为上端膨大、下端细小。紧贴上皮细胞基底面的粉红色细线为基膜。

4. 绘图

在高倍镜下，选择结构典型的单层柱状上皮绘图，注明上皮细胞的游离面、基底面、细胞核、杯形细胞、基膜。

（二）复层扁平上皮（食管切片，HE 染色）

1. 肉眼观察

先辨认朝向食管腔的黏膜层。

2. 低倍镜观察

黏膜层最内面着色较深、较厚的一层即复层扁平上皮，其细胞数量多，排列紧密。选择清晰完整的部分，换高倍镜观察。

3. 高倍镜观察

浅部细胞呈扁平形；中间部细胞呈多边形，数量较多；深部细胞呈立方形或矮柱状，沿基膜整齐地排列。

（三）疏松结缔组织（铺片，经台盼蓝处理、HE 染色）

1. 肉眼观察

标本呈淡紫红色，选择薄而均匀的部分置于镜下观察。

2. 低倍镜观察

可见纤维交织成网，细胞散在纤维之间。

3. 高倍镜观察

用此法制片可显示两种纤维：①胶原纤维被染成淡红色，较粗，呈波浪状，常有分支；②弹性纤维被染成红色，折光性强，比胶原纤维细，可见卷曲和分支。

细胞散在纤维之间，主要观察以下两种细胞：①成纤维细胞：数量较多，细胞轮廓不甚清楚，多呈扁平星形或梭形，细胞核呈椭圆形，着色淡；②巨噬细胞：形态不规则，细胞质内含有被吞噬的台盼蓝颗粒（蓝色），细胞核较小，着色较深。

（四）示教

1. 单层立方上皮（肾，HE 染色）

2. 假复层纤毛柱状上皮（气管横切，HE 染色）

3. 变移上皮（膀胱，HE 染色）

实验三　血液、肌组织和神经组织（2 学时）

【实验目标】

1. 用光镜辨认各种血细胞，观察平滑肌纤维。

2. 在光镜下示教：骨骼肌、心肌、多极神经元。

【实验内容】

（一）血液涂片（Wright 染色）

1. 低倍镜观察

选择涂片染色浅而均匀的部分观察，分辨红细胞和白细胞。

2. 高倍镜观察

进一步分辨各类血细胞，将白细胞较多的部分移至视野中央，换油镜观察。

3. 油镜观察

（1）红细胞：呈圆盘形，无细胞核，被染成淡红色，中央部分着色略浅。

（2）白细胞：与红细胞相比，体积大、数量少。

①中性粒细胞：细胞质内含有细小、分布均匀的淡紫红色颗粒。细胞核呈杆状或分 2～5 叶，呈紫蓝色，叶间有细丝相连。

②嗜酸性粒细胞：细胞质内含有粗大、分布均匀的橘红色颗粒。细胞核常分为两

叶，染成紫蓝色。

③嗜碱性粒细胞：数量很少，不易找到。细胞质内含有大小不等、分布不均匀的紫蓝色颗粒。细胞核形态不规则或呈“S”形，染色略浅，常被颗粒掩盖。

④淋巴细胞：大小不等，以小淋巴细胞居多。小淋巴细胞呈圆形，大小近似红细胞；细胞核较大，呈圆形，着色深；细胞质很少，常出现于核的一侧，呈天蓝色。大淋巴细胞体积较大，细胞核的染色质比淋巴细胞疏松，细胞质较多。

⑤单核细胞：是血细胞中体积最大者。细胞核多呈肾形或马蹄形，常位于细胞一侧，着色较浅。细胞质较多，呈浅灰蓝色。

（3）血小板：体积最小，常呈多角形，中央部分呈紫红色，周围部分为浅蓝色。血小板常聚集成群。

4. 绘图

在油镜下观察，绘出各类血细胞。

（二）平滑肌（小肠横切，HE 染色）

1. 肉眼观察

切片中染色最红的部分，是平滑肌层。

2. 低倍镜观察

平滑肌纤维排列成层，纵切面肌纤维呈梭形，横切面呈圆形。选择最清晰的部位移至视野中央，换高倍镜观察。

3. 高倍镜观察

平滑肌纤维在纵切面呈长梭形，肌质染成红色。细胞核被切成椭圆形，染成紫蓝色，位于肌纤维中央。平滑肌横切面大小不等，若核被切则呈圆形。

（三）示教

1. 骨骼肌（HE 染色）

2. 心肌（心壁切片，HE 染色）

3. 多极神经元（脊髓横切片，HE 染色）

（本章编者：姚明媛　邓健全　胡日明）